MANUAL DE Psicopatologia

gen
Grupo
Editorial
Nacional

O GEN | Grupo Editorial Nacional – maior plataforma editorial brasileira no segmento científico, técnico e profissional – publica conteúdos nas áreas de ciências da saúde, exatas, humanas, jurídicas e sociais aplicadas, além de prover serviços direcionados à educação continuada e à preparação para concursos.

As editoras que integram o GEN, das mais respeitadas no mercado editorial, construíram catálogos inigualáveis, com obras decisivas para a formação acadêmica e o aperfeiçoamento de várias gerações de profissionais e estudantes, tendo se tornado sinônimo de qualidade e seriedade.

A missão do GEN e dos núcleos de conteúdo que o compõem é prover a melhor informação científica e distribuí-la de maneira flexível e conveniente, a preços justos, gerando benefícios e servindo a autores, docentes, livreiros, funcionários, colaboradores e acionistas.

Nosso comportamento ético incondicional e nossa responsabilidade social e ambiental são reforçados pela natureza educacional de nossa atividade e dão sustentabilidade ao crescimento contínuo e à rentabilidade do grupo.

MANUAL DE Psicopatologia

Elie Cheniaux

Professor Titular da Faculdade de Ciências Médicas da Universidade do Estado do Rio de Janeiro (FCM/UERJ). Professor do Programa de Pós-graduação em Psiquiatria e Saúde Mental do Instituto de Psiquiatria da Universidade Federal do Rio de Janeiro (PROPSAM/IPUB/UFRJ). Membro Titular da Academia de Medicina do Rio de Janeiro (AMRJ, cad. 56) e da Academia Brasileira de Médicos Escritores (ABRAMES, cad. 30).

Sétima edição

GEN | GUANABARA KOOGAN

- Data do fechamento do livro: 15/08/2025.

- **Atendimento ao cliente: (11) 5080-0751 | faleconosco@grupogen.com.br**

  Uma editora integrante do GEN | Grupo Editorial Nacional
  Travessa do Ouvidor, 11
  Rio de Janeiro – RJ – 20040-040
  www.grupogen.com.br

  1ª edição: 2002
  2ª edição: 2005 – Reimpressão: 2007
  3ª edição: 2008 – Reimpressão: 2009
  4ª edição: 2011 – Reimpressão: 2012, 2013 e 2014
  5ª edição: 2015 – Reimpressão: 2017, 2018 e 2019
  6ª edição: 2021 – Reimpressão: 2021, 2022, 2023 e 2024

- Capa: Bruno Sales
- Editoração eletrônica: Estúdio Castellani
- Ficha catalográfica

CIP-BRASIL. CATALOGAÇÃO NA PUBLICAÇÃO
SINDICATO NACIONAL DOS EDITORES DE LIVROS, RJ

C447m
7. ed.

Cheniaux, Elie
Manual de psicopatologia / Elie Cheniaux. – 7. ed. – Rio de Janeiro : Guanabara Koogan, 2026.
: il.

Apêndice
Inclui bibliografia e índice
ISBN 978-85-277-4124-8

1. Psicopatologia – Manuais, guias, etc. I. Título.

CDD: 616.89
25-99041.0 CDU: 616.89

Carla Rosa Martins Gonçalves – Bibliotecária – CRB-7/4782

Agradecimentos

Agradeço aos professores Ademir Pacelli Ferreira, Leopoldo Hugo Frota (*in memoriam*), Marco Antônio Alves Brasil, Miguel Chalub (*in memoriam*) e Paulo Roberto Chaves Pavão, os quais muito gentilmente deram apoio à publicação desta obra.

Agradeço ainda aos professores Denise Feijó e Jesus Landeira-Fernandez pela inestimável ajuda na revisão técnica do texto em edições anteriores.

Elie Cheniaux

Prefácio à Sétima Edição

Junto aos manuscritos da sétima edição, revista e ampliada, do ***Manual de Psicopatologia*** do professor **Elie Cheniaux**, recebi o convite para escrever este prefácio.

Só nessa pequena frase introdutória acima, temos várias informações muito relevantes para nossos leitores. Comecemos, primeiramente, pela que pode parecer a mais simples delas. Trata-se da sétima edição de um livro em um mercado editorial que é, no Brasil – podemos assim considerar –, restrito. De fato, o número de livros lidos anualmente por cada brasileiro não nos coloca em nenhum *ranking* internacional de destaque. Muitos autores têm dificuldade para publicar suas obras, e muitos livros – por vezes, excelentes – não passam da primeira edição. A sétima edição de um livro é, portanto, motivo de comemoração e um "atestado" de sucesso!

Em segundo lugar, trata-se de um livro de psicopatologia. Podemos afirmar que a origem dessa disciplina se dá com Karl Jaspers em *A Psicopatologia Geral*, de 1913, que lançou suas bases e que tem como elementos fundadores uma clínica minuciosa e um rigor filosófico. A psicopatologia, base do exame psiquiátrico, exige tempo, treinamento e disciplina; exige, principalmente, reflexão. Por isso, talvez, ela ande um pouco esquecida pelas novas gerações, nesses novos "tempos líquidos", em que tudo parece descartável. São tempos em que se buscam respostas rápidas, prontas, geralmente superficiais e frequentemente erradas ou inadequadas. Mesmo com todos os avanços na psiquiatria nas últimas décadas – da neurobiologia à genética, das novas formas de psicoterapia às modernas terapêuticas farmacológicas e de neuromodulação, que, lembremos, não existiam ao tempo em que Jaspers escreveu o seu "Tratado" –, a psicopatologia ainda é fundamental. No entanto, exige-se agora algo mais que o nosso autor faz com maestria e leveza: a interlocução com as neurociências e a psicoterapia.

Em terceiro lugar, trata-se, como já colocado, da sétima(!) edição, completamente revista e ampliada. Nosso querido autor, Elie Cheniaux, revisou todo o texto e ainda nos brindou com seis novos apêndices.

Por todas essas razões, e muitas outras que nosso curto espaço não permite elencar, o ***Manual de Psicopatologia***, esse "pequeno" – mas grande livro de Elie Cheniaux, é indispensável a todos os médicos e psicólogos que se interessam pela sublime "ciência-arte" de compreender o ser humano.

Humberto Corrêa
Professor Titular de Psiquiatria da
Faculdade de Medicina da Universidade Federal de Minas Gerais.
Membro Titular da Academia Mineira de Medicina.

Prefácio à Sexta Edição

Foi um grande prazer ter sido convidado para prefaciar a 6ª edição do clássico *Manual de Psicopatologia*, de Elie Cheniaux. Um sucesso literário brasileiro! Este completo manual de psicopatologia fenomenológica é leitura obrigatória para todos os profissionais e estudantes de psiquiatria e ciências afins que lidam com o diagnóstico psiquiátrico e suas nuances.

Sou admirador e entusiasta da psicopatologia descritiva, ciência que tanto cultuo e que é a base de minha vida profissional. Atualmente, a rapidez nos atendimentos médicos e as opções terapêuticas com baixa especificidade fazem com que as novas gerações sejam influenciadas pela psiquiatria de critérios diagnósticos pobres e não se aprofundem no estudo da psicopatologia fenomenológica. O resultado disso são dúvidas eternas e diagnósticos imprecisos. Nesse cenário, o *Manual de Psicopatologia* ilumina a escuridão dos critérios diagnósticos superficiais. A importância desse trabalho reside principalmente na evidência de que o pilar da psicopatologia descritiva é único e insubstituível, mesmo neste século, no qual a Medicina está, cada vez mais, debruçada em inúmeros, exagerados e, muitas vezes, desnecessários exames complementares. O exame do estado mental com base em um sólido conhecimento psicopatológico é o pilar do diagnóstico e da clínica psiquiátrica.

O termo "psicopatologia" foi usado pela primeira vez na psiquiatria em 1878, como sinônimo de "psiquiatria", por Hermann Emminghaus, antecessor de Emil Kraepelin no Departamento de Psiquiatria da Universidade de Tartu, na Estônia. O termo reapareceu, em 1904, no título de *Psicopatologia da Vida Cotidiana*, de Sigmund Freud, antes de ser adotado por Karl Jaspers em sua obra seminal *Allgemeine Psychopathologie*, publicada em 1913. A descrição dele é baseada nos fenômenos psíquicos conforme são observados ou relatados. O papel da psicopatologia fenomenológica é limitar, distinguir e descrever fenômenos patológicos efetivamente experimentados pelos pacientes. Portanto, o importante é descrever o que é vivido diretamente pelo indivíduo, a fim de podermos reconhecer o que há de idêntico dentro da multiplicidade de variações do comportamento humano patológico. Apesar de extensa literatura abordando os sintomas psicopatológicos pelo método fenomenológico, Jaspers utiliza a empatia para elucidar os sintomas observados; logo, os pacientes são os melhores professores. A principal ferramenta da psicopatologia fenomenológica é a descrição do próprio paciente, a qual pode ser observada, estimulada ou testada por meio da entrevista e do exame psicopatológico. Portanto, se o examinador não possuir clara visão do meio cultural em que vive o paciente, em especial sua família e seu ambiente social, o exame psicopatológico nunca será perfeito.

Para Jaspers, "a psiquiatria é uma prática clínica", enquanto "a psicopatologia é uma ciência" que tem como propósito explícito gerar novos conhecimentos e "reconhecer, descrever e analisar princípios gerais em vez de indivíduos". É a tarefa do "psicopatologista", do "cientista", desembaraçar, se necessário até mesmo pela redução ou restrição desse material complexo, dividi-lo em distintos conceitos claramente definidos, ou seja, sinais e sintomas, que podem ser comunicados e utilizados na formulação de "leis e princípios", relevantes para "realidades psíquicas patológicas" e na demonstração de relações entre "doença mental" e "sintomas psicopatológicos". Todos esses princípios de Jaspers são valorizados por Elie Cheniaux, complementados pelos apêndices práticos e interessantes, como, por exemplo, o que discute o delírio de Bentinho em *Dom Casmurro*, de Machado de Assis.

O *Manual de Psicopatologia* é uma leitura agradável, na qual temos a satisfação de encontrar, em uma só obra, o que há de melhor e clássico na descrição dos sintomas em psicopatologia. Associado a uma atualização brilhante, o conteúdo nos faz rever conceitos e nos instiga cada vez mais a examinar nossos pacientes. Este livro prima pela clareza e didática, tornando-se uma recomendação para todos que querem conhecer ou se capacitar nos princípios básicos de psicopatologia descritiva.

Tenho certeza de que todos os leitores terão o prazer do aprendizado e da revisão de conceitos. A publicação desta nova edição é a comprovação do sucesso e da qualidade da obra.

Parabéns, Elie Cheniaux, e obrigado por manter acesa a chama da psicopatologia fenomenológica.

Antonio Egidio Nardi
Professor Titular de Psiquiatria da
Universidade Federal do Rio de Janeiro.
Membro Titular da Academia Nacional de Medicina.
Membro Titular da Academia Brasileira de Ciências.

Prefácio à Quinta Edição

Infelizmente, livros científicos brasileiros, ainda que sejam de boa qualidade, têm pouco "tempo de vida". Ou a primeira edição fica sempre disponível em função de não ter saída por falta de mercado adquirente, ou nunca mais é reeditada, pelas mesmas razões. Assim, "dormem" para sempre nas bibliotecas e nos sebos.

Entretanto, por sorte nossa, há exceções, e uma delas é o *Manual de Psicopatologia*, de Elie Cheniaux, que chega à – pasmem! – 5ª edição. Uma das razões para isso é sua originalidade, sem contar que é um excelente compêndio do saber médico-psicológico. A Psicopatologia, particularmente a fenomenológica, andava meio esquecida e, o que é pior, desconsiderada pela nova geração de psiquiatras, psicólogos e outros profissionais de saúde mental. A ideia errônea é de que se tratava de um conhecimento ultrapassado e que teria apenas interesse histórico, mas não utilidade para a prática psiquiátrica, mormente aquela subsidiária da psiquiatria social e comunitária.

Contudo, a realidade não é assim. As doenças mentais e o sofrimento psíquico só podem ser entendidos a partir do estudo das funções mentais e de seus transtornos. Sem esse conhecimento prévio e introdutório, as ações sobre a prevenção e a recuperação da saúde mental, bem como o tratamento de suas anomalias, passam a ser mero ato assistencial, muitas vezes eivado de desvios ideológicos e políticos. Logo, falta a fundamentação psicopatológica para uma verdadeira e científica ação médico-psicológica.

O *Manual de Psicopatologia* é um pequeno, mas completo, manual de fenomenologia psiquiátrica – saber médico indispensável para aqueles que desejam realizar o diagnóstico seguro das doenças mentais e de suas variadas manifestações clínicas e expressões sintomáticas. No entanto, vai além, e aí começa sua vibrante originalidade: a obra apresenta uma correlação entre os atuais achados das neurociências e as doenças mentais, aproximação cada vez mais fecunda e que possivelmente provocará grande revolução no tratamento dos transtornos mentais. Assim, a neurobiologia encontra-se com a psicopatologia, fato inteiramente novo!

Como psicanalista, o autor ainda oferece mais. A fenomenologia "clássica" (o adjetivo aqui é um grande elogio para os que estudam a psiquiatria de maneira rigorosa e a praticam de modo fundamentado) é cotejada com a doutrina psicanalítica, o que resulta em uma tríplice visão: os fenômenos mentais anormais descritos rigorosamente e colocados lado a lado com o contributo das neurociências e da psicanálise. Esta riqueza não é comum nos livros estrangeiros e nacionais de psiquiatria e psicopatologia; por isso, é de valor inestimável para psiquiatras, psicólogos, psicanalistas e outros interessados em problemas de saúde mental.

Além dos acréscimos de edições anteriores, como a discussão da nomenclatura em psicopatologia, esta edição traz dois novos temas de grande interesse prático: um modelo de exame psíquico e súmula psicopatológica, de enorme valor para o exercício profissional, já que procura padronizar a prática da teoria psicopatológica na avaliação de um caso clínico concreto; e a relação das alterações psicopatológicas de acordo com as funções psíquicas, que é uma ajuda inestimável para a melhor organização da perquirição clínica.

Por todas essas razões, o livro de Elie Cheniaux é indispensável para médicos e psicólogos, pois é uma obra fundamental para o conhecimento e o exercício rigoroso da prática clínica médico-psiquiátrica e psicológica.

Miguel Chalub
Professor de Psiquiatria e Psicopatologia da
Universidade do Estado do Rio de Janeiro e
da Universidade Federal do Rio de Janeiro.

Apresentação

Atualmente, observa-se que boa parte dos psiquiatras pouco se interessa pela psicopatologia descritiva, apresentando um raciocínio mais ou menos assim: "é perda de tempo distinguir uma ideia delirante de uma ideia deliroide, ou uma alucinação verdadeira de uma pseudoalucinação, já que os antipsicóticos atuarão sobre tais sintomas do mesmo jeito".

Esse espírito parece refletir-se nos critérios diagnósticos dos sistemas classificatórios psiquiátricos atuais – DSM-5TR* e CID-11**. Neles, embora sejam listadas as alterações características de cada transtorno mental, não há preocupação em definir precisamente os sinais e sintomas, nem em explicar como eles devem ser reconhecidos na prática.

Todavia, esse aparente descaso quanto à semiologia não é exclusivo da psiquiatria. Muitos cardiologistas, por exemplo, já não auscultam o coração de seus pacientes, pois consideram mais prático solicitar logo um ecocardiograma. Provavelmente, o progresso tecnológico, com o desenvolvimento de métodos complementares de investigação diagnóstica cada vez mais precisos, está entre as principais causas disso.

Em psiquiatria, contudo, na grande maioria dos casos, os exames complementares são pouco úteis para a formulação do diagnóstico, pois, por enquanto, sabemos pouquíssimo sobre as alterações cerebrais que explicariam as várias formas de adoecimento mental. Assim, o diagnóstico psiquiátrico é eminentemente baseado na identificação de sinais e sintomas, o que o torna pouco válido. Uma maior validade de uma categoria nosológica está associada não à sintomatologia, mas ao conhecimento sobre as suas causas. Por isso, as doenças infectocontagiosas são consideradas as mais bem-definidas. Em contrapartida, as doenças mentais são simplesmente desconhecidas, e, por conseguinte, adotamos, de maneira provisória, o conceito, mal definido, de *transtorno mental*.

Por outro lado, essa limitação ou fragilidade do método diagnóstico atual na psiquiatria implica que sejam ainda mais fundamentais a semiologia e a psicopatologia. Não apenas na prática psiquiátrica do dia a dia, mas também nas atividades de pesquisa. Para a criação e a utilização das escalas clínicas, assim como para o emprego adequado dos critérios diagnósticos modernos, é necessário conhecer bem os conceitos psicopatológicos e saber como identificar as alterações nos pacientes.

No entanto, faltam universalidade e uniformidade aos conceitos e à terminologia da psicopatologia descritiva. Comparando-se os principais textos nessa área, observam-se, por exemplo, que: (1) um mesmo termo é utilizado com diferentes sentidos por diversos autores; (2) um mesmo conceito é designado por termos diferentes; (3) determinados conceitos são considerados por alguns autores, mas ignorados por outros. A ausência de uma linguagem comum, relativa a alguns dos principais tópicos da psicopatologia descritiva, irá inevitavelmente refletir-se na discussão de qualquer caso clínico. Isso é bastante nítido em sessões clínicas de serviços de

---

*Quinta edição, com texto revisado, do sistema classificatório da Associação Psiquiátrica Americana.

**Décima primeira edição da Classificação Internacional de Doenças, da Organização Mundial da Saúde.

psiquiatria, como as que tenho frequentado nos últimos anos na Unidade Docente-Assistencial de Psiquiatria da Universidade do Estado do Rio de Janeiro (UERJ) e no Instituto de Psiquiatria da Universidade Federal do Rio de Janeiro (IPUB/UFRJ).

Desse modo, este manual constitui uma proposta de síntese e revisão dos conceitos da psicopatologia descritiva. Após estudo dos principais autores, foi elaborada uma obra que representasse o somatório de todos os textos, privilegiando, nos casos de divergência, geralmente as proposições mais comuns.

Nesta obra, cada função psíquica é estudada em um capítulo diferente, e cada capítulo apresenta sua definição, as alterações quantitativas e qualitativas (com diversos exemplos clínicos), a técnica de exame e sua relação com os principais transtornos e síndromes mentais. Também está incluída uma discussão sobre as descobertas das neurociências e as formulações teóricas da psicanálise relacionadas àquela função psíquica.

O livro conta ainda com capítulos sobre os conceitos básicos da psicopatologia, a entrevista psiquiátrica e as principais síndromes psiquiátricas. Além disso, traz 13 apêndices, sendo sete novos, que abordam, além das alterações psicopatológicas e do exame psíquico, alguns temas psiquiátricos – como a antiga histeria, o transtorno bipolar e o transtorno esquizoafetivo –, a interface entre neurociência e psicanálise e a relação do cinema com a psicopatologia e a psiquiatria. Em comparação com as anteriores, esta sétima edição é, entre todas, a que apresenta a mais ampla revisão do texto.

Boa leitura!
Elie Cheniaux

Sumário

1 Psicopatologia | Questões Gerais, *1*

Definição

Método fenomenológico

Semiologia psiquiátrica

2 Avaliação Psiquiátrica | Anamnese e Exame Psíquico, *5*

Entrevista psiquiátrica | Aspectos gerais

Estrutura e conteúdo da anamnese psiquiátrica

Exame psíquico

Súmula psicopatológica

Exame físico

Exames complementares

Diagnóstico psiquiátrico

Conduta terapêutica

3 Aparência, *14*

Introdução

Alterações na aparência

A aparência nos principais transtornos mentais

4 Atitude, *16*

Introdução

Alterações da atitude

Exame da atitude

A atitude nos principais transtornos mentais

5 Consciência (Vigilância), *19*

Introdução

Alterações quantitativas fisiológicas

Alterações quantitativas patológicas

Alterações qualitativas fisiológicas

Alterações qualitativas patológicas

Exame da consciência (vigilância)

Consciência (vigilância) nos principais transtornos mentais

Contribuições da psicanálise

Contribuições das neurociências

6 Atenção, *30*

Introdução

Alterações quantitativas

Alterações qualitativas

Exame da atenção

A atenção nos principais transtornos mentais

Contribuições da psicanálise

Contribuições das neurociências

7 Sensopercepção, *36*

Introdução

Alterações quantitativas

Alterações qualitativas

Exame da sensopercepção

A sensopercepção nos principais transtornos mentais

Contribuições da psicanálise

Contribuições das neurociências

8 Memória, *47*

Introdução

Alterações da memória

Alterações quantitativas

Alterações qualitativas

Exame da memória

A memória nos principais transtornos mentais

Contribuições da psicanálise

Contribuições das neurociências

9 Linguagem, *63*

Introdução

Alterações da linguagem

Alterações quantitativas
Alterações qualitativas
Exame da linguagem
A linguagem nos principais transtornos mentais
Contribuições da psicanálise
Contribuições das neurociências

10 Pensamento (Exceto Delírio), *72*
Introdução
Alterações do pensamento
Alterações quantitativas
Alterações qualitativas
Exame do pensamento
O pensamento nos principais transtornos mentais
Contribuições da psicanálise
Contribuições das neurociências

11 Pensamento: Delírio, *81*
Introdução
Delírio primário, delírio secundário e ideia prevalente
Classificação
Exame do delírio
O delírio nos principais transtornos mentais
Contribuições da psicanálise
Contribuições das neurociências

12 Inteligência, *93*
Introdução
Alteração da inteligência
Exame da inteligência
A inteligência nos principais transtornos mentais
Contribuições das neurociências

13 Imaginação, *98*
Introdução
Alterações da imaginação
Exame da imaginação
A imaginação nos principais transtornos mentais
Contribuições da psicanálise
Contribuições das neurociências

14 Conação, *101*
Introdução
Alterações quantitativas
Alterações qualitativas (disbulias ou parabulias)
Exame da conação
A conação nos principais transtornos mentais
Contribuições da psicanálise
Contribuições das neurociências

15 Pragmatismo, *112*

16 Psicomotricidade, *113*
Introdução
Alterações quantitativas
Alterações qualitativas
Exame da psicomotricidade
A psicomotricidade nos principais transtornos mentais
Contribuições das neurociências

17 Afetividade, *120*
Introdução
Alterações quantitativas
Alterações qualitativas
Exame da afetividade
A afetividade nos principais transtornos mentais
Contribuições da psicanálise
Contribuições das neurociências

18 Orientação Alopsíquica, *131*
Introdução
Alterações da orientação alopsíquica
Exame da orientação alopsíquica
A orientação alopsíquica nos principais transtornos mentais
Contribuições das neurociências

19 Consciência do Eu, *137*
Introdução
Alterações da consciência do eu
Alterações quantitativas
Alterações qualitativas

Exame da consciência do eu
A consciência do eu nos principais transtornos mentais
Contribuições da psicanálise
Contribuições das neurociências

20 Prospecção, *145*

21 Consciência de Morbidez, *146*
Introdução
Alterações na consciência de morbidez
Exame da consciência de morbidez
A consciência de morbidez nos principais transtornos mentais

22 Principais Síndromes Psiquiátricas, *148*
Síndrome de ansiedade
Síndrome fóbica
Síndrome obsessivo-compulsiva
Síndrome de conversão
Síndrome dissociativa
Síndrome hipocondríaca
Síndrome depressiva
Síndrome maníaca
Estado misto
Síndrome delirante-alucinatória
Síndrome hebefrênica
Síndrome catatônica
Síndrome apático-abúlica
Deficiência intelectual
Autismo
Delirium
Síndrome amnésica
Demência
Síndrome anoréxica
Síndrome bulímica
Síndrome de despersonalização-desrealização

APÊNDICES

1 Psicopatologia Descritiva: Existe uma Linguagem Comum?, *158*

2 Modelo de Exame Psíquico e de Súmula Psicopatológica, *168*

3 Listas das Funções Psíquicas e das Alterações Psicopatológicas, *171*

4 Delirante *Versus* Deliroide, *178*

5 O Delírio de Ciúmes de Bentinho em *Dom Casmurro*, de Machado de Assis, *180*

6 "Compulsivo" Não É Sinônimo de "Excessivo", *185*

7 A Antiga Histeria e A Simulação de Sinais e Sintomas Somáticos, Neurológicos e Mentais, *187*

8 Energia e Atividade Motora *Versus* Humor no Transtorno Bipolar, *191*

9 A Distinção Bipolar/Unipolar, *196*

10 Rimando Bipolaridade com Criatividade, *198*

11 O Transtorno Esquizoafetivo Existe Mesmo?, *200*

12 O Diálogo entre Neurociência e Psicanálise, *204*

13 O Uso de Filmes Cinematográficos no Ensino da Psiquiatria e da Psicopatologia, *207*

Bibliografia, *209*

Índice Alfabético, *216*

CAPÍTULO

1 Psicopatologia | Questões Gerais

DEFINIÇÃO

O termo *psicopatologia* foi criado por Jeremy Bentham, em 1817. *Psyché* significa *alma*; *páthos*, *sofrimento* ou *doença*; e *lógos*, *estudo* ou *ciência* (Paim, 1993). No entanto, Esquirol (1838) e Griesinger (1845), com seus trabalhos publicados, respectivamente, na França e na Alemanha é que são considerados os criadores da psicopatologia.

A psicopatologia é uma disciplina científica que estuda a doença mental em seus vários aspectos: suas causas, alterações estruturais e funcionais relacionadas, métodos de investigação e formas de manifestação (sinais e sintomas) (Delgado, 1969). Comportamento, cognição e experiências subjetivas anormais constituem as formas de manifestação das doenças mentais (Sims, 2001).

Segundo Jaspers (1987), "o objeto da psicopatologia é o fenômeno psíquico, mas só os patológicos". Contudo, a distinção entre o normal e o patológico em medicina é bastante imprecisa. Podemos citar pelo menos três critérios de normalidade, todos considerados insuficientes: o subjetivo, o estatístico e o qualitativo (Dalgalarrondo, 2000; Sá, 1988; Scharfetter, 1999).

De acordo com o critério subjetivo de normalidade, está doente quem sofre ou se sente doente. Na mania eufórica, contraditoriamente, o paciente sente-se muitíssimo bem e, apesar disso, mesmo aos olhos de um leigo, parece enfermo. Pelo critério estatístico – ou quantitativo –, *normal* é sinônimo de *comum*, ou significa *próximo à média*. No entanto, a cárie, embora seja altamente frequente, representa sem dúvida uma patologia; e uma pessoa que possui um quociente intelectual (QI) extremamente alto não é considerada doente. Já segundo o critério qualitativo, normal é aquilo adequado a determinado padrão funcional, considerado ótimo ou ideal. A crítica que se faz a esse critério é que ele se baseia em normas socioculturais arbitrárias, as quais variam de um local para outro e se modificam ao longo do tempo. Por exemplo, a homossexualidade – anteriormente designada como *homossexualismo* – poucas décadas atrás era considerada uma doença e estava incluída nas classificações psiquiátricas, o que, hoje em dia, é considerado um absurdo.

A psicopatologia é uma ciência autônoma, e não meramente um ramo da psicologia. Enquanto a psicologia tem sua origem na filosofia, a psicopatologia nasce com a clínica psiquiátrica. Os fenômenos mentais patológicos são com frequência, qualitativamente diferentes dos normais. Para Jaspers (1987), "a psicopatologia investiga muitos fatos cujos correspondentes 'normais' ainda não foram estabelecidos pela psicologia", e "é, muitas vezes, a visão do anormal que ensina a explicar o normal".

A psiquiatria não é uma ciência, e sim uma especialidade médica, cujo fundamento é a psicopatologia. A psiquiatria representa a aplicação prática da psicopatologia, mas se utiliza também de conhecimentos de outras disciplinas científicas (Nobre de Melo, 1981).

A psicopatologia, de uma forma geral, está relacionada a múltiplas abordagens e referenciais teóricos. Para ser preciso, não há apenas uma psicopatologia; são várias. Didaticamente, as psicopatologias podem ser divididas em dois grupos: as explicativas e as descritivas. As psicopatologias explicativas baseiam-se em modelos teóricos ou achados experimentais e buscam esclarecimentos quanto às causas dos transtornos mentais. Elas seguem uma orientação psicodinâmica (como a psicanálise), cognitiva, existencial, biológica ou social, entre outras. As psicopatologias descritivas, por sua vez, consistem na descrição e na categorização precisas de experiências anormais, como informadas pelo paciente e observadas em seu comportamento (Sims, 2001). Possuem caráter semiológico e propedêutico em relação à psiquiatria clínica (Cabaleiro Goas, 1966). Entre as psicologias descritivas está a psicopatologia fenomenológica. Explicação e descrição não se excluem, na verdade, complementam-se: só é possível explicar o que foi anteriormente descrito.

MÉTODO FENOMENOLÓGICO

Para René Descartes, a apreensão dos objetos percebidos passa necessariamente pela consciência do sujeito pensante. Immanuel Kant, por sua vez, afirma que experimentamos apenas a superfície das coisas, isto é, os fenômenos – o que está aparente –, mas não a verdadeira coisa em si. O conhecimento é, então, o resultado da atividade mental que organiza as sensações de acordo com categorias apriorísticas, tais como espaço, tempo etc. (Chaui, 1995; Motta et al., 1995).

Foi Lambert, um médico francês, quem, em 1764, criou a palavra *fenomenologia*, que designou como "descrição da aparência". Para Edmund Husserl, o criador da corrente filosófica denominada *fenomenologia*, o método fenomenológico é puro, descritivo, apriorístico e baseado na apreensão intuitiva dos fenômenos psíquicos, tais como se dão na consciência (Husserl, 2012; Nobre de Melo, 1981).

Para a fenomenologia, tudo o que existe é fenômeno e só existem fenômenos. Fenômeno é todo objeto aparente, é o que se apresenta à nossa consciência. A consciência possui intencionalidade, isto é, move-se em direção aos objetos para apreender o fenômeno: é sempre consciência de algo. Ela é doadora de sentido às coisas, tem o poder de constituir e criar as essências. A fenomenologia descreve experiências psicológicas subjetivas, e seu objeto é o que aparece na consciência. Centra-se na vivência das coisas pelo sujeito, e não nas coisas em si. O observador deve prestar atenção aos seus próprios pressupostos, deixando de lado todas as teorias, para evitar que distorçam a observação. O instrumento por excelência da captação fenomenológica é a intuição, que consiste na compreensão das vivências por meio da empatia que, por sua vez, representa a capacidade de se sentir na situação de outra pessoa (Chaui, 1995; Motta et al., 1995; Nobre de Melo, 1981).

A fenomenologia contrapõe-se ao empirismo, que aceita que o espírito assimile passivamente os objetos, ou seja, que estes o impressionem como se ele fosse uma tábula rasa. Já o positivismo, também diferentemente da fenomenologia, negava qualquer importância à introspecção. Ele veio influenciar, mais recentemente, a reflexologia e o behaviorismo (Pio Abreu, 1997).

Coube a Karl Jaspers, filósofo e psiquiatra alemão, a aplicação do método fenomenológico na investigação psiquiátrica, a partir de 1913. Segundo ele, a psicopatologia representa uma descrição compreensiva. Por compreensão, entende-se a intuição do psiquismo do outro alcançada no interior do próprio psiquismo. O método fenomenológico utiliza como instrumento de avaliação a mente do examinador, sua própria experiência emocional e cognitiva. Trata-se de método empírico que enfoca dados subjetivos. As vivências dos pacientes não podem ser percebidas diretamente, de maneira objetiva, como os fenômenos físicos. Contudo, após o relato do paciente (subjetivo), o examinador faz, por meio da empatia, uma analogia (comparação) com as suas próprias vivências e, assim, pode compreender a experiência subjetiva do paciente.

A mera observação objetiva de comportamento não permitiria um maior aprofundamento no fenômeno psicopatológico. O foco da psicopatologia fenomenológica são, portanto, as vivências subjetivas – conscientes – dos pacientes, descritas pelos próprios. O que está inconsciente não é objeto da fenomenologia. Por fim, a psicopatologia fenomenológica não busca explicações teóricas para eventos psicológicos. Por meio da *redução fenomenológica*, os fenômenos são colocados "entre parênteses": são descritas as vivências em si, sem a preocupação com as suas origens e consequências (Jaspers, 1987).

Berrios (1993), contudo, defende a tese de que as contribuições de Jaspers à psicopatologia descritiva não foram influenciadas pela fenomenologia, ao contrário do que o próprio afirmava. Ele argumenta que Husserl é poucas vezes citado na "Psicopatologia Geral", de Jaspers, e que esta obra não representou uma verdadeira ruptura em relação a como os *alienistas* do século XIX descreviam e compreendiam os sintomas mentais.

Outro questionamento que se pode fazer à abordagem descritivo-fenomenológica de Jaspers se refere à ênfase que ele dá ao relato do paciente para a compreensão de suas vivências subjetivas. Esse relato representa uma tradução das vivências subjetivas em algo objetivo. Se não houvesse esse componente objetivo, obviamente o exame psicopatológico seria impossível. Só que as vivências subjetivas do paciente não se expressam apenas em sua autodescrição, mas também em seu comportamento e reações emocionais, igualmente observáveis de forma objetiva pelo examinador. Assim, faz sentido pensar que a observação do comportamento e reações emocionais do paciente também pode ser utilizada pelo examinador na avaliação empática da experiência subjetiva.

SEMIOLOGIA PSIQUIÁTRICA

Define-se semiologia como a "ciência dos signos". Entende-se como sinal qualquer estímulo emitido pelos objetos do mundo. Já o signo é um sinal provido de significado e representa a ligação de um significante a um significado.

Há três tipos de signos: os ícones; os indicadores ou índices; e os símbolos. No caso do ícone, há semelhança entre o significante e o significado: por exemplo, o mapa do Brasil representando o nosso país. O indicador caracteriza-se pela existência de uma relação de contiguidade: por exemplo, fumaça significando fogo. Os sinais e sintomas clínicos são também indicadores: a febre indica infecção. No símbolo, no entanto, a relação é convencional e arbitrária: por exemplo, o nome *Brasil* dado ao nosso país e o termo *alucinação* para designar determinada alteração da sensopercepção (Dalgalarrondo, 2000).

Semiótica ou semiologia médica é o estudo dos sinais e sintomas das enfermidades, estudo esse que inclui a identificação das alterações físicas e mentais, a ordenação dos fenômenos observados e a formulação de diagnósticos (Dalgalarrondo, 2000).

Os sinais e sintomas representam os signos da psicopatologia e da medicina em geral. Os sintomas são subjetivos e aparecem nas queixas do paciente. A dor, o sentimento de tristeza e a escuta alucinatória, por exemplo, são sintomas. Já os sinais são objetivos, ou seja, são verificáveis pela observação direta. Eles podem ser detectados por outra pessoa, às vezes pelo próprio paciente. Inchação (edema) no braço, fácies de tristeza e solilóquio (falar sozinho) são sinais (Blacklow, 1986).

Uma experiência psíquica anormal possui tanto forma como conteúdo. A forma se refere à estrutura em termos fenomenológicos – por exemplo, delírio –, e o conteúdo, ao "colorido" ou "recheio" da experiência – por exemplo, estar sendo perseguido por marcianos (Sims, 2001).

Por semiotécnica entendemos os procedimentos específicos e sistematizados de observação e coleta dos sinais e sintomas, assim como sua interpretação (Sá, 1988).

É bastante importante fazer uma distinção entre as alterações psicopatológicas quantitativas e as qualitativas. Nesse sentido, ficar andando de um lado para o outro, sem conseguir ficar parado um só instante, consiste em uma alteração quantitativa (agitação psicomotora). Em contrapartida, escutar vozes quando não há ninguém falando (alucinações acústico-verbais, alteração da sensopercepção) não representa uma audição intensa demais, mas sim uma forma de ouvir qualitativamente diferente do normal.

CAPÍTULO

2 Avaliação Psiquiátrica | Anamnese e Exame Psíquico

ENTREVISTA PSIQUIÁTRICA | ASPECTOS GERAIS

A entrevista psiquiátrica tem como objetivo básico a formulação do diagnóstico, que, por sua vez, permite a previsão da evolução – ou prognóstico – e o planejamento terapêutico. É a partir da entrevista que se começa a estabelecer, ou não, uma aliança terapêutica entre o paciente e o médico (Sá, 1988).

A entrevista pode se dar em situações muito diversas: na internação do paciente, que pode ser voluntária ou involuntária; em uma consulta no ambulatório; quando o psiquiatra vai responder a um pedido de parecer em uma enfermaria de hospital geral; no domicílio do paciente; e, até mesmo, em via pública.

Para a entrevista, deve-se preferir um ambiente fechado, isolado acusticamente e com temperatura agradável. Recomenda-se evitar o máximo possível que haja interrupções (Sá, 1988). No início, é essencial que o médico se apresente, explique o objetivo da entrevista e, se possível, obtenha o consentimento do paciente (Wang & Motta, 1995). Se não houver plena consciência de morbidez por parte do paciente, é fundamental que se entrevistem os familiares – ou outras pessoas que possam prestar informações –, de preferência com a concordância (e a presença) do paciente.

A arte de entrevistar só pode ser adquirida mediante o treinamento supervisionado e a prática (Wang & Motta, 1995). Aulas e manuais, contudo, também trazem algum auxílio. Ensina-se ao aluno como trabalhar com as evidências apuradas, embora seja difícil mostrar como obtê-las (Leme Lopes, 1980). De qualquer modo, há algumas regras básicas que devem ser seguidas:

- No começo, deve-se deixar o paciente falar livremente e só depois perguntar de modo mais específico temas ou pontos duvidosos (Wang & Motta, 1995)
- É preciso saber quando e como interromper o paciente: sem cortar o fluxo da comunicação, mas sem deixar que a minuciosidade ou a prolixidade (alterações da forma do pensamento) prejudiquem a obtenção da história clínica. Sempre controlar e dirigir a entrevista (Leme Lopes, 1980; Wang & Motta, 1995)
- Não formular as perguntas de maneira monótona ou mecânica. O diálogo deve ser tão informal quanto possível (Sá, 1988)
- Evitar perguntas muito sugestivas, fechadas, que possam ser respondidas com um simples *sim* ou *não*: é melhor perguntar "Como você está se sentindo?" do que "Você está ansioso?" (Dalgalarrondo, 2000; Sá, 1988)
- Não aceitar jargões fornecidos pelos pacientes, como "nervoso", "deprimido", "tenho pânico": pedir que ele explique o que quer dizer com essas palavras (Wang & Motta, 1995)
- Certificar-se de que o paciente compreenda as perguntas: utilizar linguagem acessível, sem termos médicos.

A entrevista psiquiátrica possui dois componentes: a anamnese e o exame psíquico (Dalgalarrondo, 2000).

ESTRUTURA E CONTEÚDO DA ANAMNESE PSIQUIÁTRICA

A palavra *anamnese* origina-se do grego e significa, literalmente, *rememoração* (*ana* = novo; *mnesis* = memória) (Leme Lopes, 1980). A anamnese psiquiátrica segue, basicamente, o roteiro-padrão da anamnese da medicina (Wang & Motta, 1995). É preciso ter em mente um roteiro de anamnese, mas ele não deve perturbar a espontaneidade da entrevista (Leme Lopes, 1980).

A redação final da observação psiquiátrica precisa ser completa, sem ser sobrecarregada ou repetitiva, mas nunca será totalmente precisa (Mackinnon & Yudofsky, 1988). Dois examinadores jamais farão a mesma anamnese do mesmo paciente.

Observa-se, entre os diversos livros de psiquiatria, uma ausência de uniformidade quanto à estrutura da anamnese. Algumas informações se adequam a mais de um item da anamnese, cuja divisão é arbitrária e convencional.

Os itens da anamnese psiquiátrica são: identificação, queixa principal, motivo do atendimento, história da doença atual, história patológica pregressa, história fisiológica, história pessoal, história social e história familiar. Além da anamnese, incluem-se na avaliação psiquiátrica: o exame psíquico, a súmula psicopatológica, o exame físico, os exames complementares, o diagnóstico (sindrômico e nosológico) e a conduta terapêutica (Bevilacqua et al., 2000; Dalgalarrondo, 2000; Leme Lopes, 1980; López, 2001; Mackinnon & Yudofsky, 1988; Portella Nunes et al., 1996; Sá, 1988; Sims, 2001; Wang & Motta, 1995).

Identificação

A identificação é composta pelos seguintes itens: nome, data de nascimento, sexo, estado civil, naturalidade, nível de instrução, profissão, etnia, religião, residência, procedência e filiação.

A identificação pode ser de grande auxílio para a formulação do diagnóstico. Por exemplo, o alcoolismo é mais comum em homens; esquizofrênicos em geral não são casados; pacientes com deficiência intelectual costumam apresentar baixo nível educacional etc.

Na apresentação pública de casos – como em sessões clínicas –, o nome pode ser representado pelas iniciais, mas é preferível, para preservar o sigilo, usar um pseudônimo (Bevilacqua et al., 2000).

Queixa principal

A queixa principal (QP), que constitui o foco da história da doença atual, deve ser sucinta. Convém relacionar no máximo três queixas, de preferência, apenas uma.

A QP é redigida com as palavras do paciente (entre aspas, ou usando *sic*) (Wang & Motta, 1995), devendo ser registrada mesmo que absurda. Caso o paciente não formule nenhuma queixa, isso também tem que ser apontado.

Motivo do atendimento

Este item só é necessário quando não houver consciência de morbidez por parte do paciente. O seu conteúdo é fornecido por outra pessoa: familiar, vizinho, bombeiro, policial, outro profissional de saúde etc. São reproduzidas literalmente as palavras do informante.

História da doença atual

Constam da história da doença atual (HDA): relato sobre a época e o modo de início da doença; presença de fatores desencadeantes; tratamentos efetuados e evolução; impacto sobre a vida do paciente; intercorrência de outros sintomas; e queixas atuais.

A HDA é narrada pelo paciente ou por informantes – no caso de pacientes psicóticos –, ou por ambos. Faz-se necessário identificar sempre, para cada informação, qual foi a fonte (Sá, 1988). Na redação, devem ser evitados termos técnicos, utilizando-se preferencialmente as palavras do paciente ou do informante (Wang & Motta, 1995). Os quadros clínicos são descritos, porém não nomeados. O relato deve seguir uma ordem cronológica, mesmo que a narrativa, por parte do paciente ou dos informantes, não tenha sido assim (López, 2001).

São ainda incluídas na HDA informações (sobre alterações psíquicas e físicas) pesquisadas ativamente pelo entrevistador, mesmo que não tenham sido trazidas espontaneamente pelo paciente ou informante. Fazem parte também da HDA os *negativos pertinentes*, ou seja, certos sintomas cuja ausência pode ser significativa para a identificação da doença ou da fase evolutiva em que ela se encontra (López, 2001). Episódios psiquiátricos anteriores devem ser relatados também aqui, já que provavelmente estão relacionados ao atual, visto que os transtornos mentais são, em geral, crônicos.

Em casos de transtorno da personalidade ou de um transtorno do neurodesenvolvimento, será impossível separar HDA e história pessoal, que podem ser fundidas (Sá, 1988).

História patológica pregressa

A história patológica pregressa (HPP) refere-se a estados mórbidos passados, em geral não psiquiátricos, que não mostrem possuir relação direta ou indireta de causa e efeito com a moléstia atual (López, 2001). Se existir essa relação, eles são incluídos na HDA.

São investigadas principalmente as seguintes ocorrências: na infância, enurese, sonilóquio, pesadelos frequentes, terror noturno, sonambulismo, asma, tartamudez, fobia escolar; convulsões ou desmaios; doenças venéreas; outras doenças infecciosas, tóxicas ou degenerativas; traumatismos cranianos; alergia; intervenções cirúrgicas; hábitos tóxicos (álcool, tabaco, drogas ilícitas); e uso de medicamentos (Sá, 1988). Faz parte também da HPP a *revisão de sistemas*, isto é, o questionamento junto ao paciente relativo a cada sistema de seu organismo (cardiovascular, respiratório etc.) (López, 2001).

Na redação da HPP, incluem-se todas as doenças importantes relatadas. Não se devem listar doenças ausentes, já que é impossível citar todas as que existem, a não ser que tal ausência seja significativa para a formulação do diagnóstico.

História fisiológica

São investigados os seguintes elementos relativos à história fisiológica: gestação (da mãe), nascimento, aleitamento, desenvolvimento psicomotor (andar, falar, controle esfincteriano), menarca, catamênios, atividade sexual, gestações, partos, abortamentos, menopausa e padrões de sono e de alimentação (Sá, 1988).

História pessoal

Pode-se optar por fundir a HPP, a história fisiológica, a história pessoal e a história social, sob a denominação história pessoal. Caso se mantenha a história pessoal como um item mais restrito, pesquisam-se as seguintes informações (Mackinnon & Yudofsky, 1988; Sá, 1988):

- Infância: personalidade, socialização, jogos e brincadeiras, aproveitamento escolar, ansiedade de separação
- Adolescência: desempenho escolar, uso de álcool e drogas, delinquência, relacionamentos interpessoais
- Sexualidade: iniciação, preferência, orientação, número de parceiros, frequência, vida conjugal

- Vida profissional: vocações; estabilidade nos empregos; relacionamento com chefes, subordinados e colegas; desempenho
- Personalidade pré-mórbida: relacionamentos sociais, interesses, hábitos de lazer e culturais, padrão de humor, agressividade, introversão/extroversão, egoísmo/altruísmo, independência/dependência, atividade/passividade, valores, adaptação ao ambiente.

História social

Fazem parte da história social as seguintes informações: moradia – condições sanitárias, pessoas com quem convive, número de cômodos, privacidade, características sociodemográficas da região; situação socioeconômica; características socioculturais; atividade ocupacional atual; situação previdenciária; vínculo com o sistema de saúde; atividades religiosas e políticas; antecedentes criminais.

História familiar

A história familiar abrange os seguintes dados: doenças psiquiátricas e não psiquiátricas; ter sido desejado ou não pelos pais, gestação planejada ou não; separação ou preservação do casamento dos pais; quem criou o paciente; ordem de nascimento entre os irmãos, diferenças de idade; características de personalidade dos familiares, os relacionamentos intrafamiliares; atitude da família diante da doença do paciente; relacionamentos com o cônjuge e com filhos (Mackinnon & Yudofsky, 1988; Portella Nunes et al., 1996; Sá, 1988).

EXAME PSÍQUICO

O exame psíquico* também é chamado de *exame do estado mental* (Mackinnon & Yudofsky, 1988), *exame mental* (Sá, 1988), *exame psicopatológico* (Portella Nunes et al., 1996) ou *exame psiquiátrico* (Sims, 2001). Nele, são avaliados o comportamento, a expressão emocional e o desempenho cognitivo (Sims, 2001).

Dividir a mente em diferentes funções é artificial, embora seja bastante útil do ponto de vista clínico e didático (Dalgalarrondo, 2000). As funções psíquicas podem ser classificadas em três grupos: cognitivas, afetivo-volitivas e outras. Consideram-se funções cognitivas: consciência (ou vigilância), atenção, sensopercepção, memória, linguagem, pensamento, inteligência e imaginação. As funções afetivo-volitivas são: conação, psicomotricidade e afetividade. Por fim, entre as outras funções psíquicas estão: aparência, atitude, pragmatismo, orientação alopsíquica, consciência do eu, prospecção e consciência da morbidez. Na verdade, a maioria dos elementos desse terceiro grupo não corresponde exatamente a funções psíquicas. No entanto, eles são aspectos que, sem dúvida, também devem ser avaliados no exame psíquico e que representam itens da Súmula Psicopatológica (como veremos adiante).

Na avaliação médica geral, o exame físico é realizado após a coleta dos dados da anamnese. Particularmente na avaliação médico-psiquiátrica, em contraste, a realização do exame psíquico é simultânea ao interrogatório para a obtenção da história clínica. E, antes mesmo de se perguntar o nome do paciente, já podem ser avaliadas diversas funções psíquicas (Leme Lopes, 1980). Outra diferença consiste em que, enquanto no exame físico os vários sistemas ou regiões de corpo são avaliados de maneira sequencial, no exame psíquico todas as funções mentais são investigadas praticamente ao mesmo tempo – exceto quando são aplicados testes específicos relativos a determinada função mental, como atenção, memória, orientação, inteligência etc.

*Ver Apêndice 2, Modelo de Exame Psíquico e de Súmula Psicopatológica.

Por outro lado, há importantes analogias entre os exames físico e psíquico. O exame físico representa um corte transversal, expressa o momento atual. Assim, seus achados eventualmente variam de um dia para outro ou mesmo dentro de 24 horas. A frequência cardíaca, por exemplo, pode estar agora em oitenta batimentos por minuto e, daqui a meia hora, aumenta para cem. Acontece o mesmo em relação ao exame psíquico (Mackinnon & Yudofsky, 1988). Um paciente que está alucinando pela manhã pode à tarde ficar sem alteração alguma da sensopercepção. Se ele foi observado nas duas ocasiões, poderão ser considerados dois exames psíquicos, distintos um do outro, refletindo assim os dois diferentes momentos. Situações em que as alterações psicopatológicas são muito intermitentes podem fazer com que determinada avaliação se torne menos completa. Uma solução para isso seria realizar um exame psíquico excepcionalmente mais longo, constituído por várias entrevistas no decorrer de uma semana inteira, por exemplo.

Outra similaridade entre os exames físico e psíquico é que ambos são objetivos, ou seja, baseiam-se na observação, e não no relato do paciente (Mackinnon & Yudofsky, 1988; Motta et al., 1995). O paciente pode referir que está sentindo palpitação. Essa informação, subjetiva, é importante e deve ser registrada na anamnese. Contudo, a aferição da frequência cardíaca, realizada pelo médico, é que vai ser incluída no exame físico. De forma análoga, se o paciente se queixa de que está ouvindo vozes quando ninguém por perto está falando, isso deve ser colocado como queixa principal ou na história da doença atual. Todavia, o que fará parte do exame psíquico é a descrição de uma atitude alucinatória, isto é, um comportamento indicativo de que o paciente está alucinando, como, por exemplo, falar sozinho. A distinção entre relato e observação é especialmente relevante para o psiquiatra, que com frequência lida com casos de simulação – referir ou exibir um falso sintoma ou doença – e de dissimulação – negar ou esconder um sintoma ou doença existente. Nesse sentido, Jaspers (1987) aponta a falta de fidedignidade dos relatos de muitos pacientes: "... não só os doentes histéricos não merecem confiança, mas a maioria das autodescrições psicopáticas deve ser considerada de modo bastante crítico. Os doentes relatam, para serem agradáveis, o que deles se espera, ou por sensação quando notam o interesse".

A redação do exame psíquico deve fornecer uma descrição crua e concreta do que foi observado no paciente, sem a utilização de termos técnicos (Portella Nunes et al., 1996). No início do texto, é interessante informar as condições em que a entrevista foi realizada: se foi na residência do paciente, na rua, em um consultório, enfermaria ou quarto de hospital, assim como se havia outras pessoas presentes (Sá,1988). Não apenas as alterações psicopatológicas devem ser descritas, mas também o que estava normal. Além disso, é preciso ser explicitado como cada função psíquica foi avaliada. Não devem ser consideradas as possíveis causas das alterações. Assim, se certa alteração é observada, ela tem que ser apontada, mesmo que, por exemplo, se acredite que seja devida a um medicamento em uso.

Como o exame psíquico é sempre atual, expressões como "durante a entrevista" ou "no momento" devem ser evitadas, pois são redundantes. Por outro lado, o uso de expressões como "o paciente relata" quase sempre denuncia um erro cometido pelo examinador: colocar dados da anamnese no exame psíquico, o qual deveria ser objetivo.

SÚMULA PSICOPATOLÓGICA

Os itens da súmula psicopatológica* correspondem às funções psíquicas. Todavia, não há consenso entre os autores no que se refere a quantas e quais seriam as funções psíquicas, nem mesmo

*Ver Apêndice 2, Modelo de Exame Psíquico e de Súmula Psicopatológica.

em relação à ordem em que deveriam ser apresentados os itens na súmula. Esta é uma opção: aparência; atitude; consciência (vigilância); atenção; sensopercepção; memória; fala e linguagem; pensamento; inteligência; imaginação; conação; psicomotricidade; pragmatismo; humor e afetividade; orientação alopsíquica; consciência do eu; prospecção; e consciência de morbidez.

A súmula psicopatológica corresponde a um resumo do exame psíquico e à listagem das alterações psicopatológicas encontradas. Essas alterações são ordenadas em função da respectiva função psíquica e designadas por termos técnicos (Dalgalarrondo, 2000). Assim, por exemplo, se na redação do exame psíquico há a observação de que o paciente "andava de um lado para o outro, sem conseguir ficar parado um só instante", na súmula psicopatológica vai estar registrado "psicomotricidade: agitação psicomotora". Ou então, se no exame psíquico se descreve que ele "afirmou que era Deus", na súmula psicopatológica iremos encontrar "pensamento/conteúdo: delírio místico e de grandeza" e "consciência da identidade do eu: falsa orientação autopsíquica".

Na essência, o exame psíquico e a súmula psicopatológica têm o mesmo conteúdo. Consequentemente, nada pode aparecer na súmula psicopatológica que não tenha sido descrito no exame psíquico. Além disso, a partir de determinado exame psíquico, qualquer pessoa com conhecimento técnico adequado terá obrigatoriamente que formular a mesma súmula psicopatológica.

É interessante a tentativa de estimar a intensidade das alterações quantitativas com maior precisão, prática comum no exame físico: por exemplo, "pensamento acelerado (3+/4+)". No entanto, provavelmente ninguém faz isso. É válida também a admissão de dúvida quanto à presença de determinada alteração, colocando um ponto de interrogação ao lado do nome da alteração psicopatológica: por exemplo, "alucinações auditivas?".

EXAME FÍSICO

Sofrer de um transtorno mental favorece o desenvolvimento de doenças não psiquiátricas. Com frequência, o paciente psiquiátrico se descuida da própria higiene, não dorme o suficiente, fuma, bebe muito, tem uma vida sedentária ou faz uso de medicamentos que induzem aumento de peso, por exemplo. No entanto, existe a falsa crença de que as doenças mentais protegeriam o indivíduo contra outras doenças, que são, por isso, subdiagnosticadas (Dalgalarrondo, 2000). Por outro lado, não raramente uma síndrome psicopatológica possui uma causa não psiquiátrica ou até não cerebral – como a depressão no hipotireoidismo –, ou leva a complicações físicas – por exemplo, desnutrição em função da perda do apetite na depressão. Assim, é essencial fazer um exame físico completo em todos os pacientes, com ênfase nos exames neurológico e endocrinológico.

O exame da constituição (morfologia corporal) pode ser incluído no exame físico, na parte da inspeção geral. Kretschmer (1921) relacionou o biotipo leptossômico (ou longilíneo) à esquizofrenia; o pícnico (ou brevilíneo) à psicose maníaco-depressiva; e o atlético à epilepsia (Sá, 1988). Porém, ele cometeu importantes falhas metodológicas em seu trabalho, como a ausência de critérios rígidos e objetivos para a diferenciação entre os biotipos e a criação de novas teorias para explicar as numerosas exceções à sua teoria principal. Apesar disso, as ideias de Kretschmer são ainda valorizadas por muitos psiquiatras, talvez por um viés de memória: eles se lembrariam mais dos casos que as confirmam do que daqueles que as contradizem.

EXAMES COMPLEMENTARES

Hemograma, bioquímica sanguínea, sorologia para lues, exame do líquor, neuroimagem cerebral (estrutural ou funcional), eletroencefalografia, estudos genéticos, dosagens hormonais, testagem neuropsicológica e psicodiagnóstico estão entre os principais exames complementares que podem ajudar na formulação do diagnóstico psiquiátrico. Todavia, em geral é desnecessária e onerosa a solicitação de muitos exames. Os mais importantes para cada caso serão indicados pelos dados da anamnese e pelos achados dos exames psíquico e físico.

DIAGNÓSTICO PSIQUIÁTRICO

A palavra *diagnóstico* tem origem grega: significa *conhecer* (ou *perceber*) *dois*; *distinguir* ou *reconhecer* (Akiskal, 1989; Kendell, 1975). Já *doença* vem do latim *dolentia*, e significa *dor*, *sofrimento* (Sá, 1988).

As doenças são apenas conceitos, abstrações criadas pelo homem, que podem ser a qualquer momento modificadas ou descartadas (Kendell, 1975). Constituem condições relacionadas a desconforto, dor, incapacitação ou morte, mas que só vão ser classificadas como doenças em função de muitos fatores (sociais, econômicos, biológicos etc.) (Woodruff, 1974).

São levantadas algumas objeções à formulação de diagnósticos. Uma delas está relacionada à ideia de que cada pessoa é uma realidade única e inclassificável: "não existem doenças, mas doentes". Afirma-se, ainda, que o diagnóstico é estigmatizante e que serviria apenas para *rotular* as pessoas *diferentes*, permitindo e legitimando o *poder médico*, o *controle social* sobre o indivíduo desadaptado ou *questionador* (Dalgalarrondo, 2000).

Contudo, entre diagnosticar e reduzir a pessoa que recebeu o diagnóstico a um rótulo, há uma grande diferença. Embora possua algumas desvantagens e possa ser usado indevidamente, o diagnóstico representa uma necessidade prática na medicina e na ciência. As finalidades principais do diagnóstico são: comunicação – permitir uma linguagem comum – e previsão ("diagnóstico é prognóstico"). Além disso, o diagnóstico favorece a investigação científica e fundamenta as medidas terapêuticas e preventivas (Kendell, 1975; Lotufo Neto, 1995).

Diagnóstico sindrômico

Síndrome – do grego *syndromé*, que quer dizer *concurso* – constitui uma associação de sinais e sintomas que evoluem em conjunto, provocada por mecanismos vários e dependente de causas diversas (Bevilacqua et al., 2000).

Uma mesma síndrome pode estar presente em diferentes entidades nosológicas. Pneumonia é um exemplo de síndrome, não de doença. Independentemente da causa – bacteriana, virótica, química –, as manifestações clínicas são as mesmas: tosse, febre, dor torácica, dispneia, condensação em imagem radiográfica etc. O mesmo pode ser dito em relação à depressão. Não importa se ela é primária ou se tem causa conhecida (por exemplo, hipotireoidismo, anti-hipertensivos, carcinoma de pâncreas ou hipovitaminose), vão estar presentes desânimo, tristeza, alterações do sono e do apetite, baixa autoestima etc.

Por outro lado, determinada entidade nosológica pode, em diferentes momentos, manifestar-se sob a forma de diferentes síndromes. Um bom exemplo é o da síndrome de imunodeficiência adquirida (SIDA ou AIDS), que, apesar do nome, não representa uma síndrome. É uma doença, a qual pode cursar com quadros infecciosos, neoplásicos ou neuropsiquiátricos, entre vários outros. Ou seja, ocorrem síndromes diferentes, as quais têm uma causa em comum: o vírus HIV.

A esquizofrenia também não é uma síndrome, em primeiro lugar porque, como entidade nosológica, está associada a diversas síndromes: paranoide, catatônica, hebefrênica e apático-abúlica. Além disso, ela é definida com base não apenas na sintomatologia: para o seu diagnóstico, há também critérios relacionados ao seu curso (cronicidade) e à etiologia (o quadro clínico não pode ser explicado por uma condição médica geral ou substância psicoativa).

Embora não haja uma identidade de opinião entre os diferentes autores quanto à enumeração das síndromes psiquiátricas (Sá, 1988), podem ser listadas as seguintes: de ansiedade; fóbica; obsessiva; compulsiva; de conversão; dissociativa; hipocondríaca; de somatização; depressiva; maníaca; de estado misto (manifestações maníacas e depressivas associadas); delirante (ou paranoide); alucinatória; hebefrênica (ou desorganizada); catatônica (hipercinética, hipocinética); apático-abúlica; de deficiência intelectual; demencial; de *delirium*; amnésica; anoréxica; bulímica; e de despersonalização-desrealização. Algumas combinações sindrômicas são frequentes: fóbico-ansiosa; obsessivo-compulsiva; depressivo-ansiosa; hebefrenocatatônica; hebefrenoparanoide; e delirante-alucinatória.

O diagnóstico sindrômico se baseia apenas nos sinais e sintomas presentes em determinado momento, em um corte transversal. Assim, sua formulação depende unicamente do exame psíquico; as informações que constituem a história clínica são absolutamente desnecessárias para esse fim. E, como os sinais e sintomas podem variar no mesmo paciente ao longo do tempo, o diagnóstico sindrômico consequentemente também pode mudar. Como sempre é possível realizar um exame psíquico, mesmo que não haja cooperação por parte do paciente, a formulação do diagnóstico sindrômico é obrigatória.

Em função da larga margem de desconhecimento acerca das causas do adoecimento mental e da falta de especificidade da ação dos psicofármacos em relação aos transtornos mentais, o diagnóstico sindrômico em psiquiatria reveste-se de especial importância. Na verdade, basicamente diagnosticamos e tratamos síndromes, e não doenças (Nardi, 2000; Sá, 1988). Nesse sentido, um antipsicótico será útil para tratar um quadro alucinatório, quer ele ocorra na esquizofrenia, no transtorno psicótico agudo, no transtorno delirante, no transtorno bipolar ou na intoxicação por cocaína.

Diagnóstico nosológico

Noso, do grego, significa *doença*. Em contraste com o diagnóstico sindrômico, o nosológico não se baseia apenas no exame psíquico, mas também na anamnese, no exame físico e em eventuais exames complementares (Sims, 2001).

O diagnóstico de uma doença segue o modelo categorial ou, alternativamente, o dimensional. De acordo com o primeiro – adotado pelos sistemas classificatórios atuais, CID-11, da Organização Mundial da Saúde, e DSM-5TR, da Associação Psiquiátrica Americana –, as doenças se distinguem da saúde e entre si. Assim, a categoria *esquizofrenia* é qualitativamente diferente da categoria *transtorno bipolar* e da normalidade. Já segundo o modelo dimensional, haveria um *continuum* entre a saúde e a doença, e a diferença entre ambas seria quantitativa (Akiskal, 1989).

Uma classificação nosográfica é baseada ou nos sinais e sintomas ou alternativamente na etiologia (o estudo das causas) (Akiskal, 1989). Esta segunda opção é considerada a ideal, já que, de acordo com o conceito clássico, o que define uma doença é o conhecimento sobre suas causas, alterações estruturais e funcionais e história natural (Lotufo Neto, 1995). Causa é qualquer coisa que aumente a probabilidade de uma doença; pode ser necessária e suficiente, necessária mas não suficiente, ou nem necessária nem suficiente (Woodruff, 1974).

Como sabemos muito pouco a respeito das causas do adoecimento mental, o diagnóstico psiquiátrico é baseado em sinais e sintomas, o que o torna pouco válido (Lotufo Neto, 1995). O termo *transtorno*, encontrado na CID-11 e no DSM-5TR para designar as entidades nosológicas, é bastante impreciso: é mais específico que *síndrome*, porém não representa *doença* (Sá, 2000).

O DSM-5TR caracteriza-se por uma abordagem descritiva, não baseada em inferências teóricas, e por critérios operacionais para o diagnóstico. No DSM-III (1980) e no DSM-IV (1994), incluía-se uma avaliação multiaxial, que tentava contemplar as abordagens sintomatológica e etiológica: eixo I – transtornos mentais; eixo II – transtornos da personalidade e do desenvolvimento; eixo III – distúrbios físicos; eixo IV – estressores psicossociais; e eixo V – o mais alto nível de funcionamento adaptativo no ano anterior. Esse sistema multiaxial teve como precursor Leme Lopes, que, em 1954, já propunha o diagnóstico psiquiátrico em três dimensões: (1) a síndrome; (2) a personalidade pré-mórbida – que corresponderia à predisposição biológica, psicológica ou social –; e (3) a constelação etiológica – fatores causais endógenos ou exógenos.

CONDUTA TERAPÊUTICA

Nessa parte da avaliação psiquiátrica, são relatadas as medidas que visam ao tratamento do paciente, como farmacoterapia, psicoterapia e abordagens psicossociais.

CAPÍTULO

3 Aparência

INTRODUÇÃO

Pouco foi escrito sobre a aparência nos tratados de psicopatologia. Encontram-se algumas palavras em Vallejo Nágera (1944), Leme Lopes (1980), Pio Abreu (1997), Ey (1988), Mackinnon & Yudofsky (1988) e Sá (1988).

No exame de paciente psiquiátrico, só podemos observar o que está aparente, não oculto. Assim, poderíamos chamar de aparência todo o conteúdo do exame psíquico. Mas, no exame psíquico e na súmula psicopatológica, o termo *aparência* tem um significado bem mais restrito, referindo-se basicamente aos cuidados higiênicos e estéticos relativos ao corpo (incluindo cabelos, barba, unhas, dentes), penteado, roupas, maquiagem e adereços (brincos, colares, pulseiras etc.) (Sá, 1988).

Em geral, a aparência é o primeiro elemento observado no paciente, e o seu exame oferece indicações sobre o estado de diversas funções mentais.

ALTERAÇÕES NA APARÊNCIA

A aparência de um paciente ou está cuidada ou descuidada (desleixada). Neste último caso, ele se apresenta com a higiene corporal comprometida; roupas sujas, rasgadas ou desalinhadas; mau cheiro; cabelos despenteados e excessivamente compridos; barba por fazer (em homens) ou pernas não depiladas (em mulheres); dentes estragados, ausentes; ou unhas sujas e compridas.

Outra forma de classificar a aparência seria: adequada, bizarra (ou extravagante, ou excêntrica) e exibicionista. Denomina-se bizarra a aparência destoante do usual no ambiente do indivíduo, qualitativamente diferente ou apenas exagerada em relação ao padrão da maioria das pessoas. Já a aparência exibicionista caracteriza-se pela excessiva exposição do corpo, sendo apresentada por pacientes com aumento da libido ou comportamento sedutor (Pio Abreu, 1998; Vallejo Nágera, 1944).

A APARÊNCIA NOS PRINCIPAIS TRANSTORNOS MENTAIS

DEPRESSÃO. Na depressão, o desinteresse ou a falta de energia pode inviabilizar os cuidados pessoais. Alguns deprimidos preferem vestir-se com roupas escuras.

MANIA. A aparência de alguns pacientes em mania, especialmente mulheres, costuma ser mais ou menos assim: roupas muito coloridas e chamativas, excesso de maquiagem, perfume em excesso, muitos enfeites, unhas e cabelo pintados com várias cores diferentes (aparência bizarra); roupas muito curtas e decotadas (aparência exibicionista). Outros indivíduos maníacos, contudo, apresentam aparência descuidada em função de intensa agitação, que os impede de completar qualquer atividade, inclusive as relativas aos cuidados pessoais.

ESQUIZOFRENIA. Nos quadros apático-abúlicos, a aparência é descuidada. Nos hebefrênicos, costuma ser bizarra, assim como em muitos quadros paranoides, em que a aparência reflete a atividade delirante. Vallejo Nágera (1944) cita o uso de condecorações no peito e de tiaras na cabeça, feitas de papelão, como expressões de delírios de grandeza.

DEMÊNCIA. Nos casos de demência que cursam com apraxia (perda da capacidade de realizar movimentos voluntários), frequentemente a aparência está descuidada (Sá, 1988).

TRANSTORNO CONVERSIVO E TRANSTORNOS DISSOCIATIVOS. Na antiga histeria, é comum uma aparência exibicionista.

CAPÍTULO

4 Atitude

INTRODUÇÃO

Nos livros de psicopatologia, pouco espaço foi dedicado ao estudo da atitude. Há algumas breves referências ao assunto apenas em Vallejo Nágera (1944), Pio Abreu (1997), Ey (1988), Mackinnon & Yudofsky (1988) e Sá (1988). E alguns desses autores fazem certa confusão entre psicomotricidade e atitude (ou comportamento).

Na entrevista psiquiátrica, são considerados o relato do paciente (ou de um familiar) – a partir do qual é elaborada a história – e a observação do comportamento do paciente – base do exame psíquico. Dessa maneira, o comportamento (ou atitude), em sentido amplo – englobando a fala, os gestos, a mímica e os demais movimentos corporais –, seria tudo no exame psíquico. Todavia, parece mais interessante, na súmula psicopatológica, restringir o termo *atitude* ao comportamento que está especificamente relacionado ao examinador e à entrevista (Vallejo-Nágera, 1944). Assim, a *atitude alucinatória* (comportar-se como se estivesse ouvindo vozes de pessoas que não estão presentes) não constituiria uma alteração da atitude.

ALTERAÇÕES DA ATITUDE

Quase não há termos técnicos para descrever as formas de atitude, sendo usadas basicamente palavras de uso corriqueiro. Alguns comportamentos por parte dos pacientes são considerados *desejáveis*, no sentido de contribuírem positivamente para a realização da avaliação psiquiátrica: atitude cooperante, amistosa, de confiança ou interessada. Essas atitudes *desejáveis*, em geral, estão relacionadas a uma plena consciência de morbidez.

Seriam basicamente estas as formas de atitude importantes do ponto de vista semiológico: atitude não cooperante, de oposição, hostil, de fuga, suspicaz, querelante, reivindicativa, arrogante, evasiva, invasiva, de esquiva, inibida, desinibida, jocosa, irônica, lamuriosa, dramática, teatral, sedutora, pueril, gliscroide, simuladora, dissimuladora, indiferente, manipuladora, submissa, expansiva, amaneirada; além da reação de último momento. Essa lista não é fechada e, provavelmente, não abrange todas as maneiras de o doente se portar diante do médico. Além disso, na prática, a mesma atitude pode se enquadrar em mais de uma categoria:

- Atitude não cooperante: dizer que o paciente não é cooperante é muito vago, já que há diversas formas de não cooperar
- Atitude de oposição (ou negativista): o paciente se recusa a participar da entrevista
- Atitude hostil: o paciente ofende, ameaça ou agride fisicamente o examinador
- Atitude de fuga: reflete o medo por parte do paciente
- Atitude suspicaz (ou de desconfiança): "Você é mesmo médico?", "Há microfones escondidos aqui?" e "Por que o senhor está perguntando sobre isso?" são perguntas que expressam esse tipo de atitude, a qual costuma estar relacionada a uma atividade delirante
- Atitude querelante: o paciente discute ou briga com o examinador, por se sentir prejudicado ou ofendido

- Atitude reivindicativa: o paciente exige, de forma insistente, que aquilo que julga ser seu direito seja atendido. Por exemplo, ter alta da internação
- Atitude arrogante: o paciente sente-se superior e trata com desdém o médico
- Atitude evasiva: o paciente evita responder a certas perguntas, sem se recusar explicitamente
- Atitude invasiva: o paciente deseja saber sobre a vida pessoal do examinador; mexe, sem pedir autorização, nos objetos deste no consultório
- Atitude de esquiva: o paciente não deseja o contato social
- Atitude inibida (ou contida): o paciente não encara o examinador, e demonstra estar pouco à vontade
- Atitude desinibida: o paciente apresenta grande facilidade quanto ao contato social, não se sente constrangido ao falar até mesmo de sua vida sexual, podendo violar normas sociais e se tornar inconveniente. Por exemplo, assediar sexualmente o entrevistador
- Atitude jocosa: o paciente está frequentemente fazendo piadas ou brincando com as outras pessoas
- Atitude irônica: as piadas e o tom de voz refletem sua arrogância e agressividade
- Atitude lamuriosa: o paciente queixa-se o tempo todo de seu sofrimento e demonstra autopiedade
- Atitude dramática: reflete hiperemocionalidade
- Atitude teatral: o paciente parece estar fingindo ou exagerando, ou querendo chamar a atenção dos outros
- Atitude sedutora: o paciente elogia e tenta agradar o examinador, ou tenta despertar seu interesse sexual
- Atitude pueril: o comportamento do paciente é como o de uma criança (faz pirraça, brinca, chama o médico de *tio* etc.)
- Atitude gliscroide (ou viscosa): o paciente é *grudento*; é difícil encerrar a conversa com ele
- Atitude simuladora: o paciente tenta parecer que tem um sintoma (ou doença) na verdade ausente
- Atitude dissimuladora: o paciente tenta ocultar um sintoma (ou doença) existente, com o objetivo, por exemplo, de receber alta da internação
- Atitude indiferente: o paciente não se sente feliz nem incomodado em função da entrevista ou da presença do médico
- Atitude manipuladora: o paciente tenta obrigar o médico a fazer o que ele, paciente, quer, muitas vezes por meio de ameaças ou chantagem emocional
- Atitude submissa: o paciente, passivamente, atende a todas as solicitações do examinador
- Atitude expansiva: o paciente deseja intensamente o contato social, e trata o médico como se fosse íntimo dele
- Atitude amaneirada: o comportamento é caricatural. Por exemplo, tratar o médico de "vossa excelência" ou curvar-se toda vez em que o vê
- Reação de último momento: após intenso negativismo, quando o examinador já está desistindo do contato, o paciente começa a cooperar com a entrevista (Sá, 1988; Vallejo Nágera, 1944; Ey et al., 1988).

EXAME DA ATITUDE

O examinador não deve provocar ativamente qualquer atitude no paciente. A atitude do paciente deve ser espontânea para uma avaliação fidedigna.

A ATITUDE NOS PRINCIPAIS TRANSTORNOS MENTAIS

MANIA. O paciente maníaco costuma apresentar uma atitude expansiva, desinibida, jocosa; ou então irônica, arrogante e hostil.

DEPRESSÃO. Na depressão, é comum uma atitude lamuriosa. Todavia, nos quadros com características catatônicas, ocorre indiferença.

ESQUIZOFRENIA. Nos quadros em que predominam os sintomas negativos, há indiferença em relação ao exame. Nos quadros paranoides, observa-se uma atitude suspicaz, hostil, querelante ou de fuga (Leme Lopes, 1980). É típica da hebefrenia uma atitude pueril.

CATATONIA. Na catatonia, encontram-se muitas vezes uma atitude de oposição e a reação de último momento, ou indiferença.

***DELIRIUM*, DEMÊNCIA.** No *delirium* e em quadros de demência avançada, pode haver indiferença em relação ao exame, em função da não compreensão da situação (Ey et al., 1988).

DEFICIÊNCIA INTELECTUAL. Na deficiência intelectual, é muito característico um comportamento pueril.

EPILEPSIA. Na epilepsia do lobo temporal, assim como em outros distúrbios cerebrais relacionados a essa região do cérebro, observa-se comportamento gliscroide.

TRANSTORNO CONVERSIVO E TRANSTORNOS DISSOCIATIVOS. No transtorno conversivo e nos transtornos dissociativos tipicamente há teatralidade. Costumam estar presentes também sedução, dramaticidade, simulação, puerilidade e manipulação.

FOBIA SOCIAL E TRANSTORNO DA PERSONALIDADE ESQUIVA. A inibição é um elemento fundamental dos quadros de fobia social e do transtorno da personalidade esquiva.

TRANSTORNO DELIRANTE, TRANSTORNO DA PERSONALIDADE PARANOIDE. No transtorno delirante e no transtorno da personalidade paranoide, a atitude é querelante, reivindicativa ou suspicaz.

TRANSTORNO DA PERSONALIDADE ANTISSOCIAL. O sociopata apresenta comportamento sedutor, manipulador e hostil.

TRANSTORNO DA PERSONALIDADE *BORDERLINE*. O *borderline* apresenta comportamento manipulador e hostil.

CAPÍTULO

5 Consciência (Vigilância)

INTRODUÇÃO

A palavra *consciência* vem do latim, *cum scientia*, que, por sua vez, é uma tradução da palavra grega *syneidesis*. *Cum scientia* significa literalmente *uma ciência acompanhada de outra ciência*, ou *uma relação cognoscitiva com* (Alonso Fernández, 1976; Pio Abreu, 1997).

Originalmente, a palavra *consciência* tinha o significado de *consciência moral*, que equivale no alemão a *Gewissen*, e, no inglês, a *conscience*. Só posteriormente surgiu o conceito de *consciência psicológica* – mais amplo que o conceito de *consciência moral* –, que corresponde a *Bewusstsein*, no alemão, e a *consciousness*, no inglês. Nas línguas neolatinas, como o português, *consciência* se refere a ambos os conceitos (Alonso-Fernández, 1976; Cabaleiro Goas, 1966).

Consciência psicológica

Segundo Jaspers (1987), consciência é "o todo momentâneo da vida psíquica". Em outras palavras, constitui uma síntese ou integração de todos os processos mentais em determinado momento.

As características da consciência psicológica são as seguintes:

- Trata-se de uma vivência interna e atual (Nobre de Melo, 1980).
- Está relacionada à distinção eu/não eu (Nobre de Melo, 1980).
- É o conhecimento (o dar-se conta) que o indivíduo tem de suas vivências internas, de seu corpo e do mundo externo – sendo didaticamente dividida em consciência do eu e consciência dos objetos (Alves Garcia, 1942).
- Segundo a fenomenologia, de Husserl, possui intencionalidade ("toda consciência é sempre consciência de algo"), é doadora de significado às coisas (Chaui, 1995; Nobre de Melo, 1980).
- É reflexiva, ou seja, o indivíduo tem consciência de que tem consciência, e assim pode refletir sobre os seus conteúdos psíquicos (Cabaleiro Goas, 1966).

Ser consciente como uma qualidade

Talvez a consciência psicológica seja menos uma função psíquica propriamente dita do que uma qualidade subjetiva que os processos mentais – como sensopercepção, memória, imaginação, pensamento, afeto, vontade – podem ter, em oposição à qualidade de ser inconsciente (Alves Garcia, 1942; Bleuler, 1985; Pally & Olds, 1998). Uma visão um pouco diferente seria a de considerar a consciência como uma função mental que representa o *palco* onde ocorrem as outras funções mentais (Del Nero, 1997).

Vigilância

Vigilância é um termo criado por Head, em 1923, definido como "uma capacidade fisiológica (do sistema nervoso) que serve de suporte a uma atividade adaptativa, qualquer que seja a modalidade desta" (Alonso Fernández, 1976).

Trata-se de uma acepção de consciência mais particular, que corresponde ao conceito de *ativação* ou *atenção tônica*. Refere-se a um estado de consciência, no sentido neurofisiológico. Aqui, estar consciente significa que o indivíduo está vígil, desperto, alerta, com o sensório claro (Cabaleiro Goas, 1966).

Lucidez de consciência

A lucidez constitui um estado de consciência clara ou de vigilância plena – a consciência teria uma função iluminadora quanto aos conteúdos mentais. Em um estado de lucidez, os processos psíquicos são experimentados com suficiente intensidade; os estímulos são adequadamente apreendidos; e os conteúdos mentais possuem nitidez e são claramente delimitados e identificados (Vallejo Nágera, 1944).

Em oposição à lucidez estão o sono ou o coma. Entre esses extremos, há diversos níveis de consciência, o que representa a dimensão vertical da consciência (Alonso-Fernández, 1976).

Campo da consciência

O campo (ou amplitude) da consciência refere-se à quantidade de conteúdos – imagens, pensamentos, recordações, sensações ou sentimentos – que a consciência abarca em determinado momento, e representa a dimensão horizontal da consciência (Pio Abreu, 1997).

ALTERAÇÕES QUANTITATIVAS FISIOLÓGICAS

As alterações quantitativas da consciência (vigilância), que podem ser normais ou patológicas, referem-se ao nível de clareza das vivências psíquicas.

No estado normal, o indivíduo desperto está constantemente apresentando oscilações na intensidade de sua consciência, em geral pequenas. Há certa diminuição no nível de consciência quando o indivíduo está cansado ou sonolento, quando se encontra em estado de relaxamento ou repouso, e quando os estímulos sensoriais externos e internos e os afetos são pouco intensos. Há também uma redução do nível de consciência na transição da vigília para o sono, e vice-versa (Delgado, 1969).

Sono

O sono é definido como um estado de inconsciência do qual a pessoa pode ser despertada por estímulos sensoriais. O sono profundo (sem sonhos) constitui um estado fisiológico de abolição da consciência (Guyton & Hall, 1997).

ALTERAÇÕES QUANTITATIVAS PATOLÓGICAS

Alguns autores falam em elevação do nível de consciência (ou hiperlucidez ou hipervigilância). No entanto, esse é um conceito bastante inadequado. Segundo Alonso-Fernández (1976), a situação de a consciência adquirir características mais intensas que as da consciência normal constitui apenas uma possibilidade teórica, que não tem base empírica. Esse fenômeno ocorreria na intoxicação por psicodislépticos (LSD, mescalina etc.) e por anfetamina, na mania, no início da esquizofrenia e em auras epilépticas. Haveria aumento de intensidade das percepções, do afeto, da atividade, da memória retrógrada e da atenção espontânea; todavia, isso se daria com prejuízo na capacidade de concentração e de raciocínio e na memória anterógrada, além de incoerência, desorganização e hipopragmatismo (Figura 5.1).

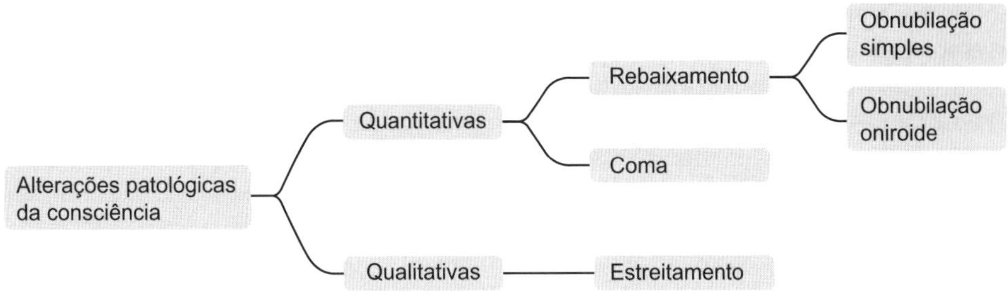

Figura 5.1 Alterações patológicas da consciência.

Rebaixamento do nível de consciência

A expressão *rebaixamento do nível de consciência* refere-se a um nível de consciência entre a lucidez e o coma. Constitui uma perda da clareza da consciência: a percepção do mundo externo torna-se vaga e imprecisa (aumenta o limiar para a captação de estímulos externos), havendo ainda dificuldade para a introspecção, para a apreensão do próprio eu (Paim, 1998).

O rebaixamento do nível de consciência está relacionado a um comprometimento difuso, generalizado, do funcionamento cerebral. Sempre possui uma causa orgânica. Ocorre um déficit cognitivo global. Estão especialmente afetadas as funções de atenção, orientação alopsíquica, pensamento, inteligência, sensopercepção, memória, afeto e psicomotricidade.

Há, entre os diversos autores, uma grande falta de uniformidade quanto à terminologia da classificação dos quadros de rebaixamento da consciência. São empregadas expressões tão diferentes quanto *obnubilação*, *torpor*, *estupor* (que na verdade é alteração da psicomotricidade), *estado confusional*, *confusão mental*, *estado onírico*, *estado oniroide*, *estado confuso-onírico*, *estado comatoso*, *amência*, entre outras. Uma opção é dividir esses estados em que o nível da consciência está diminuído em: obnubilação simples e obnubilação oniroide.

Obnubilação simples

A obnubilação* simples caracteriza-se pela ausência de sintomas psicóticos. O paciente apresenta, além de intensa sonolência, hipoprosexia (diminuição global da atenção), desorientação no tempo e no espaço, pensamento empobrecido e alentecido (às vezes, mutismo), dificuldades de compreensão e de raciocínio, hipoestesia (alteração quantitativa da sensopercepção), hipomnésia anterógrada e retrógrada (distúrbio da memória), apatia e inibição psicomotora (às vezes, estupor) (Alonso Fernández, 1976).

Obnubilação oniroide

A obnubilação oniroide** caracteriza-se pela presença de sintomas psicóticos, especialmente ilusões e pseudoalucinações visuais (menos frequentemente, de outras modalidades sensoriais) (ver Capítulo 7, *Sensopercepção*), além de ideias deliroides (muitas vezes, persecutórias) (ver Capítulo 11, *Pensamento: Delírio*). Há ainda dificuldade de concentração (com exacerbação da atenção espontânea), desorientação temporoespacial, desagregação do pensamento, dificuldade de compreensão e de raciocínio, amnésia anterógrada e retrógrada, exaltação afetiva

---

**Obnubilação* vem do latim, *ob + nubilare*, que significa "pôr uma nuvem na frente", "enevoar".

***Oneiros*, do grego, significa "sonho".

(muitas vezes, ansiedade), perplexidade e agitação psicomotora (Hamilton, 1974). Esse quadro corresponde à *amência*, termo introduzido por Meynert em 1890 (Alonso Fernández, 1976).

O *delirium tremens*, um quadro grave de abstinência alcoólica, costuma cursar com obnubilação oniroide. O indivíduo encontra-se agitado e assustado, sem saber onde está e não conseguindo identificar corretamente as pessoas ao seu redor. Com grande frequência, ele vê ou sente sobre sua pele pequenos animais repugnantes – como baratas, aranhas, lagartixas ou ratos –, os quais não estão realmente presentes.

Coma

O termo *coma* vem do grego e significa *sono profundo*. O quadro caracteriza-se por abolição da consciência. Nesse estado, o indivíduo não pode ser despertado nem por estímulos dolorosos muito intensos. Ocorre perda total da motricidade voluntária e da sensibilidade. Embora a vida somática prossiga, não há sinal de atividade psíquica (Cabaleiro Goas, 1966).

ALTERAÇÕES QUALITATIVAS FISIOLÓGICAS

Sonhos

Os sonhos são vivências subjetivas que se dão durante o sono. Eles se caracterizam por: predomínio de imagens visuais (mas pode haver sensações motoras, auditivas etc.); conteúdos bizarros; falsa crença de que se está acordado; diminuição da capacidade de reflexão; mudanças súbitas quanto a tempo, lugar e pessoas; uma estrutura narrativa; forte colorido emocional; comportamentos instintivos; atenuação da vontade; e dificuldade de se lembrar de seu conteúdo após ter despertado (Hobson, 1999).

A consciência no sonho é uma consciência parcial, pois nele observa-se a perda de diversos aspectos encontrados na consciência de vigília, tais como: controle (sobre a ação), coerência, memória de longo prazo, capacidade de crítica e consciência da própria identidade (autoconsciência) (Del Nero, 1997).

O sono com sonhos consiste em um estado fisiológico de redução do campo da consciência. A consciência é ocupada quase sempre apenas pelo conteúdo do sonho, e todos os estímulos do ambiente são ignorados. Eventualmente, uma sensação corporal ou um estímulo externo é incorporado ao sonho, como o som da campainha de um despertador, porém isso é uma exceção.

ALTERAÇÕES QUALITATIVAS PATOLÓGICAS

Estreitamento do campo da consciência

A consciência estreitada abarca um conteúdo menor do que o normal e está restrita a poucas vivências (ideias, afetos, imagens ou ações), que se mantêm fixas. Outras vivências internas, assim como grande parte dos estímulos externos, tornam-se inacessíveis à consciência. Há uma interrupção da continuidade e unidade psíquicas da personalidade, e perde-se a capacidade de reflexão (Delgado, 1969) (ver Figura 5.1).

O estreitamento do campo da consciência está associado a um estado de rigidez da atenção (ver Capítulo 6, *Atenção*) e é a característica que define os estados crepusculares, expressão introduzida por Westphal (Hamilton, 1974). Ocorre na epilepsia parcial complexa, na intoxicação alcoólica patológica, nos transes dissociativos (histéricos), no transtorno de estresse agudo, no sonambulismo neurológico, nas crises de pavor noturno e, ainda, em algumas situações não patológicas, como o devaneio e o estado hipnótico (Alonso Fernández, 1976; Dalgalarrondo, 2000).

A epilepsia parcial complexa está geralmente associada ao lobo temporal. O paciente torna-se relativamente alheio ao ambiente, mas parece lúcido à observação menos apurada. Seu comportamento, que pode ser bem-organizado, é estereotipado, à base de automatismos. A reflexão e a intencionalidade estão ausentes. Eventualmente, ocorrem comportamentos violentos ou impulsivos, delírios (alterações do pensamento) e alucinações (sensopercepção), estados afetivos intensos (ansiedade, êxtase), agitação ou inibição psicomotora. O início e o fim são súbitos. A duração é de alguns segundos a semanas. Em geral, há uma amnésia total *a posteriori* em relação ao episódio. Um paciente que sofria de epilepsia do lobo frontal tinha a fotografia como um dos seus passatempos prediletos. Durante as crises parciais complexas que frequentemente apresentava, muitas vezes pegava sua máquina e, de maneira despropositada e repetitiva, batia fotos de quem quer que estivesse à sua frente. Outras vezes, seus movimentos se limitavam a bater palmas (Adriana Fiszman, comunicação pessoal).

A intoxicação alcoólica patológica caracteriza-se por um estado de grande agitação psicomotora, após a ingestão de uma pequena quantidade de álcool, em geral insuficiente para provocar embriaguez na maioria das pessoas.

O transe dissociativo se caracteriza por teatralidade, intencionalidade, ausência de automatismos, relação temporal com um evento de estresse agudo e possibilidade de recuperação completa da memória referente ao episódio. O doente parece estar dentro de um sonho. Desconhece o ambiente em que se encontra e se comporta como se estivesse em outro lugar ou em outra época de sua vida. Muitas vezes, diz coisas incompreensíveis ou sem sentido e age de maneira bizarra e chamativa. São comuns intensas descargas emocionais e comportamento destrutivo. Pode ocorrer, ainda, a vivência de ser possuído por um espírito, mesmo fora de qualquer contexto religioso.

EXAME DA CONSCIÊNCIA (VIGILÂNCIA)

Expressão fisionômica

Uma fácies que denota sonolência ou fadiga constitui um indício de que a consciência está rebaixada. A fisionomia pode expressar ainda perplexidade, que resulta de uma dificuldade de apreensão do ambiente.

Alienação do mundo externo

Uma aparente alienação do mundo externo indica tanto rebaixamento como estreitamento da consciência. Traduz-se por desinteresse, ou dificuldade de apreensão, em relação ao ambiente, ou, alternativamente, por comportamento inadequado ou incoerente, que não leva em consideração a realidade.

Outras funções psíquicas

Indica uma perturbação da consciência a observação de alterações especialmente relativas à cognição – atenção, orientação, sensopercepção, memória e pensamento –, mas também relativas à expressão afetiva e à psicomotricidade.

Escalas clínicas

Existem alguns instrumentos de avaliação do nível de consciência. Um deles é a *Escala de Coma de Glasgow*, criada por Teasdale e Jennett em 1974. Essa escala se baseia em três parâmetros: abertura ocular, resposta verbal e resposta motora. A *Escala de Agitação-Sedação de*

Richmond (RASS)(Ely et al., 2003) é utilizada com o mesmo fim. Por outro lado, outros instrumentos são usados para a detecção de *delirium*, como o *Confusion Assessment Method* (CAM) (Inouye et al., 1990). O CAM é composto por quatro itens: início agudo ou curso flutuante; desatenção; alteração do nível da consciência; e pensamento desorganizado.

CONSCIÊNCIA (VIGILÂNCIA) NOS PRINCIPAIS TRANSTORNOS MENTAIS

DELIRIUM. Por definição, o *delirium* é um quadro agudo que se caracteriza por um prejuízo cognitivo global, com rebaixamento do nível de consciência. Todas as demais alterações psicopatológicas são decorrentes do rebaixamento da consciência. Ao longo do dia, o nível da consciência flutua amplamente, piorando à noite (Dalgalarrondo, 2000).

Em função da psicomotricidade, o *delirium* é classificado em: hiperativo, hipoativo ou misto. No *delirium* hiperativo, além da agitação psicomotora, encontram-se com frequência ilusões e pseudoalucinações visuais, ideias deliroides, labilidade afetiva, labilidade da atenção, falsas orientações alopsíquicas, *déjà vu*, hipermnésia retrógrada, ecmnésia, pensamento acelerado e desagregado e comportamento inadequado em relação ao ambiente. No *delirium* hipoativo, além da inibição psicomotora ou estupor, observam-se apatia, hipoprosexia ou aprosexia, desorientação alopsíquica, pensamento alentecido ou mutismo e alheamento quanto ao ambiente. Em função da presença ou ausência de sintomas psicóticos, as formas hiperativa e hipoativa costumam cursar, respetivamente, com obnubilação oniroide e simples.

Os quadros de *delirium* ocorrem em função de uma perturbação difusa no metabolismo cerebral, que pode ser causado por: intoxicações por drogas (álcool, anticolinérgicos); abstinência a drogas (álcool, benzodiazepínicos); encefalopatias metabólicas (cetoacidose diabética, uremia, coma hepático); infecções (septicemia, meningoencefalites); epilepsia; traumatismo cranioencefálico; doenças cerebrovasculares; tumores intracranianos; doenças degenerativas cerebrais etc.

ESQUIZOFRENIA, TRANSTORNOS DO HUMOR, DEMÊNCIA. Esses transtornos mentais ocorrem sob lucidez de consciência.

EPILEPSIA. Ao longo do dia, as oscilações no nível de consciência, nos epilépticos, parecem ser maiores do que as que, fisiologicamente, ocorrem no indivíduo normal. As crises do tipo grande mal e de ausência simples levam a uma abolição temporária da consciência. O estado pós-comicial (após uma crise do tipo grande mal) constitui um estado de rebaixamento do nível de consciência. Os estados crepusculares, com estreitamento da consciência, podem ser a própria crise comicial (na epilepsia do lobo temporal) ou, então, precedem ou seguem uma crise generalizada (Paim, 1998).

ALCOOLISMO. Na intoxicação por álcool, há rebaixamento do nível da consciência, podendo-se chegar ao coma. O *delirium tremens* (na abstinência ao álcool) é um bom exemplo de obnubilação oniroide. Já a intoxicação patológica (ou idiossincrática) cursa com estreitamento do campo da consciência (Paim, 1998).

NARCOLEPSIA. A narcolepsia caracteriza-se por ataques irresistíveis de sono, associados a alucinações hipnagógicas, cataplexia e paralisia do sono.

TRANSTORNOS DISSOCIATIVOS. Os quadros dissociativos constituem estados crepusculares, sendo classicamente considerados de origem psicogênica. São semelhantes, fenomenologicamente, aos estados hipnóticos. A diferença é que, nos transtornos dissociativos, o estado de transe é autoinduzido, não necessitando da ação de um hipnotizador. Os pacientes acometidos são bastante (auto-) sugestionáveis.

CONTRIBUIÇÕES DA PSICANÁLISE

Segundo Freud (1900), o sonho é "o guardião do sono", e constitui "uma realização (disfarçada) de um desejo (reprimido)".

Conteúdo manifesto *versus* conteúdo latente

O sonho possui um conteúdo manifesto, que é a experiência consciente (predominantemente visual) durante o sono. Esse conteúdo pode ou não ser recordado e relatado pelo sonhador após o despertar.

O sonho possui ainda um conteúdo latente, considerado inconsciente, que é composto por três elementos:

- As impressões sensoriais noturnas, como o som de um despertador, sensações de calor ou frio desconfortáveis, fome, sede, urgência de urinar ou defecar, dor etc.
- Os restos diurnos, isto é, pensamentos ou recordações da véspera que estiveram na consciência do indivíduo durante a vigília
- E as pulsões do id, relacionadas às fases pré-edípica e edípica, que, por meio de um mecanismo de defesa chamado *repressão*, são mantidas fora da consciência (elas são os elementos essenciais do sonho).

A elaboração do sonho constitui o conjunto de operações mentais de transformação do conteúdo latente do sonho em conteúdo manifesto.

Sonho como uma fantasia de realização de desejo

As impressões sensoriais noturnas, os restos diurnos e os desejos relacionados às pulsões do id tendem a fazer o indivíduo despertar. Durante o sono, talvez em função da completa cessação da atividade motora voluntária, a repressão está enfraquecida, o que aumenta a possibilidade de as pulsões terem acesso à consciência. Em função de uma solução de compromisso entre o id e o ego – este é que exerce a repressão –, é permitida uma gratificação parcial das pulsões por meio de uma fantasia visual, diminuindo a força dessas pulsões e, consequentemente, possibilitando que o indivíduo continue a dormir.

Nos sonhos da primeira infância, quando o ego não está ainda nitidamente diferenciado do id, o conteúdo manifesto está mais claramente relacionado a uma realização de desejos.

Bizarrice dos sonhos

O conteúdo manifesto dos sonhos é aparentemente incompreensível porque consiste em uma versão distorcida do conteúdo latente. Essa distorção se dá, em primeiro lugar, porque, no sono, há uma profunda regressão do funcionamento do ego, que faz com que haja enfraquecimento da capacidade de distinção entre o real e o imaginário (prova de realidade), e com que o processo primário do pensamento passe a ser o predominante. Assim, o conteúdo latente do sonho tem que ser traduzido para uma linguagem do processo primário, caracterizada pelo predomínio das imagens visuais (em detrimento da linguagem verbal) e pelos mecanismos de condensação (fusão de duas ou mais representações) e de deslocamento (substituição de uma representação por outra). Além disso, entre o inconsciente e o consciente existiria uma instância censora, que deliberadamente disfarçaria o conteúdo do sonho, para que o sonhador não reconheça sua origem pulsional, proibida.

Os sonhos tornam-se um pouco menos bizarros em função do papel da elaboração secundária, que, em um segundo momento, tenta dar ao conteúdo manifesto uma forma mais lógica e coerente.

Pesadelos

Em *A Interpretação dos Sonhos*, de 1900, Freud afirma que os pesadelos, mesmo sendo angustiantes, não contradiriam sua teoria. Nesse caso, apesar da censura onírica, o conteúdo latente consegue chegar à consciência pouco deformado e é reconhecido pelo ego. Este, então, reage produzindo ansiedade, com o objetivo de despertar o indivíduo e, assim, deter a realização do desejo.

Um tipo especial de pesadelo são os "sonhos de punição", em que o ego antecipa a culpa (pela realização do desejo reprimido), e o conteúdo manifesto está representando uma fantasia de punição. Seria, portanto, a realização de um desejo do superego, e não do id.

Mais tarde, porém, em *Além do Princípio do Prazer*, de 1920, Freud aponta uma importante exceção à sua formulação: os sonhos repetitivos que sucedem eventos traumáticos e os que evocam traumas da infância não são realizações de desejos. Tais sonhos, de acordo com ele, obedecem à compulsão à repetição, que seria algo mais primitivo do que o princípio do prazer (e independente deste), e têm como função a sujeição ou a dominação das excitações relacionadas à recordação do trauma.

Psicanálise pós-freudiana

Diversos analistas questionaram a explicação de Freud para os sonhos. Para alguns deles, os sonhos expressariam amplamente os conteúdos mentais, e não apenas os desejos inconscientes, não representariam disfarces, e seriam fundamentais no processo de elaboração psíquica.

CONTRIBUIÇÕES DAS NEUROCIÊNCIAS

Sistema ativador reticular ascendente

O sistema ativador reticular ascendente (SARA) tem como principal função a ativação do córtex cerebral, regulando os estados de alerta e de sono. Possui um tônus intrínseco, necessário para o funcionamento normal do cérebro. Substâncias que deprimem a atividade neuronal do SARA, como os barbitúricos, provocam sonolência; outras, como a anfetamina, que a estimulam, têm efeito excitatório. Lesões ou disfunções no SARA causam rebaixamento da consciência ou prejuízo cognitivo.

O SARA inicia-se na parte superior do bulbo, distribui-se amplamente no tronco cerebral e, por meio de projeções talâmicas, atua sobre o córtex cerebral. É ativado por impulsos de vias aferentes descendentes, que provêm de diversas regiões cerebrais (inclusive do córtex) e de vias aferentes ascendentes sensoriais intrínsecas e extrínsecas. A ativação do SARA leva a aumento da vigilância.

O alerta está relacionado especialmente ao *locus ceruleus*, localizado no terço superior da ponte, que é a maior fonte de norepinefrina (NE) no cérebro. A destruição bilateral do *locus ceruleus*, em animais, provoca um estado de sono profundo, e substâncias que aumentam a atividade noradrenérgica aumentam a vigilância.

O sono está relacionado aos núcleos da rafe, localizados na parte inferior da ponte e no bulbo, cujas terminações secretam serotonina (5-HT). A destruição dos núcleos da rafe e o uso de substâncias que inibem a síntese de 5-HT, em animais, provocam insônia (Brandão, 1995).

Hipotálamo

O ciclo sono-vigília é controlado pelo núcleo supraquiasmático do hipotálamo anterior. A estimulação elétrica do hipotálamo posterior induz o estado de alerta, enquanto a estimulação do hipotálamo anterior leva ao sono (Scharfetter, 1999).

Estudos eletroencefalográficos

A vigília caracteriza-se por ondas rápidas (13 a 30 ciclos/s) e de pequena amplitude - ondas beta. O traçado é irregular, sendo, por isso, chamado *dessincronizado*. Se, porém, o indivíduo fecha os olhos, as ondas cerebrais tornam-se mais lentas (8 a 13 ciclos/s), mais amplas e mais regulares - ritmo alfa.

O sono profundo (sono não REM) caracteriza-se por ondas lentas de grande amplitude (delta e teta), que são regulares (traçado sincronizado). É dividido em quatro estágios. Vai havendo um progressivo alentecimento do traçado até o estágio 4, no qual a frequência é de 1 a 3 ciclos/s - ondas delta.

O sono paradoxal (sono REM) caracteriza-se por ondas beta e traçado dessincronizado. É semelhante ao traçado eletroencefalográfico (EEG) da vigília. No adulto jovem, corresponde a 25% do tempo total de sono. Cada episódio tem duração de 5 a 20 minutos e repete-se a cada 90 minutos.

Na obnubilação da consciência ocorre alentecimento do traçado, com predomínio de ondas delta e teta. No coma, o traçado do EEG tende para a linha isoelétrica. No estado hipnótico e no transe dissociativo, não há alteração no traçado do EEG. Nos estados crepusculares epilépticos, encontram-se descargas de caráter irritativo, especialmente nas regiões temporais. O sonambulismo e o pavor noturno ocorrem durante a fase não REM do sono (Brandão, 1995).

Outras características do sono REM

O sono REM está relacionado à ocorrência de movimentos oculares rápidos (*rapid eye movements*), perda do tônus muscular, frequências cardíaca e respiratória irregulares e oscilações na pressão arterial sistêmica.

É durante o sono REM que ocorre a maioria dos sonhos. Comparados com os sonhos da fase não REM, os da fase REM são mais vívidos e mais bizarros, apresentam maior participação do sonhador e maior estruturação espacial, são mais facilmente lembrados e são relatados com um número maior de palavras.

Estudos com pacientes com o cérebro dividido indicam que os sonhos da fase REM estão relacionados ao hemisfério direito, embora a capacidade para expressá-los em palavras esteja vinculada ao hemisfério esquerdo. Durante o sono REM há aumento do metabolismo global do cérebro, em até 20% (Guyton & Hall, 1997).

Outras características do sono não REM

O sono não REM é mais repousante que o sono REM e não está relacionado a aumento da atividade autonômica periférica. Durante o sono não REM, também ocorrem sonhos que são, porém, mais conceituais do que plásticos, caracterizando-se por fragmentos da realidade não organizados e não narráveis, raramente sendo lembrados (Guyton & Hall, 1997).

Bioquímica do ciclo sono-vigília

A hipocretina é um neurotransmissor relacionado à regulação do sono. Suas vias estão ativadas na vigília e inibidas durante o sono.

Em estudos com animais, observou-se que, durante o sono REM, há grande declínio nos níveis de NE e 5-HT. Um estudo com humanos demonstrou queda de 5-HT na fase REM. Substâncias noradrenérgicas levam a redução do sono REM. Agonistas colinérgicos aumentam a ocorrência de sono REM.

Na vigília, os sistemas noradrenérgico e serotoninérgico estão ativados e inibem o sistema colinérgico da ponte. Durante o sono não REM, os sistemas noradrenérgico e serotoninérgico vão gradualmente declinando, e a atividade colinérgica permanece diminuída. Na fase REM, os sistemas noradrenérgico e serotoninérgico estão inativados – em função da ativação de neurônios gabaérgicos na ponte –, liberando, assim, o sistema colinérgico, que atinge a sua atividade máxima. Em suma, a consciência da vigília seria mediada pela NE e pela 5-HT, e a consciência do sonho, pela acetilcolina (Pally & Olds, 1998).

Teoria de ativação-síntese

No EEG do sono REM são detectadas ondas pontiagudas, chamadas de *ondas PGO*. Elas se originam na ponte (P), em função da desinibição do sistema colinérgico, propagam-se para o corpo geniculado (G) lateral do tálamo e chegam ao córtex visual (occipital [O]). De acordo com a teoria de ativação-síntese, de Hobson (1999) e McCarley (1998), essas ondas PGO, periódicas e aleatórias, constituem os estímulos básicos dos sonhos. Caberia a níveis cerebrais superiores a síntese das imagens aleatórias produzidas pelas ondas PGO, construindo, assim, uma narrativa sequencial. Portanto, os sonhos nasceriam, no nível do tronco cerebral, sem qualquer significado.

Neuroimagem do sonhar

Estudos de tomografia por emissão de pósitrons (PET) demonstram que, durante o sono REM, está aumentada a atividade no córtex visual extraestriatal, nos núcleos da base e nas regiões límbica e paralímbica, estando diminuída a atividade no córtex visual estriatal (primário) e no córtex frontal. Já na vigília, o corpo estriado e o córtex frontal estão ativados.

Nos sonhos, a riqueza de imagens visuais seria explicada pela ativação do córtex occipital associativo; a grande intensidade das emoções, pela ativação das estruturas límbicas (incluindo a amígdala) e paralímbicas; a bizarrice, a perda da crítica e a amnésia, pela inativação do córtex frontal (Pally & Olds, 1998).

Sistema dopaminérgico mesolímbico-mesocortical

Acredita-se que o sistema dopaminérgico mesolímbico-mesocortical, no cérebro anterior, esteja envolvido na produção dos sonhos, já que, em estudos de neuroimagem funcional, ele está hiperativado durante o sono REM. Além disso, agonistas dopaminérgicos tornam os sonhos mais vívidos e induzem pesadelos (Mancia, 1999; Solms 2000b).

Outras teorias para os sonhos

Para grande parte dos neurocientistas, os sonhos seriam meramente o efeito colateral dos processos de consolidação da memória que ocorrem durante o sono. Estudos de privação do sono, entre outros, indicam uma relação entre sono REM e memória implícita, e entre sono não REM e memória explícita (ver Capítulo 8, *Memória*) (Maquet, 2001). Contudo, outros autores questionam o papel do sono na memória (Vertes, 2004), e para Crick e Mitchison (1983), os sonhos seriam necessários para o apagamento de informações erradas ou inúteis armazenadas no cérebro.

Solms (1995, 2000b) contesta a teoria de ativação-síntese. Ele observou, estudando pacientes com lesões cerebrais, que sonhos podem ocorrer mesmo se a ponte for lesionada, com abolição do sono REM, mas são eliminados se for afetada a junção parietotemporo-occipital (relacionada à formação de imagens mentais) ou a região ventromedial do cérebro anterior (onde se localiza o sistema mesolímbico-mesocortical), com preservação da ponte e do sono REM. Ele verificou, ainda, que focos epilépticos na região temporolímbica, ou seja, fora do tronco cerebral, podem causar pesadelos estereotipados recorrentes durante o sono não REM. De acordo com sua teoria, o sono REM e o sonho são estados dissociáveis, isto é, um pode ocorrer sem o outro, e estão relacionados a circuitos neuronais diferentes, colinérgicos e dopaminérgicos, respectivamente. Para ele, na formação dos sonhos, os circuitos dopaminérgicos do cérebro anterior são a via final comum de várias formas de ativação cerebral durante o sono, entre elas, mas não de forma exclusiva, as ondas PGO.

Para Ernest Hartmann (1998), os pesadelos são o paradigma dos sonhos, e não a exceção. Ele propõe que os sonhos expressam sempre a emoção dominante; assim, indivíduos que vivenciaram situações traumáticas com frequência passam a apresentar sonhos assustadores. Inicialmente, o conteúdo dos sonhos é meramente uma reprodução do trauma. Em um segundo momento, embora haja modificação do contexto pictórico – é muito comum sonhar estar sendo atingido por ondas gigantes ou furacões, independentemente de como tenha sido o evento traumático –, a sensação de medo continua sendo um aspecto central dos sonhos.

A hipótese de Antti Revonsuo (2000), baseada na teoria da evolução, partiu de três premissas: nossos ancestrais constantemente vivenciavam eventos traumáticos; os traumas se expressam nos sonhos; e os sonhos propiciam aprendizagem. De acordo com a sua hipótese, a função biológica dos sonhos é simular eventos ameaçadores e ensaiar a detecção e o enfrentamento das situações de perigo na vigília, o que, consequentemente, favoreceria uma maior sobrevivência do indivíduo.

Consciência, cérebro e mundo externo

Os sonhos representam um estado de consciência relacionado à atividade cerebral intrínseca, não modificada pela realidade. O cérebro, portanto, é capaz de, sem o meio externo, gerar consciência, a qual, todavia, é uma consciência parcial. Parece que a atividade motora e a sensopercepção, as quais ligam o indivíduo à realidade, são essenciais para que haja uma consciência plena, para que possam ser testadas as hipóteses que o cérebro formula sobre o ambiente (Del Nero, 1997).

CAPÍTULO

6 Atenção

INTRODUÇÃO

Atenção é o processo pelo qual a consciência é direcionada para determinado estímulo (de origem externa ou interna), o qual pode ser uma imagem perceptiva ou representativa, um afeto, um pensamento ou uma recordação. Há concentração da atividade mental sobre um objeto específico (ou poucos objetos), em detrimento dos demais (Vallejo Nágera, 1944). O que é selecionado pela atividade da atenção adquire maior clareza e nitidez (Paim, 1998).

Sem a capacidade de seleção exercida pela atenção, a quantidade de informações externas e internas (distratores) que chegaria à nossa mente seria tão grande que inviabilizaria qualquer atividade psíquica. A atenção interfere na sensopercepção e é de vital importância para a memória, tanto para a aquisição de novas informações como para a recuperação do que foi armazenado. O interesse (vontade, afeto) influencia diretamente a atenção (Mattos, 2000).

Atenção e consciência são funções psíquicas muito próximas e conectadas, mas não são a mesma coisa. Se não houver lucidez de consciência, a atenção não pode funcionar adequadamente, mas a atenção pode estar alterada mesmo se a consciência estiver normal. A atenção é um auxiliar da consciência, otimiza o seu rendimento, fazendo com que os conteúdos mentais sejam mais eficientemente processados. Além disso, a atenção é necessária para algo se tornar consciente (Sims, 2001).

Principais funções da atenção

A ciência cognitiva define quatro funções principais da atenção: atenção seletiva; vigilância e detecção de sinal; sondagem; e atenção dividida. A atenção seletiva refere-se à capacidade de prestar atenção em alguns estímulos e ignorar os demais. É o que acontece quando, em uma festa com muitas pessoas, decidimos focar em uma única conversa e, assim, não percebemos o que estão falando as outras pessoas ao redor. A vigilância e a detecção de sinal envolvem a espera passiva de um estímulo que pode surgir a qualquer momento. Nesse estado se encontra o salva-vidas, que tem que estar atento e agir rapidamente caso veja alguém se afogando. A sondagem, por sua vez, consiste na procura ativa por um estímulo em particular. Um exemplo de sondagem é a busca intencional de determinado termo técnico em meio às muitas palavras de um artigo que estamos lendo. Por fim, a atenção dividida representa a distribuição de nossos recursos de atenção entre duas ou mais tarefas que realizamos ao mesmo tempo. Isso se dá, por exemplo, quando dirigimos um automóvel e, simultaneamente, ouvimos música pelo rádio (Sternberg, 2000).

Atenção voluntária e atenção espontânea

A atenção voluntária (ou ativa) está relacionada a um esforço intencional, consciente, por parte do indivíduo na direção do objeto. A atenção espontânea (ou passiva, involuntária) consiste em uma reação automática, não consciente e não intencional do indivíduo aos estímulos, a qual é determinada basicamente pelas características destes. Por exemplo, despertam mais a nossa atenção os estímulos mais intensos, repentinos e inesperados (Vallejo Nágera, 1944).

Tenacidade e mobilidade da atenção

Tenacidade (ou capacidade de concentração) é a capacidade de manter a atenção em poucos estímulos ou objetos por um tempo significativo. Mobilidade da atenção é a capacidade de, a qualquer momento, desviar a atenção de um objeto ou estímulo para outro. Em geral, a mobilidade é chamada *vigilância*, que, porém, é um termo ruim, já que também é usado com o significado de estado da consciência ou alerta. Tenacidade e mobilidade são qualidades opostas: se uma aumenta, a outra tende a diminuir de intensidade. Foi Bleuler quem destacou essas duas qualidades da atenção (Paim,1998).

ALTERAÇÕES QUANTITATIVAS

Na prática, um aumento global da atenção não é possível. Embora tenacidade e mobilidade possam diminuir ao mesmo tempo, não há situação em que ambas estejam aumentadas. Assim, não existe hiperprosexia, e as alterações quantitativas da atenção estão restritas à hipoprosexia e à aprosexia.

Hipoprosexia

Hipoprosexia consiste em diminuição global da atividade da atenção, afetando tanto a tenacidade como a mobilidade. Há rápida fatigabilidade associada ao esforço para se concentrar. Além disso, ocorre aumento do limiar de estimulação, isto é, são necessários estímulos mais intensos para atrair a atenção do indivíduo.

Fisiologicamente, observa-se hipoprosexia nos estados de fadiga, tédio e sonolência. Em situações patológicas, ocorre na esquizofrenia, na depressão e na demência, em função de apatia ou falta de interesse; em quadros de *delirium* hipoativo; e na deficiência intelectual e na demência, associada a déficit intelectivo (Nobre de Melo, 1981).

Aprosexia

Aprosexia consiste na abolição da atenção. No indivíduo normal, ocorre durante o sono sem sonhos. É encontrada ainda nos estados de rebaixamento da consciência muito profundos, no coma, na demência avançada (terminal) e em alguns casos de catatonia (Alonso-Fernández, 1976).

ALTERAÇÕES QUALITATIVAS

As alterações qualitativas da atenção, que são chamadas genericamente de *paraprosexias* ou *disprosexias*, ocorrem quando tenacidade e mobilidade se desviam em sentidos opostos (Nobre de Melo, 1981).

Rigidez da atenção

A rigidez da atenção constitui um estado de hipertenacidade com hipomobilidade da atenção. Durante um longo tempo, o indivíduo está concentrado em um único objeto e não é capaz de desviar sua atenção. Há exacerbação da atenção voluntária ou da espontânea. Caracteriza um estado de ensimesmamento, no caso de a atenção estar dirigida, exclusivamente, a um objeto interno.

A rigidez da atenção ocorre no indivíduo normal que, por exemplo, está lendo um livro que considera muito interessante e não registra nada do que ocorre ao seu redor. Pode estar relacionada ao que Pérez Villamil chamou de despolarização da atenção. A atenção se volta exclusivamente para determinada vivência interna. É o que acontece na depressão, em relação a pensamentos e recordações dolorosas; no transtorno obsessivo-compulsivo, em relação às ideias recorrentes; na hipocondria, em relação às sensações corporais; e na esquizofrenia, em relação a delírios ou alucinações. Também ocorre nas situações em que há estreitamento da consciência, como na hipnose, nos estados crepusculares epilépticos e nos estados de transe dissociativo (Cabaleiro Goas, 1966).

Muitos autores denominam essa alteração como distração; outros a chamam de absorção, pseudoaprosexia ou, ainda, de estreitamento da atenção.

Labilidade da atenção

A labilidade da atenção constitui um estado de hipotenacidade com hipermobilidade da atenção. O indivíduo é incapaz de manter por algum tempo sua atenção em um mesmo objeto. É a atenção espontânea que predomina.

Ocorre na mania; nas intoxicações por álcool, anfetamina ou psicodislépticos; nas síndromes de ansiedade; no transtorno de déficit de atenção e hiperatividade; no *delirium* hiperativo; eventualmente, na deficiência intelectual ou demência; e em quadros psicóticos com delírios persecutórios (Vallejo Nágera, 1944).

Muitos autores denominam essa alteração de *distraibilidade*, palavra que, porém, não existe na língua portuguesa.

EXAME DA ATENÇÃO

Observação da mímica e do comportamento

A expressão fisionômica do paciente no contato com o examinador já fornece elementos para a avaliação do estado da atenção. É importante observar o olhar do paciente: se ele se mantém fixo no examinador ou se é constantemente desviado. Muitas vezes, o olhar parece *perdido* e transpassa o examinador: o paciente olha na sua direção, mas dá a impressão de não o estar vendo (Leme Lopes, 1980).

A necessidade de estímulos cada vez mais enérgicos para despertar ou manter a atenção do paciente indica fatigabilidade da atenção (Vallejo Nágera, 1944).

Entrevista psiquiátrica

A demora nas respostas (ou ausência destas), a necessidade de repetir as perguntas e a ocorrência de respostas inadequadas, parciais ou perseverantes sugerem prejuízo na atenção (Vallejo Nágera, 1944).

Testagem

Para haver maior validade na interpretação dos testes, é preciso considerar a presença de alguns elementos que podem comprometer seus resultados: cansaço, falta de motivação e ansiedade (especialmente se relacionada ao desempenho no exame) (Mattos, 2000).

O teste mais simples consiste em solicitar ao paciente que observe os objetos presentes no local do exame e, depois, os liste de memória (Cabaleiro Goas, 1966). A seguir, alguns testes que são aplicados:

- Testes de repetição: solicita-se que o paciente repita de imediato uma lista de palavras (em geral três) ou uma pequena série de dígitos. Não se trata de testes de memória, já que pacientes com acentuada hipomnésia anterógrada conseguem repetir nesse primeiro momento as palavras ou dígitos. A memória imediata, na verdade, reflete a atividade da atenção (Mattos, 2000)
- Prova de Bourdon: oferece-se ao paciente uma folha em que está impresso um conjunto de letras reunidas aleatoriamente, que não formam palavras, e pede-se que ele marque todas as letras *a* e *n*. Após 10 minutos, são contadas as letras *a* e *n* que escaparam do risco (Alves Garcia, 1942)
- Outros testes: subtrações sucessivas de 7 a partir de 100; soletrar a palavra *mundo* na ordem inversa; listar os meses do ano de trás para a frente (Folstein & McHugh, 1975)
- Avaliação neuropsicológica formal: para uma investigação mais detalhada da atenção, são aplicados instrumentos padronizados, como o teste de trilhas (formas A e B), o teste de Stroop e vários subtestes da escala de Wechsler (dígitos nas ordens direta e indireta, procurar símbolos, códigos), entre outros (Sternberg, 2000).

A ATENÇÃO NOS PRINCIPAIS TRANSTORNOS MENTAIS

MANIA. Na mania, tipicamente há labilidade da atenção (Scharfetter, 1999). No transtorno bipolar, a atenção está mais comprometida na fase de mania do que durante os períodos de depressão ou de eutimia. Contudo, quando comparados com controles normais, mesmo os bipolares eutímicos apresentam pior desempenho (Camelo et al., 2013).

DEPRESSÃO. Na depressão, ocorre hipoprosexia, em função de falta de interesse generalizada; ou, então, rigidez da atenção, quando a mente se concentra em algumas ideias de conteúdo penoso (Paim,1998).

ESQUIZOFRENIA. Observa-se que os esquizofrênicos apresentam geralmente dificuldade de concentração, pois são facilmente distraídos por estímulos irrelevantes. A atenção do esquizofrênico algumas vezes está globalmente diminuída em função de apatia e desinteresse, nos casos em que predominam os sintomas negativos. No estupor do subtipo catatônico pode haver aprosexia. Em síndromes alucinatórias, ocorre tanto rigidez quanto labilidade da atenção. Nos casos em que há delírios de perseguição e intensa ansiedade, a atenção espontânea costuma se intensificar (Scharfetter, 1999).

***DELIRIUM*.** A capacidade de concentração no *delirium* está sempre diminuída. Nos quadros hipoativos, a mobilidade da atenção também diminui, mas, nos hiperativos está aumentada.

DEMÊNCIA. A capacidade de concentração na demência está especialmente comprometida, ocorrendo rápida fatigabilidade. Já a mobilidade da atenção está também diminuída ou, então, exacerbada (Paim,1998).

DEFICIÊNCIA INTELECTUAL. Nos casos de deficiência intelectual, há hipoprosexia (*oligofrenia apática*), ou labilidade da atenção (*oligofrenia agitada*).

INTOXICAÇÃO POR ANFETAMINA, COCAÍNA OU PSICODISLÉPTICOS. Essas substâncias tipicamente levam a um estado de labilidade da atenção, devido ao aumento da excitação psíquica.

INTOXICAÇÃO POR ÁLCOOL. O álcool inicialmente provoca labilidade da atenção, mas, com o aumento do seu nível plasmático, ocorrem hipoprosexia e aprosexia.

TRANSTORNOS DE ANSIEDADE. A ansiedade provoca dificuldade de concentração e aumento da atenção espontânea.

TRANSTORNOS DISSOCIATIVOS. Nos estados crepusculares histéricos (transes dissociativos), observa-se rigidez da atenção.

EPILEPSIA. Nos estados crepusculares epilépticos, observa-se também rigidez da atenção.

TRANSTORNO DE DÉFICIT DE ATENÇÃO E HIPERATIVIDADE (TDAH). No TDAH ocorre labilidade da atenção (Sims, 2001).

CONTRIBUIÇÕES DA PSICANÁLISE

Atenção e consciência

Freud falou pouco sobre a atenção, mas, em *A interpretação dos sonhos* (1900) e em *O inconsciente* (1915), ele relacionou a sua atividade com a consciência. Segundo o *pai da psicanálise*, para que determinada representação saia do sistema inconsciente e atinja o sistema consciente/pré-consciente, é necessário que se ligue a uma representação de palavra (catexia verbal). Entretanto, para ela passar do pré-consciente para a consciência, precisa ainda se ligar a uma catexia de atenção. A atenção está relacionada a uma energia psíquica móvel que o ego tem à sua disposição.

Atenção no projeto

No *Projeto para uma psicologia científica* (1895), um trabalho na verdade pré-psicanalítico, a atenção é relacionada ao teste de realidade e à satisfação pulsional. De acordo com esse texto, a atenção procura ativamente as impressões sensoriais, em vez de ficar esperando o seu aparecimento. O que o mecanismo da atenção faz é aumentar a catexia (energia psíquica) da representação (recordação) do objeto desejado – o objeto que um dia já satisfez uma necessidade pulsional. Essa pré-catexia cria um estado psíquico de expectativa. Quando, mais tarde, o mesmo objeto reaparece no campo perceptual, a sua imagem perceptiva fica intensamente energizada, pois, à catexia referente a essa imagem, se somará a pré-catexia da imagem representativa do objeto. Consequentemente, será maior a *indicação de qualidade*, isto é, a indicação de que o objeto é real e não apenas uma alucinação.

CONTRIBUIÇÕES DAS NEUROCIÊNCIAS

Córtex frontal

O córtex frontal parece estar relacionado à capacidade de concentração e de seleção de estímulos. Indivíduos com lesões cerebrais frontais – demência de Pick, traumatismos, lobotomia, esquizofrenia – apresentam tendência à fatigabilidade da atenção. Estudos de eletroencefalografia (EEG) registram, no córtex frontal, ondas de expectativa, que são potenciais lentos, quando o indivíduo está realizando um esforço intelectual. Estudos de neuroimagem com tomografia com emissão de pósitrons (PET) mostram que, quando uma pessoa desvia sua atenção no campo visual, o córtex frontal é ativado, especialmente quando o estímulo selecionado leva a uma resposta motora (Brandão, 1995).

Córtex parietal posterior

O córtex parietal posterior integra as informações das áreas (parietais) somáticas primária e secundária com as dos sistemas visual e auditivo. Parece ter o papel de focalizar a atenção no espaço extrapessoal. Pacientes que apresentam lesão nessa área passam a ignorar os estímulos localizados no campo sensorial contralateral. O hemisfério direito dirige a atenção tanto para o campo visual esquerdo como para o direito, enquanto o hemisfério esquerdo só controla a atenção para o campo visual direito.

Em estudos eletrofisiológicos com animais, observou-se aumento da atividade neuronal, no córtex parietal posterior, quando eram apresentados objetos biologicamente significativos, como água, se tinham sede, ou comida, se estavam com fome; e diminuição da atividade, quando diante de objetos neutros. Da mesma maneira, estudos de neuroimagem com PET em humanos mostraram que, quando uma pessoa desvia sua atenção no campo visual, o córtex parietal posterior é ativado (Kandel et al., 2014).

Tálamo

O tálamo, especialmente o núcleo reticular, parece ter a função de regular a transmissão de estímulos nervosos que ascendem para o córtex, funcionando como um filtro (Mattos, 2000).

Dopamina

Lesões do núcleo dopaminérgico A10, localizado na formação reticular, levam a comprometimento da atenção relacionada aos estímulos ambientais, o que é corrigido com a injeção de L-dopa, precursor da dopamina. Por outro lado, substâncias que aumentam a atividade dopaminérgica, como cocaína e anfetamina, provocam exacerbação da atenção espontânea (Brandão, 1995).

Teorias da ciência cognitiva

De acordo com uma teoria cognitiva, a consciência formula constantemente hipóteses sobre o mundo exterior, as quais são confirmadas ou refutadas pela atenção, por meio da sensopercepção e da ação motora. O córtex cria expectativas e emite disparos de ondas eletroquímicas, que são transmitidas ao tálamo e ao hipocampo. Quando chegam à região subcortical informações do mundo externo com características eletroquímicas semelhantes, ocorre sincronização. Essa sincronização irá, então, propiciar maiores nitidez e clareza da imagem do objeto na consciência (Del Nero, 1997).

Com relação à atenção seletiva, discute-se se uma espécie de filtro bloquearia ou apenas atenuaria os sinais que não chegam à consciência. Essa segunda possibilidade encontra respaldo nos estudos que demonstram que estímulos não conscientes também são processados. Há dúvidas, ainda, quanto ao momento em que se daria a atuação desse filtro, se antes ou depois do processamento das informações (Siegel, 1995).

CAPÍTULO

7 Sensopercepção

INTRODUÇÃO

A sensopercepção constitui a primeira etapa da cognição, ou seja, do conhecimento do mundo externo (Alves Garcia, 1942), que se refere aos objetos reais, isto é, aqueles que estão fora da consciência. A sensopercepção representa a captação de estímulos – externos ou corporais – e a identificação de objetos (Alonso-Fernández, 1976), formando imagens visuais, auditivas, olfativas, gustativas, cutâneas, cenestésicas (ou viscerais) e cinestésicas (ou de movimento) (Sá, 1988).

Sensação e percepção

A sensação é um fenômeno passivo, físico, periférico e objetivo, que resulta das alterações produzidas por estímulos externos sobre os órgãos sensoriais (Alonso-Fernández, 1976). Por meio da sensação, distinguimos as qualidades mais elementares dos objetos: cor, forma, peso, temperatura, consistência, textura, timbre, sabor etc (Paim, 1998).

A percepção, por sua vez, é um fenômeno ativo, psíquico, central e subjetivo (Alonso-Fernández, 1976). É um fenômeno consciente, que resulta da integração das impressões sensoriais parciais e da associação destas às representações (memórias).

A percepção está relacionada à identificação ao reconhecimento e à discriminação dos objetos. É o que dá significação às sensações (Paim, 1998).

Exemplos:

- Sensações: formas e cores em uma fotografia
- Percepções: um quadro-negro, carteiras, crianças uniformizadas (sentadas) e uma senhora de pé (apontando para o quadro)
- Apreensão (ou apercepção; etapa posterior à sensopercepção): uma aula.

A distinção entre sensação e percepção é artificial (Pio Abreu, 1997). Não chegam à consciência sensações parciais, apenas configurações globais, totalidades estruturadas. A percepção não é meramente uma soma de sensações parciais (Chauí, 1995).

Classificação das qualidades sensoriais

As qualidades sensoriais são classificadas em:

- Exteroceptivas: visuais, auditivas, gustativas, olfativas, cutâneas (táteis, térmicas, dolorosas, hídricas)
- Interoceptivas (ou cenestésicas): bem-estar, mal-estar, fome, sede, sensibilidade visceral
- Proprioceptivas: cinestésicas (movimentos corporais), posição segmentar do corpo, equilíbrio, barestesia (sensibilidade à pressão), palestesia (sensibilidade para vibrações) (Sá, 1988).

Imagem perceptiva e imagem representativa

De acordo com Jaspers (1987), são as seguintes as características da imagem perceptiva:

- Corporeidade: os objetos são tridimensionais
- Extrojeção: os objetos estão localizados no espaço objetivo (externo), isto é, fora da consciência
- Nitidez: os contornos dos objetos são precisos
- Frescor sensorial: a percepção é vívida. Por exemplo: as cores são brilhantes
- Estabilidade: a imagem é constante, não desaparece nem se modifica de uma hora para outra
- Ausência de influência pela vontade: a imagem é aceita passivamente pelo indivíduo, que não pode evocá-la nem modificá-la arbitrariamente.

Ainda segundo Jaspers (1987), as representações podem apresentar todas as características das percepções, exceto a corporeidade e a extrojeção. Tipicamente, as características da imagem representativa (ou mnêmica) são estas:

- Ausência de corporeidade: a imagem é bidimensional,
- Introjeção: o objeto está localizado no espaço subjetivo (interno), isto é, dentro da mente
- Imprecisão
- Falta de frescor sensorial
- Instabilidade
- Possibilidade de influência pela vontade.

ALTERAÇÕES QUANTITATIVAS

Agnosia

O termo *agnosia* foi criado por Sigmund Freud, em 1891.

A agnosia constitui um distúrbio do reconhecimento de estímulos visuais, auditivos ou táteis, na ausência de déficits sensoriais. As sensações continuam a ocorrer normalmente, porém não são associadas às representações e, assim, não se tornam significativas. Em outras palavras, há comprometimento específico do ato perceptivo (Nobre de Melo, 1981).

Na agnosia visual, o doente é capaz de descrever a cor e a forma de um objeto, mas não o identifica. Ele não consegue dizer, por exemplo, que se trata de um guarda-chuva, nem dizer para que ele serve.

Esse distúrbio está relacionado a lesões em áreas associativas corticais (Nobre de Melo, 1981).

Hiperestesia

A hiperestesia (ou hiperpercepção) consiste em um aumento global da intensidade perceptiva: as impressões sensoriais tornam-se mais intensas, mais vívidas ou mais nítidas (Paim, 1998). Na modalidade visual, as cores ficam mais brilhantes.

É observada na mania; na intoxicação por anfetamina, cocaína, maconha e alucinógenos (LSD, mescalina etc.); em crises epilépticas parciais; e em quadros dissociativos (Portella, 1996).

Alternativamente, a hiperestesia é definida como uma hipersensibilidade a estímulos sensoriais comuns, que, patologicamente, se tornam desagradáveis. Nesse caso, por exemplo, ruídos de pequena intensidade tornam-se extremamente incômodos. Isso ocorre na depressão, em estados de ansiedade, na enxaqueca, no autismo e na *ressaca* pós-intoxicação alcoólica (Sims, 2001).

Hipoestesia

A hipoestesia (ou hipopercepção) consiste em uma diminuição global da intensidade perceptiva. O mundo parece mais escuro e sem brilho, a comida é insossa, os sons são abafados etc. (Dalgalarrondo, 2000). Observa-se principalmente na depressão, na catatonia inibida e no *delirium* hipoativo (Alonso-Fernández, 1976).

Anestesia

A anestesia consiste na abolição da sensibilidade. É encontrada nas mesmas situações que a hipoestesia e, ainda, em quadros conversivos (amaurose ou surdez histérica, anestesias *em bota* ou *em luva*), na intoxicação alcoólica e no coma (Bleuler, 1985).

Alucinação negativa

A alucinação negativa é definida como uma aparente ausência de registro sensorial de determinado objeto presente no campo sensorial do paciente. Por exemplo, não ver uma pessoa que esteja diante de seus olhos. Por definição, os órgãos sensoriais estão íntegros. Esse fenômeno esteja relacionado a um mecanismo psicogênico, sendo observado em quadros conversivos (Sá, 1988).

Macropsia

Na macropsia, os objetos que estão de fato presentes parecem aumentados de tamanho (Sims, 2001). Por exemplo, uma formiga é vista com as dimensões de um elefante.

Micropsia

Na micropsia, os objetos que estão de fato presentes parecem menores do que realmente são (Cabaleiro Goas, 1966). Por exemplo, um elefante é visto com as dimensões de uma formiga.

Dismegalopsia

Na dismegalopsia, os objetos que estão de fato presentes parecem deformados, algumas partes estão aumentadas ou diminuídas (Scharfetter, 1999).

A dismegalopsia, assim como a macropsia e a micropsia, ocorre mais frequentemente em quadros de *delirium*, na epilepsia temporal, na esquizofrenia e na intoxicação por alucinógenos (Scharfetter, 1999).

O distúrbio da autoimagem corporal que ocorre na anorexia nervosa – o paciente, mesmo estando extremamente emagrecido, se vê obeso – poderia ser classificado como macropsia.

ALTERAÇÕES QUALITATIVAS

A ilusão, a pareidolia, a alucinação e a sinestesia representam as alterações qualitativas da sensopercepção (Figura 7.1).

Ilusão

O termo *ilusão* vem do latim, *illusionem*, que significa *engano, fantasia, miragem, logro, ludíbrio* (Sá, 1988).

Trata-se de uma percepção falseada, deformada, de um objeto real e presente. No lugar deste, outro objeto é percebido. A deturpação da imagem perceptiva se dá em função da mescla desta com uma imagem representativa (Paim, 1998). Em geral, há semelhança física entre o objeto real e o ilusório.

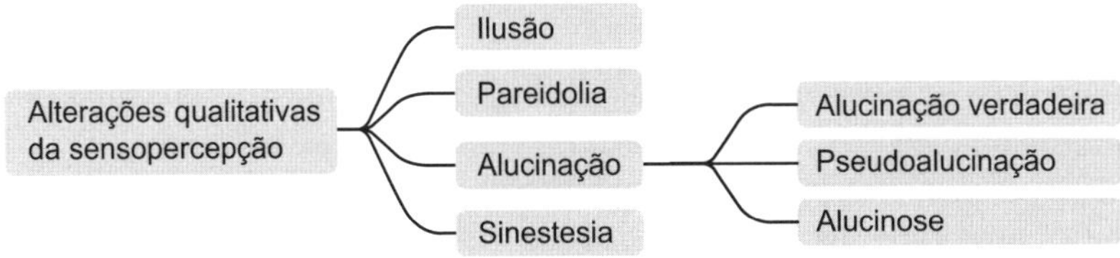

Figura 7.1 Alterações qualitativas da sensopercepção.

A imagem ilusória possui corporeidade, projeta-se no espaço exterior, é aceita (pelo menos em um primeiro momento) como realidade e não é influenciada pela vontade (Cabaleiro Goas, 1966). Ocorre não só em doentes mentais, mas também em pessoas normais, não sendo, portanto, necessariamente patológica (Paim, 1998). Acontece com qualquer pessoa: ouvir chamarem o seu nome, quando na verdade outra palavra, parecida, foi falada. As ilusões são assim classificadas: por desatenção, catatímicas e oniroides.

Na ilusão por desatenção, elementos representativos são introduzidos para completar ou corrigir estímulos externos escassos ou incorretos, respectivamente. É o que ocorre quando, sem nos darmos conta, completamos uma frase ouvida apenas de forma fragmentária, ou corrigimos as falhas de impressão na leitura de um livro. Quando se presta mais atenção, em um segundo momento, a ilusão desaparece.

Na ilusão catatímica, a deformação do objeto tem origem em um afeto intenso, relacionado a desejo ou a temor. Um exemplo seria o de um indivíduo apaixonado falsamente reconhecer a pessoa amada em diversos estranhos com os quais cruza rapidamente andando pela rua. Outro seria o de, à noite, passando por um lugar sabidamente perigoso, confundir-se uma árvore com a figura de um assaltante. Essa forma de ilusão também desaparece com a atenção.

A ilusão oniroide está relacionada a um quadro de rebaixamento do nível de consciência. No *delirium*, as ilusões são predominantemente visuais e se associam, com frequência, a fenômenos alucinatórios. Pode acontecer, por exemplo, de um paciente obnubilado, internado em uma unidade de tratamento intensivo, ao olhar para um médico que se aproxima, ver no pescoço dele uma cobra, quando na verdade é um estetoscópio (Alonso Fernández, 1976).

Pareidolia

O termo *pareidolia*, criado por Jaspers (1987), vem do grego *para* (ao lado) + *eidos* (figura).

Esse fenômeno consiste em uma imagem (fantástica e extrojetada) criada intencionalmente a partir de percepções reais de elementos sensoriais *incompletos* ou *imprecisos*. Por exemplo: *ver* figuras humanas, cenas, animais, objetos etc. em nuvens, em manchas ou relevos de paredes, no fogo, ou na Lua; ou *ouvir* sons musicais com base em ruídos monótonos. Nesses casos, o objeto real passa para um segundo plano (Pio Abreu, 1997).

A pareidolia nunca é patológica, ocorre em pessoas normais. Trata-se de um fenômeno bastante relacionado à atividade imaginativa (Sims, 2001).

Apesar de a pareidolia ser incluída por diversos autores, como Jaspers (1987), entre as formas de ilusão, diferencia-se desta pelo fato de o indivíduo estar todo o tempo consciente da irrealidade da imagem e de sua influência sobre ela. Exceto por ser projetada para o espaço objetivo externo, a pareidolia possui as características da imagem representativa, como a possibilidade de influência proposital (Cabaleiro Goas, 1966).

Alucinação

O termo *alucinação* tem origem no latim, *alucinare*, que significa *dementado*, *enlouquecido*, *privado da razão* (Sá, 1988).

A alucinação, descrita pela primeira vez por Esquirol, é classicamente definida como "percepção sem objeto", ou como uma percepção na ausência dos estímulos externos correspondentes (Ey et al., 1988). Há outras definições, como "interpretar-se como estando no campo perceptual um objeto que de fato não está" (Del Nero, 1997).

As alucinações não se originam de transformações de percepções reais, o que as distinguem das ilusões (Jaspers, 1987). Todavia, a distinção teórica entre alucinações e ilusões não é tão simples, já que, em condições naturais, os órgãos sensoriais recebem o tempo todo estímulos externos (Bleuler, 1985). A atenção não remove as alucinações, ao contrário do que acontece com as ilusões por desatenção e catatímicas. As alucinações ocorrem simultânea e paralelamente às percepções reais, diferentemente das imagens do sonho (Alves Garcia, 1942).

As alucinações podem levar secundariamente ao desenvolvimento de ideias deliroides, que surgem como uma explicação para aquelas. Existem três formas de vivências alucinatórias: as alucinações verdadeiras, as pseudoalucinações e as alucinoses.

Alucinações verdadeiras

As alucinações verdadeiras apresentam todas as características de uma imagem perceptiva real, incluindo a corporeidade e a localização no espaço objetivo externo. Possuem uma irresistível força de convencimento, ou seja, são aceitas pelo juízo de realidade, por mais que pareçam para o próprio paciente estranhas ou especiais (Pio Abreu, 1997). Para Jaspers (1987), só ocorrem sob lucidez de consciência.

Pseudoalucinações

As pseudoalucinações foram descritas primeiramente pelo psiquiatra russo Kandinski, em 1885. São também chamadas de *alucinações psíquicas* (Baillarger) e de *alucinações aperceptivas* (Kahlbaum) (Vallejo Nágera, 1944).

Diferenciam-se das alucinações verdadeiras pela ausência de corporeidade e localização no espaço subjetivo interno. Quanto aos demais aspectos (nitidez/imprecisão, presença ou ausência de frescor sensorial, constância/instabilidade e possibilidade ou não de influência pela vontade), podem se parecer tanto com a imagem perceptiva quanto com a imagem representativa. Assim como nas alucinações verdadeiras, não há crítica quanto à irrealidade do fenômeno (Delgado, 1969; Jaspers, 1987). Apesar do prefixo *pseudo*, as pseudoalucinações, como definidas por Kandinski, não são alucinações falsas, representam, sim, um tipo de alucinações, com características diferentes das encontradas nas verdadeiras.

Só foram descritas pseudoalucinações nas modalidades visual e auditiva. Os pacientes percebem com os "olhos (ou ouvidos) internos", com o termo *interno* referindo-se a *dentro da mente* (e não dentro do corpo ou da cabeça) (Jaspers, 1987). No caso de uma pseudoalucinação auditiva, por exemplo, o doente refere que a voz não vem de fora e, por isso, não adianta tapar os ouvidos para parar de ouvi-la. Refere ainda que essa voz está em sua mente, no mesmo espaço virtual onde estão seus pensamentos, só que ela tem um caráter acústico e não é um pensamento.

As pseudoalucinações parecem ser especialmente frequentes na esquizofrenia (Pio Abreu, 1997), mas ocorrem também nos quadros em que há alteração do estado da consciência, como no *delirium* (rebaixamento) e nos estados crepusculares epilépticos (estreitamento).

O conceito de pseudoalucinações, no entanto, é pouco usado pelos psiquiatras. Além disso, não é consensual entre os psicopatologistas, sendo empregado com outros significados: referindo-se a alucinações factícias em simuladores, a falsas alucinações na antiga histeria dissociativa ou, ainda, a alucinações em que há crítica por parte do paciente. E, como todo conceito definido negativamente ("pseudo"), é fraco, pois depende da validade e fidedignidade de outro conceito (no caso, do conceito de alucinação) (Dening & Berrios, 1996).

Alucinoses

Assim como nas alucinações verdadeiras, nas alucinoses o objeto percebido é localizado no espaço objetivo externo (Nobre de Melo, 1981). Todavia, segundo Claude e Ey, diferenciam-se das alucinações verdadeiras por serem adequada e imediatamente criticadas pelo indivíduo, que reconhece o fenômeno como algo patológico ou irreal (Alonso Fernández, 1976).

As alucinoses ocorrem sob lucidez de consciência. São também chamadas *alucinações neurológicas*, já que estão relacionadas a distúrbios originados comprovadamente no cérebro: lesões do pedúnculo cerebral, assim como em áreas específicas do tronco cerebral e nos lobos occipital e temporal; intoxicações por psicodislépticos (LSD, mescalina etc.); estimulação elétrica cortical em neurocirurgias; focos epilépticos; enxaqueca (os escotomas cintilantes); e o fenômeno do membro-fantasma em amputados (Alonso Fernández, 1976; Dalgalarrondo, 2000).

O mesmo termo *alucinose* é usado também com outro significado, bem diverso. Foi introduzido por Wernicke para designar uma síndrome: quadros alucinatórios agudos e crônicos (Alonso Fernández, 1976). Um exemplo desse tipo de condição é a categoria nosológica *alucinose alcoólica*, na qual, em geral, não há crítica em relação às vivências alucinatórias.

Vivências alucinatórias nas diversas modalidades sensoriais

As *alucinações visuais* podem ser elementares (ou simples), são denominadas *fotopsias*: clarões, chamas, pontos brilhantes. Podem ser também complexas (ou elaboradas): figuras, objetos, pessoas ou cenas estáticas ou em movimento. As alucinações visuais são típicas dos quadros de *delirium* e na intoxicação por psicodislépticos (LSD, mescalina etc.), sendo incomuns na esquizofrenia, em outros transtornos psicóticos e nos transtornos do humor (Dalgalarrondo, 2000).

As *alucinações auditivas* são consideradas as mais comuns. Elas podem ser elementares, sendo chamadas de *acoasmas*: zumbidos, estalidos, silvos, sinos, campainhas. Podem ser ainda complexas, chamadas de *fonemas*: palavras, frases (alucinações auditivo-verbais) (Nobre de Melo, 1981). As alucinações musicais estão incluídas entre as complexas (Ey et al., 1988).

Entre as alucinações auditivas, as auditivo-verbais são as mais frequentes. As *vozes* podem ser bem claras ou ininteligíveis para o paciente; podem dirigir-se diretamente ao paciente, ou dialogar entre si, referindo-se a ele na terceira pessoa. Algumas *vozes* ofendem, criticam, ameaçam o paciente ou lhe dão ordens (Dalgalarrondo, 2000). Estas últimas são chamadas de *alucinações imperativas* ou *teleológicas* (Leme Lopes, 1980).

Alucinações auditivas são especialmente comuns na esquizofrenia e na alucinose alcoólica, podendo ser encontradas também em transtornos do humor e em outros quadros psicóticos (Sims, 2001).

Alucinações olfativas e gustativas são raras e, em geral, estão associadas, sendo difícil, na prática, a distinção entre elas. Na maioria das vezes, o paciente experimenta um odor ou gosto bastante desagradável, como de fezes, lixo, animais mortos, veneno etc. Essas alucinações podem estar relacionadas à recusa sistemática de alimentos (sitiofobia). Parecem ser mais comuns na esquizofrenia e em crises parciais epilépticas (Nobre de Melo, 1981).

Entre as *alucinações cutâneas* estão incluídas, além das sensações táteis (de toque), sensações térmicas, dolorosas e hídricas (de umidade). Os pacientes queixam-se de queimaduras, espetadas, choques, ou de que pequenos animais (em geral insetos) movem-se sobre ou sob a sua pele. As alucinações cutâneas ocorrem com especial frequência no *delirium tremens* e na intoxicação por cocaína ou anfetamina (Sims, 2001).

Nas *alucinações cenestésicas* (ou viscerais), as sensações são localizadas nos órgãos internos. Os pacientes queixam-se de que seus corpos estão sendo atingidos por misteriosas irradiações ou descargas elétricas, seus órgãos genitais estão sendo tocados – experimentam o orgasmo ou sentem-se violentados, o cérebro está encolhendo, o fígado está destruído, um bicho está dentro do abdome. Essas alucinações são comuns na esquizofrenia e, com frequência, estão associadas a delírios de influência e à síndrome de Cotard (Nobre de Melo, 1981; Paim, 1998).

Alucinações cinestésicas são falsas percepções de movimento, ativos ou passivos, de todo o corpo ou só de um segmento. Apesar de estar na verdade imóvel, o paciente tem a sensação de que está afundando no leito, girando, voando, dobrando as pernas, elevando um braço etc. Uma forma especial de alucinações cinestésicas são as alucinações psicomotoras verbais: embora calado, o paciente sente os músculos do aparelho fonador animados de movimento, dando-lhe a impressão de que alguém está falando por ele. As alucinações cinestésicas são encontradas na catatonia e no *delirium*, especialmente no *delirium tremens* (Nobre de Melo, 1981).

Formas especiais de vivências alucinatórias

A *alucinação liliputiana*, originalmente descrita por Leroy em 1921, consiste na visão de personagens ou animais minúsculos. Está relacionada à intoxicação por cocaína. A *alucinação guliveriana* representa uma alucinação visual gigantesca. Ocorre em quadros de *delirium* (Nobre de Melo, 1981). Os termos *liliputiana* e *guliveriana* têm origem no livro *Gulliver no País de Liliput*, de Jonathan Swift. De acordo com a história, em Liliput tudo era pequeno. Diferentemente da micropsia e da macropsia, nas alucinações *liliputianas* e *guliverianas* os objetos vistos estão ausentes.

Na *alucinação extracampina*, o objeto percebido encontra-se fora do campo perceptivo. Por exemplo: ver uma pessoa que está atrás de sua cabeça ou do outro lado da parede; ouvir o que falam a um quilômetro de distância. Essa forma de alucinação ocorre na esquizofrenia e em outros transtornos psicóticos (Pio Abreu, 1997).

A *alucinação funcional*, por definição, é desencadeada por estímulos sensoriais reais, que são da mesma modalidade. Por exemplo, o paciente, ao ouvir o som de um jorro de água, apresenta alucinações auditivo-verbais, as quais desaparecem assim que a torneira é fechada. Não se trata de ilusão, já que as *vozes* e o correr da água são ouvidos simultânea e distintamente (Jaspers, 1987).

Na *sonorização do pensamento*, o paciente ouve o próprio pensamento, reconhecido como tal, só que no espaço objetivo externo, com o mesmo caráter acústico da fala. Esse fenômeno pode se dar antes, no momento ou depois do ato de pensar (só neste último caso caberia a expressão *eco do pensamento*). A sonorização do pensamento ocorre na esquizofrenia (Paim, 1998).

A *autoscopia* (ou heautoscopia) consiste na visão da imagem do próprio corpo projetada no espaço externo. Em geral, essa experiência se acompanha de sofrimento ou medo. Ocorre na esquizofrenia, na epilepsia do lobo temporal, no *delirium* e na intoxicação por psicodislépticos (Sims, 2001).

As *alucinações hipnagógica* e *hipnopômpica*, estudadas inicialmente por Maury, são em geral visuais, mas também podem ser auditivas ou táteis. Estão relacionadas à transição sono-vigília: a primeira ocorre no momento em que se está adormecendo; a segunda, no despertar. O indivíduo mantém a crítica quanto à irrealidade das imagens, as quais possuem mais características das representações do que das percepções. Esses fenômenos, que a rigor deveriam ser considerados sonhos e não alucinações, ocorrem em pessoas normais e na narcolepsia (Dalgalarrondo, 2000).

Na *alucinação reflexa*, um estímulo real de uma modalidade sensorial desencadeia uma alucinação em outra. Um exemplo fornecido por Kahlbaum é o de um paciente que, ao ouvir o miado de um gato que estava fora do seu campo visual, imediatamente *viu* o gato (Leme Lopes, 1980).

Sinestesia

Na sinestesia, um estímulo de uma modalidade sensorial é percebido como uma sensação em outra modalidade (Sims, 2001). Por exemplo: *ver* sons, *ouvir* cores etc. Isso ocorre na intoxicação por psicodislépticos (LSD, mescalina etc.). Embora seja bastante raro, algumas pessoas que não sofrem de um transtorno mental apresentam esse fenômeno.

EXAME DA SENSOPERCEPÇÃO

Entrevista psiquiátrica

Para se identificar a presença de agnosia, mostram-se objetos, como uma caneta e um relógio, e se solicita ao paciente que diga o que são (Folstein et al., 1975).

Perguntas diretas ao paciente quanto a ouvir *vozes* ou ter *visões* têm valor limitado. O paciente pode responder afirmativamente, por não compreender bem a pergunta, acreditando que ela se refira a vozes ou visões reais do ambiente, que todos ouvem ou veem (Schneider, 1978). Um indivíduo normal pode ter o interesse em se passar por doente mental – para obter benefícios previdenciários ou se eximir de responsabilidade penal, por exemplo –, e assim dar uma resposta mentirosa. Além disso, doentes que estão experimentando alucinações podem negar a presença delas por diversas razões: para receber alta hospitalar, em função de uma proibição nesse sentido por parte das *vozes* etc. Assim, é muito mais fidedigna a observação do comportamento do paciente (Vallejo Nágera, 1944).

Observação do comportamento do paciente

São indícios de atividade alucinatória:

- Atenção comprometida (o paciente parece estar prestando atenção em outra coisa que não as perguntas do examinador); mudanças súbitas da posição da cabeça; fisionomia de terror ou de beatitude; proteção dos ouvidos, olhos, narinas ou órgãos genitais com as mãos, algodão ou outro material (alucinações em geral) (Paim, 1998; Vallejo Nágera, 1944)
- Falar sozinho, dar respostas incoerentes em relação às perguntas, risos imotivados (alucinações auditivas) (Nobre de Melo, 1981)
- Olhar fixo em determinada direção, desvios súbitos do olhar, movimentos defensivos com as mãos (visuais) (Leme Lopes, 1980)
- Recusa sistemática de alimentos (gustativas e olfativas)
- Movimentos das mãos como que afastando algo da superfície do corpo (cutâneas) (Vallejo Nágera, 1944)
- Peças metálicas ou outros dispositivos junto à indumentária, para deter irradiações ou descargas elétricas no corpo (cenestésicas) (Leme Lopes, 1980).

A SENSOPERCEPÇÃO NOS PRINCIPAIS TRANSTORNOS MENTAIS

ESQUIZOFRENIA. A esquizofrenia apresenta grande riqueza alucinatória, especialmente na forma paranoide. Predominam as alucinações auditivas; as cenestésicas são comuns; e as visuais, raras (Paim, 1998). Assim como as alucinações verdadeiras, as pseudoalucinações são muito frequentes na esquizofrenia (Alonso-Fernández, 1976).

A sonorização do pensamento, *vozes* que dialogam entre si, *vozes* que tecem comentários sobre o comportamento do doente e sensações corporais (cenestésicas) impostas foram os sintomas sensoperceptivos incluídos por K. Schneider (1957) entre os de primeira ordem para o diagnóstico de esquizofrenia.

TRANSTORNOS DO HUMOR. Nos transtornos do humor ocorrem hiperestesia (na mania) ou hipoestesia (na depressão) e ilusões catatímicas (Paim, 1998). Quando há alucinações, em geral, são auditivas.

DELIRIUM. No *delirium* (hiperativo) predominam as ilusões e alucinações visuais (Sims, 2001), sendo difícil, na prática, diferenciar umas das outras. Alucinações auditivas e táteis não são raras. Na conceituação de Jaspers (1987), seriam na verdade pseudoalucinações, já que há perda da lucidez de consciência. Pode haver hipoestesia, micropsia, macropsia e dismegalopsia (Sá, 1988). No *delirium tremens*, são comuns as zoopsias (*visões* de pequenos animais) e as alucinações liliputianas, além de alucinações táteis (Motta, 1995).

ALUCINOSE ALCOÓLICA. Na alucinose alcoólica, predominam as alucinações auditivas (Paim, 1998), que possuem as características das alucinações verdadeiras e não das alucinoses (Sims, 2001).

INTOXICAÇÃO POR PSICODISLÉPTICOS. Durante o uso de mescalina, LSD etc., ocorrem hiperestesia (Dalgalarrondo, 2000), micropsia, macropsia, dismegalopsia (Scharfetter, 1999) e sinestesia (Portella, 1996). As alucinações são basicamente visuais e muito coloridas, com um conteúdo muitas vezes composto de formas geométricas (Paim, 1998). Essas vivências alucinatórias são classificadas como alucinoses, em função da preservação da crítica (Loyello, 1990).

EPILEPSIA. Nas crises parciais, como na aura epiléptica, ocorre hiperestesia (Sims, 2001) ou alucinose (Loyello, 1990). Nas crises parciais complexas, em que há estreitamento da consciência, muitas vezes são vivenciadas pseudoalucinações (Ey, et al. 1988), macropsia, micropsia e dismegalopsia (Scharfetter, 1999).

DEMÊNCIA. A demência cortical pode cursar com agnosia.

TRANSTORNO CONVERSIVO. Nos quadros conversivos, podem ocorrer hiperestesia, anestesia e alucinações negativas.

CONTRIBUIÇÕES DA PSICANÁLISE

Alucinação como realização de desejo

Para Freud, a alucinação constitui o primeiro mecanismo de realização de desejo do recém-nascido: a criança alucina o seio da mãe quando tem fome, para reviver a experiência de satisfação anterior com o seio real, em obediência ao princípio do prazer. Mais tarde, com a inibição desse mecanismo, devido à sua pouco eficácia em matar a fome, se desenvolvem a fantasia e o pensamento em substituição à alucinação (Andrade, 1996).

Rejeição

O mecanismo de defesa conhecido como rejeição ou repúdio (*forclusion*, em francês) seria característico da esquizofrenia. Em um primeiro momento, o esquizofrênico retira a libido dos objetos e a reinveste no próprio ego, configurando assim uma situação de narcisismo. Mais tarde, ele tenta investi-la novamente nos objetos, mas o faz de forma patológica. Os objetos que agora recebem esse investimento de libido são objetos internos que haviam sido rejeitados pelo ego, por serem de alguma forma insuportáveis, inaceitáveis. Contudo, em função da rejeição, esses objetos não são mais reconhecidos como pertencentes ao *self* e, assim, quando retornam, são vivenciados como se tivessem vindo do mundo externo, o que dá origem às alucinações (Laplanche & Pontalis, 1970).

CONTRIBUIÇÕES DAS NEUROCIÊNCIAS

Percepção normal

A especificidade é uma característica dos receptores sensoriais. Cada receptor, que está em contato com o mundo externo, é sensível apenas a um tipo de energia: luminosa, mecânica, térmica ou química. Assim, por exemplo, os receptores sensoriais auditivos não captam informações sensoriais visuais.

Todas as formas de energia que chegam ao receptor são convertidas em energia eletroquímica, os potenciais de ação. Isso é o que se chama transdução do estímulo (Kandel et al., 2014).

Após a transdução do estímulo, ocorre a codificação neural. O padrão de descargas dos potenciais de ação representa a informação do estímulo: quanto maior a intensidade do estímulo, maiores a frequência de descarga e o número de receptores ativados. A modalidade da informação (visual, tátil etc.) está relacionada à especificidade do receptor. A duração, por sua vez, está relacionada ao tempo necessário para haver adaptação dos receptores, que ocorre quando o estímulo é constante. Já a localização do estímulo está representada nos mapas neurais corticais, que mantêm organização espacial encontrada nas superfícies receptivas (Kandel et al., 2014).

Antes de chegarem às áreas sensoriais primárias, no córtex, as informações sensoriais, exceto as da olfação, passam pelo tálamo, que é considerado um retransmissor. Do tálamo, essas informações atingem as regiões corticais primárias, relacionadas com as modalidades sensoriais específicas (Kandel et al., 2014). Em seguida, as áreas corticais secundárias começam a dar sentido aos sinais sensoriais específicos, cabendo a elas a interpretação da cor, da forma etc. A área de associação parieto-occipitotemporal tem um papel importante no reconhecimento dos objetos (Guyton, 1997).

As características sensoriais elementares (cor, forma etc.) são processadas separada e paralelamente: as informações relativas a cada uma delas seguem diferentes vias neurais e chegam a diferentes regiões corticais. É necessário que haja sincronia quanto às descargas das diferentes vias sensoriais para que as informações sensoriais sejam integradas e associadas a um mesmo objeto. Para que ocorra o reconhecimento do objeto, o padrão dos estímulos sensoriais atuais é comparado aos padrões armazenados na memória (Pally, 1997b).

Segundo a psicologia de *gestalt*, o cérebro organiza os estímulos sensoriais e constrói uma imagem perceptiva completa, a qual não é meramente a soma deles. Ele faz isso com base em suposições sobre o mundo real, que se originam em experiências prévias e em circuitos neurais inatos. Assim, em um processamento do tipo *top-down*, mesmo quando os estímulos sensoriais se mostram imprecisos ou parecem não fazer sentido, é formada uma imagem perceptiva significativa (Chauí, 1995; Kandel et al., 2014; Siegel, 1995).

A maior parte dos estímulos sensoriais é subliminar e não é percebida. Porém, na memória de longo prazo, podem ser armazenadas informações que nunca atingiram a consciência. A conscientização da percepção está relacionada ao hemisfério cerebral esquerdo: estímulos visuais de objetos projetados na metade esquerda do campo visual vão chegar inicialmente ao hemisfério direito, mas só vão ser representados na consciência quando a informação chegar ao hemisfério esquerdo. Se a informação fica restrita ao hemisfério direito, ela pode até influenciar o comportamento, mas não se torna consciente. Isso é demonstrado em estudos com pacientes que sofreram secção do corpo caloso, comissura que conecta os dois hemisférios (Brandão, 1995).

Alucinações e privação sensorial

Formulou-se a hipótese de que as alucinações seriam o resultado de um estado de privação sensorial. Nesse sentido, a inibição da entrada de estímulos externos levaria a um estado de liberação neuronal, no qual o próprio sistema nervoso produziria o fenômeno perpeptivo (Dalgalarrondo, 2000). De fato, em estudos com seres humanos normais, a privação sensorial provocou fenômenos alucinatórios (Alonso-Fernández, 1976). Além disso, observa-se uma associação entre deficiência visual e alucinações visuais, e entre surdez e alucinações auditivas, especialmente musicais (David, 1999).

Alucinações e neuroquímica

Alucinações podem ser causadas por substâncias que aumentam a atividade da dopamina, cocaína, anfetamina, L-dopa e bromocriptina. Os antipsicóticos antagonizam a atividade dopaminérgica no sistema nervoso central e, assim, são eficazes na redução de sintomas psicóticos, como as alucinações. Já as substâncias alucinógenas (ou psicodislépticas) – como LSD, mescalina, psilocibina etc. –, que provocam um quadro alucinatório bastante rico, predominantemente visual, possuem um efeito agonista serotoninérgico.

Diante dessas evidências, formulou-se a hipótese de que as alucinações estariam relacionadas a hiperatividade nas vias dopaminérgicas ou serotoninérgicas (Dalgalarrondo, 2000).

Alucinações | Abordagem cognitivista

Foi levantada a hipótese de que as alucinações constituiriam imagens derivadas de fontes internas de informações que seriam erroneamente avaliadas como oriundas do mundo externo. Consistentemente com isso, estudos de ressonância magnética funcional indicam que a fala interna – conversar consigo próprio em silêncio – e as alucinações auditivo-verbais estariam relacionadas à ativação da mesma região cortical (David, 1999).

CAPÍTULO

8 Memória

INTRODUÇÃO

Para os antigos gregos, a memória era uma entidade sobrenatural, a deusa *Mnemosyne*, que dava aos poetas e adivinhos o poder de voltar ao passado (Chaui, 1995).

Aprendizado é o processo pelo qual adquirimos conhecimento sobre o mundo; já a memória representa o armazenamento desse conhecimento (Kandel et al., 2014). Essas informações armazenadas dizem respeito a todas as nossas experiências: perceptivas, motoras, cognitivas e afetivas.

Etapas do processo mnêmico

Didaticamente, a atividade da memória é dividida em três fases: fixação (ou aquisição, ou codificação), conservação (ou retenção, ou armazenamento) e evocação (ou rememoração, ou recuperação) (Figura 8.1).

Fixação

A etapa de fixação, termo criado por Wernicke, refere-se à aquisição de novas informações (Paim, 1998). Representa a transformação de memória de curto prazo em memória de longo prazo (ver adiante).

A fixação depende da preservação do nível da consciência (vigilância), da atenção (especialmente da tenacidade), da sensopercepção e da capacidade de apreensão (apercepção).

Fixam-se mais facilmente as informações que despertam o nosso interesse e possuem maior conotação emocional, as que têm um caráter de novidade, as que podem ser associadas às informações anteriormente adquiridas e as que envolvem, ao mesmo tempo, mais de um canal sensorial (p. ex., visão e audição) (Dalgalarrondo, 2000; Pally, 1997a).

Conservação

A etapa de conservação refere-se à manutenção, em estado de latência, das informações que foram fixadas. As informações conservadas vão, ao longo do tempo, sofrendo um processo lento de desintegração, que segue a lei de regressão mnêmica de Ribot. De acordo com ela, a perda das informações armazenadas se faz das mais recentes para as mais antigas, das mais complexas para as mais simples e das menos organizadas para as mais organizadas (Nobre de Melo, 1981).

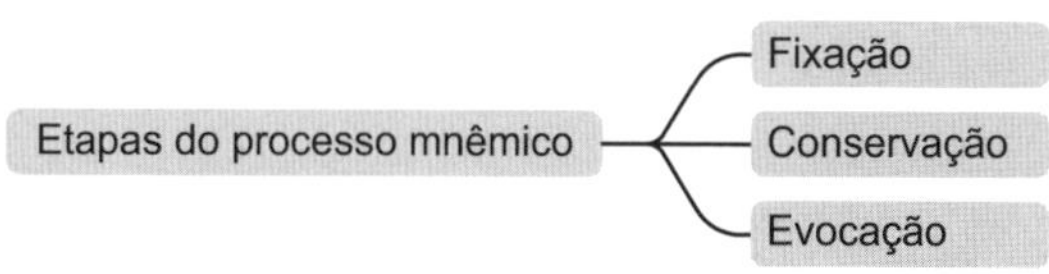

Figura 8.1 Etapas do processo mnêmico.

Evocação

A etapa de evocação corresponde ao retorno, espontâneo ou voluntário, à consciência das informações armazenadas (Alonso-Fernández, 1976). Quando evocamos, transformamos, temporiamente, memórias de longo prazo em memórias de curto prazo (ver adiante).

Assim como a percepção não é uma cópia fiel do mundo externo, a evocação também nunca é idêntica à imagem perceptiva fixada: cada vez que evocamos estamos *reconstruindo*, sempre com alterações, a imagem armazenada (Sternberg, 2000).

Dentro da evocação, existiria uma etapa extra do processo mnêmico: a do reconhecimento como pretérito. Essa etapa consiste na identificação da imagem evocada como algo do passado, e não do presente (Nobre de Melo, 1981).

Classificação das memórias

As memórias (ou recordações, ou lembranças etc.) podem ser divididas da seguinte maneira: memória sensorial (ou icônica, ou imediata, ou de curtíssimo prazo), memória de curto prazo (ou recente) e memória de longo prazo (ou remota) (Figura 8.2).

Memória sensorial

A memória sensorial dura menos de um segundo. Permanece ativa apenas o tempo necessário para se dar a percepção. É muito frágil e possui uma capacidade muitíssimo limitada. É mais propriamente uma função da atenção do que da memória (Sims, 2001). Ela se expressa quando olhamos diretamente o Sol e, mesmo desviando o olhar, continuamos a *ver* a claridade por algum tempo. Uma memória sensorial também pode estar relacionada a uma percepção auditiva. Por exemplo, quando ouvimos uma palavra, o seu som permanece em nossa mente por uma fração de segundo, como um eco. É por isso que, muitas vezes, em um primeiro momento, não entendemos algo que nos falaram, porém imediatamente depois passamos a entender, sem que a outra pessoa tenha repetido o que disse.

Memória de curto prazo

A memória de curto prazo possui uma capacidade de armazenamento limitada e dura de segundos a minutos.

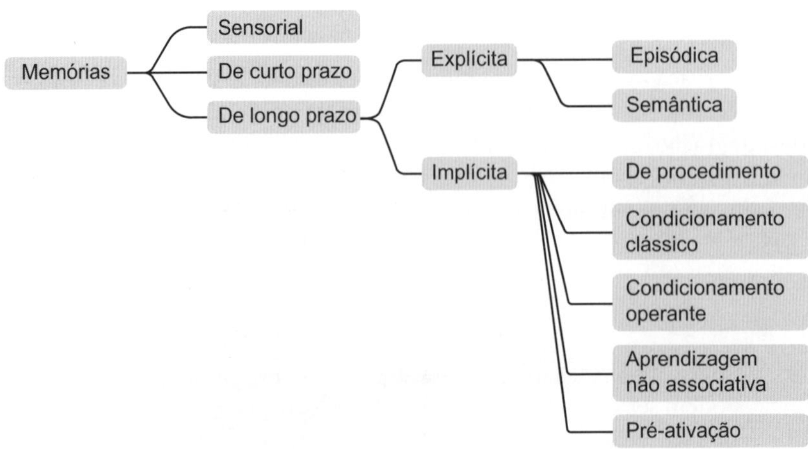

Figura 8.2 Classificação das memórias.

A *memória de trabalho* (ou operacional), conceito desenvolvido pelo psicólogo cognitivista Alan Baddeley, corresponde à memória de curto prazo. Refere-se ao armazenamento temporário de informações para a realização de tarefas cognitivas. Essas informações provêm dos estímulos correntes, cuja impressão é prolongada, e da recuperação de elementos da memória de longo prazo. Diversas informações, atuais e pretéritas, são mantidas ativas simultaneamente para que possam ser integradas e manipuladas.

A memória de trabalho é essencial tanto para a fixação como para a evocação, sendo necessária para atividades cognitivas como a compreensão, o raciocínio, a tomada de decisões e o planejamento da ação.

De acordo com o modelo de Baddeley, ela tem quatro componentes: verbal (fonológico), que armazena informação auditiva sob a forma de linguagem falada; visuoespacial, que mantém ativas imagens visuais de objetos e informações de localização no espaço; executivo central, que coordena os dois anteriores e direciona a atenção; e retentor episódico, que permite a interação da memória de trabalho com a memória de longo prazo.

A memória de trabalho se expressa, por exemplo, quando repetimos de imediato uma longa série de dígitos, como o número de um telefone; e quando, ao fim de uma frase que ouvimos, ainda nos lembramos de suas primeiras palavras, o que torna possível a compreensão do sentido da frase como um todo (Izquierdo, 1999; Kandel, 1999; Pally, 1997a).

Fazendo uma analogia com o computador, a memória de trabalho corresponderia à memória RAM. Em primeiro lugar, ela tem uma capacidade muito menor que a memória (de longo prazo) do HD. Além disso, a memória RAM, como a memória de trabalho, é temporária, contém apenas as informações que estão ativas em dado momento. Ela associa informações antigas (abrindo um arquivo que estava salvo no HD) com informações novas (algo que está sendo digitado agora e que modifica o arquivo recém-aberto).

Memória de longo prazo

A memória de longo prazo representa o armazenamento permanente de informações. Informações que foram fixadas há alguns minutos poderão ser evocadas por anos ou até por toda a vida. A capacidade de armazenamento da memória de longo prazo é enorme, bem maior do que a da memória de curto prazo (Sims, 2001).

O processo que converte as memórias de curto prazo em memórias de longo prazo chama-se consolidação. Facilitada pela repetição da informação, ela necessita de 5 a 10 minutos para que ocorra minimamente e de pelo menos 60 minutos para que ocorra de forma plena (Guyton & Hall, 1997).

Novamente fazendo uma analogia com o computador, a memória de longo prazo corresponderia à memória do HD, cujo armazenamento de informações não só é muito maior, como também muito mais longo que o da memória RAM. Se não for salva, a memória RAM é perdida. Assim, a fixação da memória humana equivaleria ao resultado do uso do comando *salvar* no computador.

As memórias de longo prazo, por sua vez, podem ser subdivididas em explícitas (ou declarativas) e implícitas (ou não declarativas) (Pally, 1997a).

MEMÓRIA EXPLÍCITA

As memórias explícitas representam informações sobre o que é o mundo, as quais são acessíveis à consciência, podem ser evocadas voluntariamente e se expressam em palavras (Kandel et al., 2014).

A memória explícita subdivide-se em memória episódica e memória semântica.

MEMÓRIA EPISÓDICA

A memória episódica é uma memória explícita que se refere a eventos autobiográficos, a vivências pessoais que estão vinculadas a determinado local e ocasião (Dalgalarrondo, 2000). Por exemplo: "Ontem fui ao cinema com minha namorada".

MEMÓRIA SEMÂNTICA

A memória semântica é uma memória explícita que se refere a conhecimentos factuais, compartilháveis com as outras pessoas (Mattos, 2000). Por exemplo: "A Segunda Guerra Mundial começou em 1939"; "A raiz quadrada de 9 é 3"; "*Love* significa *amor* em inglês".

MEMÓRIA IMPLÍCITA

A descoberta de que existe um tipo de memória diferente daquele que hoje chamamos de memória explícita se deve aos estudos da dra. Brenda Milner sobre o famoso paciente H.M., na década de 1950. Ele sofria de uma forma de epilepsia refratária ao tratamento medicamentoso e, em função disso, foi submetido a uma cirurgia cerebral. As crises epilépticas melhoraram, porém ele se tornou incapaz de se lembrar de novas informações verbais ou de fatos ocorridos após o procedimento cirúrgico. No entanto, a sua capacidade para aprender novas tarefas sensoriomotoras permanecia normal (Milner, 2005).

A memória implícita refere-se ao aprendizado de como fazer as coisas. Expressa-se como progresso no desempenho em determinada atividade, que se dá em função de experiências prévias. É um tipo de memória automática e reflexa, que não pode ser expressa em palavras e que independe da recuperação consciente das experiências que produziram o aprendizado (Kandel et al., 2014). Padrões de comportamento ou de reações emocionais também podem ser moldados como memórias implícitas (Yovell, 2000).

Há vários tipos de memória implícita: memória de procedimento, condicionamento clássico, condicionamento operante, aprendizagem não associativa e pré-ativação.

Memórias implícitas podem resultar da repetição de memórias explícitas (Kandel et al., 2014). Por exemplo, dirigir um automóvel exige, quando se está aprendendo, que se sigam instruções que são recordadas conscientemente, tornando-se, depois, um procedimento automático.

MEMÓRIA DE PROCEDIMENTO

A memória de procedimento refere-se a práticas e habilidades motoras (andar de bicicleta, amarrar o sapato, tocar piano), perceptivas (montar *quebra-cabeças*, descobrir a solução de labirintos gráficos, ler) e cognitivas (usar e compreender regras gramaticais) (Pally, 1997a). Quanto mais vezes realizamos essas tarefas, melhor as fazemos. Quando digitamos no teclado do computador, não precisamos nos lembrar de forma explícita onde ficam as letras: nossos dedos as encontram sem precisarmos usar a consciência.

CONDICIONAMENTO CLÁSSICO

O condicionamento clássico é um conceito desenvolvido por Pavlov. Tem como base o pareamento de dois estímulos: o estímulo incondicionado (EI) e o estímulo condicionado (EC). O EI é forte e naturalmente bastante eficaz na produção de determinada resposta no animal – por exemplo, o alimento que causa a salivação. O EC, por sua vez, é fraco ou neutro e ineficaz quanto a produzir a mesma resposta – por exemplo, uma campainha. Se a campainha for apresentada repetidas vezes antes do alimento, ela, mesmo na ausência do alimento, torna-se capaz de provocar a salivação no animal (resposta condicionada).

O que acontece é que o EC se torna um sinal antecipatório em relação ao EI. O condicionamento clássico permite ao animal fazer previsões sobre eventos no seu ambiente (Brandão, 1995).

Determinado padrão de resposta emocional pode ser aprendido por meio de condicionamento clássico e, assim, ser provocado por um estímulo neutro. Por exemplo, uma pessoa que sofreu um grave acidente de carro (situação traumática) e, naquele momento, estava ouvindo no rádio uma música agradável, pode passar a se sentir ansiosa toda vez que voltar a ouvir a música, mesmo que não a associe conscientemente com o acidente.

CONDICIONAMENTO OPERANTE

O conceito de condicionamento operante foi elaborado por Skinner e tem suas raízes na lei do efeito desenvolvida por Thorndike. O princípio básico dessa forma de aprendizagem é que as ações que são recompensadas tendem a se repetir, enquanto as ações seguidas de consequências aversivas tendem a não se repetir (Kandel et al., 2014). Nesse sentido, o reforço leva a aumento da resposta, enquanto a punição causa redução da resposta. Assim, por exemplo, uma criança que ganha um brinquedo dos pais toda vez em que tira uma nota alta nas provas da escola provavelmente manterá o bom desempenho acadêmico; por outro lado, as travessuras de uma criança provavelmente se tornarão mais raras se ela ficar de castigo sempre que se comportar mal.

APRENDIZAGEM NÃO ASSOCIATIVA

Diferentemente do condicionamento clássico, na aprendizagem não associativa o animal é exposto a somente um estímulo (habituação) ou a dois estímulos que não guardam qualquer relação entre si (sensibilização).

A habituação é a forma mais simples de aprendizagem. Consiste em progressiva diminuição da resposta a estímulos inócuos repetitivos. Quando um estímulo é novo, ele produz uma resposta intensa, mas, não havendo consequência, o animal aprende a ignorá-lo. Por exemplo, na festa de Ano Novo, nos assustamos com o barulho dos primeiros fogos de artifício, mas logo depois nos acostumamos com eles.

A sensibilização consiste na intensificação das respostas a uma variedade de estímulos que ocorrem após um estímulo nocivo intenso. Por exemplo, após receber um beliscão doloroso, o animal aprende a fortalecer seus reflexos defensivos, e reagirá de forma vigorosa ao ser submetido a um estímulo inofensivo, como uma estimulação tátil moderada (Kandel et al., 2014). O provérbio "Gato escaldado tem medo de água fria" expressa bem o que é a sensibilização.

PRÉ-ATIVAÇÃO

Na pré-ativação (ou facilitação), a exposição prévia ao estímulo favorece o seu reconhecimento posterior a partir de fragmentos dele. Algumas vezes é possível haver pré-ativação após uma única exposição ao estímulo. A pré-ativação representa maior facilidade no reconhecimento que se baseia na aparência e na forma do estímulo, e não no seu significado semântico.

A pré-ativação pode ser demonstrada em pacientes com distúrbios da memória explícita (amnésia anterógrada). Em um teste, primeiramente é apresentada uma lista de palavras incomuns. Em seguida, os pacientes devem descobrir as letras que estão faltando em palavras incompletas, como no jogo da forca. O desempenho é melhor em relação a palavras que estavam na lista inicial, apesar de eles não se lembrarem conscientemente delas (Pally, 1997a).

ALTERAÇÕES DA MEMÓRIA

Apesar da descoberta das memórias implícitas, o estudo das alterações da memória na psicopatologia clássica tem se limitado às memórias explícitas.

ALTERAÇÕES QUANTITATIVAS

Os termos *amnésia, hipomnésia* e *hipermnésia* significam abolição, diminuição e aumento da capacidade mnêmica, respectivamente.

As alterações quantitativas da memória podem ser classificadas de duas formas:

- Quanto ao tempo em que pertencem as lembranças: em anterógradas, retrógradas e retroanterógradas (classificação proposta por Solier, em 1892)
- Quanto à extensão e ao conteúdo das recordações: em generalizadas, lacunares e seletivas.

Amnésia (hipomnésia) anterógrada

A amnésia (hipomnésia) anterógrada também é denominada *amnésia (hipomnésia) de fixação.* Consiste na impossibilidade (ou dificuldade) de formar novas lembranças de longo prazo, de adquirir novas informações.

Primariamente ocorre no transtorno amnésico e nos quadros demenciais. É encontrada ainda em várias outras condições: nos quadros de *delirium* e estados crepusculares, em função de estarem prejudicadas a atenção e a apreensão da realidade (apercepção); nos estados de ansiedade e de agitação psicomotora (incluindo a mania), relacionados a diminuição na capacidade de concentração; na deficiência intelectual grave, em virtude de uma lesão cerebral geralmente presente; e na depressão, graças ao prejuízo na atenção provocado pelo desinteresse. Nos *blackouts*, que são lacunas de memória referentes a episódios de embriaguez alcoólica, o distúrbio se dá na fixação (Cabaleiro Goas, 1966).

Indivíduos com hipomnésia anterógrada frequentemente perdem objetos, não conseguem guardar recados que deveriam transmitir, esquecem-se dos nomes e das faces de pessoas que acabaram de conhecer, perdem-se na rua e têm dificuldade em registrar a data corrente.

Hipermnésia anterógrada

A hipermnésia anterógrada (de fixação) também é chamada de *hipertrofia de memória.* Consiste na capacidade exagerada de armazenamento de novas informações. Geralmente, está restrita a uma habilidade específica: por exemplo, memorizar uma extensa sequência de números ou lista de nomes, ou reproduzir na íntegra uma música ouvida uma única vez (Alonso Fernández, 1976).

Pode ocorrer em pessoas normais, porém é mais frequente em indivíduos com deficiência intelectual e, mais ainda, em autistas. A associação entre o baixo nível intelectivo e a hipermnésia originou a expressão *idiota sábio* (*idiot savant*), criada por J. Langdon Down, em 1887. A memorização se dá de forma mecânica, em geral sem que haja compreensão do significado do conteúdo. O próprio Down relata o caso de um indivíduo que, após uma única leitura de um livro, era capaz de recitar de cor todo o seu conteúdo. Já Oliver Sacks (2000) descreve a capacidade de um rapaz autista de desenhar, com incrível precisão e riqueza de detalhes, prédios e lugares que tinha observado apenas rapidamente anos antes.

Amnésia (hipomnésia) retrógrada

A amnésia (hipomnésia) retrógrada também é conhecida como amnésia (hipomnésia) de evocação. Refere-se à impossibilidade (ou dificuldade) de recuperar memórias de longo prazo que tinham sido adequadamente fixadas. Por exemplo, o indivíduo durante muitos anos sabia de cor a senha de acesso à sua conta bancária e agora não se lembra mais dela.

A amnésia retrógrada afeta mais a recordação de eventos recentes do que de remotos. Uma forma pura de amnésia retrógrada, isto é, não associada à amnésia anterógrada, é rara. Ocorre principalmente em quadros dissociativos (amnésia ou fuga dissociativa), sendo encontrada ainda em traumatismos cranioencefálicos, na intoxicação por monóxido de carbono e em lesões talâmicas (Cabaleiro Goas, 1966).

Hipermnésia retrógrada

A hipermnésia retrógrada (de evocação) pode ser observada na síndrome maníaca (primária ou secundária). Ocorre um excesso de recordações em breve espaço de tempo. Embora mais numerosas, as lembranças em geral são pouco claras e pouco precisas, não havendo controle voluntário sobre elas. Além disso, há ao mesmo tempo hipomnésia anterógrada.

Outra forma de hipermnésia retrógrada é a memória panorâmica – ou ecmnésia, como querem alguns autores –, observada em pessoas que estão na iminência de morrer. Durante segundos ou poucos minutos passam pela mente do indivíduo sua vida inteira ou os acontecimentos mais importantes, como se fosse um filme projetado com enorme velocidade.

Uma terceira forma de hipermnésia retrógrada pode ser encontrada em estados crepusculares epilépticos, no transe dissociativo, no transe hipnótico, no sonho, no *delirium* e na intoxicação por psicodislépticos. Consiste em um súbito ressurgimento de lembranças que estavam aparentemente perdidas ou em uma recordação mais vívida, detalhada e exata do que o habitual de certos eventos autobiográficos (Delgado, 1969; Vallejo Nágera, 1944). Leme Lopes (1980) usou o termo *acromnésia* para designar esse fenômeno.

Amnésia (hipomnésia) retroanterógrada

A amnésia (hipomnésia) retroanterógrada também é denominada *mista* ou de *fixação-evocação*. É a forma mais comum. É característica dos quadros demenciais e do *delirium*, podendo ocorrer, ainda, após um traumatismo cranioencefálico ou aplicação de eletroconvulso-terapia (Hamilton, 1974).

Amnésia (hipomnésia) generalizada

Na amnésia (hipomnésia) generalizada estão afetadas todas as recordações de grande parte do passado, compreendendo os últimos meses ou anos, ou mesmo a vida inteira. Trata-se de um tipo pouco frequente de distúrbio mnêmico.

Pode ocorrer em seguida a um grave traumatismo cranioencefálico, em fase terminal de demência e, mais comumente, em transtornos dissociativos (Cabaleiro Goas, 1966; Ey et al., 1988). Por exemplo, em quadros de amnésia dissociativa, o indivíduo, após um evento de estresse, de uma hora para outra se esquece do próprio nome, não se lembra de onde mora e deixa de reconhecer seus familiares.

Amnésia (hipomnésia) lacunar

A amnésia (hipomnésia) lacunar também é chamada de *localizada*. Aqui a falha de memória abrange especificamente determinado período, de limites relativamente precisos, durante o qual houve prejuízo na capacidade de fixação. Todos os eventos anteriores e posteriores a esse período foram normalmente fixados e são normalmente evocados.

Ocorre posteriormente a diversas condições: um estado de coma (como nas crises convulsivas do tipo grande mal) ou de *delirium*, estados crepusculares epilépticos, episódios dissociativos, graves agitações maníacas ou psicóticas ou ataques de pânico (Cabaleiro Goas, 1966).

Hipermnésia lacunar

A hipermnésia lacunar é observada em pacientes com transtorno de pânico, especialmente em relação à rememoração do primeiro ataque; e no transtorno de estresse pós-traumático, em relação ao evento traumático.

Amnésia (hipomnésia) seletiva

A amnésia (hipomnésia) seletiva também é chamada de *sistemática*. Nesse caso, o que as lembranças têm em comum é o seu conteúdo e significado afetivo. É observada em quadros dissociativos (como a amnésia dissociativa) (Cabaleiro Goas, 1966).

Um exemplo, que também serve para caracterizar a amnésia retrógrada pura, seria o seguinte: uma moça briga com o namorado e, depois disso, quando o reencontra, não é mais capaz de reconhecê-lo. Além disso, não consegue se lembrar de nenhum evento em que os dois estiveram juntos. Todavia, todas as demais recordações são preservadas.

Hipermnésia seletiva

A hipermnésia seletiva ocorre na depressão, quanto a fatos dolorosos ou que despertem o sentimento de culpa; na mania, quanto a sucessos e realizações pessoais; e nos quadros delirantes, quanto a fatos que pareçam confirmar o seu juízo patológico (Cabaleiro Goas, 1966).

ALTERAÇÕES QUALITATIVAS

Alomnésia

A alomnésia também é conhecida como ilusão de memória, pois se trata de uma alteração análoga à que ocorre na sensopercepção. Nesse caso, as recordações de um evento real são deturpadas, distorcidas pelo indivíduo de forma involuntária.

Ocorre em pessoas normais, mas também em situações patológicas: no *delirium*, na demência, no transtorno amnésico e nos estados crepusculares, associada a alterações quantitativas da memória; na mania e na melancolia, por influência do afeto dominante; e, ainda, na esquizofrenia e no transtorno delirante, como expressão do conteúdo dos delírios (Bleuler, 1985). Por exemplo, pacientes em mania eufórica se recordam dos eventos de suas vidas como mais grandiosos, importantes ou bem-sucedidos do que realmente foram.

Paramnésia

A paramnésia também é conhecida como alucinação de memória, já que representa uma alteração análoga à que ocorre na sensopercepção. Consiste na recordação de algo que de fato não ocorreu, uma falsa lembrança, embora para o paciente ela seja verdadeira (Cabaleiro Goas, 1966).

Pode ocorrer na esquizofrenia, em virtude da atividade delirante. Foi o caso de uma paciente que, embora estivesse internada havia várias semanas, relatou que na véspera tinha voltado para casa e matado muitos bandidos, acreditando ser uma policial.

Na pseudologia fantástica (ver Capítulo 13, *Imaginação*) ocorrem muitas paramnésias, mas, nesse caso, o indivíduo passa a acreditar na veracidade das próprias mentiras (Kräupl Taylor, 1983).

A *fabulação* (ou confabulação) seria um tipo especial de paramnésia. *Fabulação* é um termo em geral utilizado para designar as falsas memórias que ocorrem em quadros amnésicos de origem "orgânica", como o transtorno amnésico, a demência e o *delirium*. Esse termo foi criado por Kraepelin, mas a fabulação já havia sido descrita por Korsakoff na síndrome que recebeu o seu nome (ver adiante). Um exemplo seria o de um idoso, internado por vários anos em um asilo, que conta que foi visitado pelo filho na véspera, quando, na verdade, ele não aparecia por lá havia muitos meses.

Para Bonhoeffer, a fabulação consistiria no preenchimento de lacunas de memória: o paciente, ao ser indagado sobre o que havia feito na véspera, por exemplo, perceberia a própria dificuldade cognitiva e responderia com as primeiras ideias que lhe viessem à mente, tentando, assim, evitar uma situação embaraçosa para si mesmo. Outra explicação para as fabulações é que elas estejam pelo menos em parte relacionadas a um deslocamento temporal de eventos reais: o que o paciente relata realmente aconteceu, só que em passado mais remoto (DeLuca, 2000).

Falsas memórias não raramente são vivenciadas por pessoas normais. Tipicamente, são mais ricas em detalhes e mais vívidas do que memórias verdadeiras. Mesmo situações traumáticas que jamais aconteceram podem ser falsamente recordadas. Falsas memórias surgem espontaneamente ou são o resultado de influência externa, de sugestão por parte de outra pessoa. Crianças pequenas são especialmente suscetíveis ao desenvolvimento de falsas memórias, pois são mais sugestionáveis. Diversos estudos experimentais realizados com voluntários adultos evidenciaram o quão fácil é implantar falsas memórias (Stein, 2010).

Déjà vu e *jamais vu*

No *déjà vu* ("já visto", em francês), o indivíduo tem uma sensação de familiaridade diante de uma situação (ou objeto) inteiramente nova, como se ele já a houvesse vivenciado anteriormente. É muito comum, quando vamos a um lugar pela primeira vez, a sensação de que estivemos lá antes. No *jamais vu* ("nunca visto", em francês) ocorre o oposto: há ausência da sensação de familiaridade diante de uma situação já vivenciada uma ou mais vezes. Um exemplo seria o de não ser capaz de reconhecer a mãe, o pai ou um amigo íntimo. Pode haver crítica, por parte do próprio indivíduo, em relação a esses fenômenos. O *déjà vu* e o *jamais vu* podem ocorrer na epilepsia do lobo temporal, na esquizofrenia, em síndromes de ansiedade e em pessoas normais (Cabaleiro Goas, 1966; Nobre de Melo, 1981). As síndromes de Fregoli e de Capgras, respectivamente, representam casos especiais de *déjà vu* e *jamais vu* (ver Capítulo 11, *Pensamento: Delírio*).

Criptomnésia

A criptomnésia,* termo criado por S. Freud, consiste na falha relativa ao reconhecimento como pretérito. Recordações voltam à mente do indivíduo, mas não são reconhecidas como tais, lhe parecem ideias novas, criações originais (Bleuler, 1985). É o mecanismo dos casos de plágio involuntário. O próprio Freud reconheceu que havia, inconscientemente, tomado para si a autoria de uma hipótese psicanalítica, relativa à bissexualidade humana, que seu então amigo Fliess lhe comunicara algum tempo antes.

**Kryptós* em grego significa *oculto*.

Ecmnésia

A ecmnésia,* termo criado por Pitres (1891), representa também um distúrbio quanto ao reconhecimento como pretérito. Trata-se de uma *presentificação* do passado: a recordação é tão intensa, *quase alucinatória*, que o paciente se comporta como se o evento pretérito estivesse ocorrendo naquele momento, como se ele estivesse vivendo em uma época anterior de sua vida.

Ocorre em estados crepusculares epilépticos, em transes dissociativos, nos *flashbacks* do transtorno de estresse pós-traumático, em estados de obnubilação oniroide (como no *delirium ocupacional*), na intoxicação por psicodislépticos e na demência (Paim, 1998).

Um exemplo de ecmnésia, de natureza dissociativa, foi o de uma senhora de mais de 60 anos que, após a morte súbita do marido, passou a agir como criança: brincava o dia inteiro e ficava chamando pelos pais, falecidos havia muito tempo.

EXAME DA MEMÓRIA

Entrevista psiquiátrica

Em um simples diálogo com o paciente e na coleta das informações da anamnese, já é possível ter uma estimativa razoável sobre sua memória, especialmente quanto à capacidade de evocação (Cabaleiro Goas, 1966). Averiguamos se ele fornece corretamente seus dados de identificação, se é capaz de organizar e ordenar cronologicamente o relato de sua história de vida e de adoecimento. Todavia, é preciso ter alguma cautela, pois um relato organizado pode estar repleto de lembranças falsas ou deturpadas.

Observação de como o paciente lida com as questões do dia a dia

Indicam déficit mnêmico a perda frequente de objetos, a repetição sem crítica das mesmas ideias nos diálogos com as outras pessoas, a dificuldade de localizar o próprio leito na enfermaria ou de guardar o nome do médico (no caso do paciente internado), a desorientação no tempo e no espaço, e o falso reconhecimento de pessoas.

Testagem da memória anterógrada

São apresentados ao paciente, verbal ou visualmente, uma série de dígitos, palavras ou sílabas desconexas, que deve ser repetida de imediato e, segundos ou poucos minutos depois, novamente. Entre a primeira e a segunda repetição, pode ser introduzida uma atividade interferente: solicitar que ele memorize uma segunda série ou que realize um teste de concentração. Essa atividade interferente tem como objetivo retirar a informação inicial da memória de trabalho (Luria, 1979).

No Miniexame do Estado Mental (Folstein et al., 1975), solicita-se a repetição de três palavras. Obviamente essas três palavras não rimam, não começam com a mesma letra e não estão relacionadas entre si quanto ao sentido. Quando o paciente as repete de imediato, o que está sendo testado é, na verdade, a atenção. Em seguida, pede-se que o paciente diga as letras da palavra *mundo* na ordem inversa, o que também avalia a atenção. Apenas a repetição das três palavras em um segundo momento, após a atividade interferente, é que serve para avaliar a memória anterógrada. Se a informação saiu da memória de trabalho e, mesmo assim, foi repetida, é porque foi fixada, ou seja, transformou-se em memória de longo prazo.

**Ec* é um prefixo de origem grega que significa *movimento para fora*.

Outras opções de testes:

- Teste de enumeração de objetos: são mostrados ao paciente desenhos de 12 objetos durante 20 segundos; algum tempo depois, pede-se que ele cite os objetos que viu (Vallejo Nágera, 1944)
- Teste de memória lógica: conta-se uma pequena história, com cerca de 15 itens (ou núcleos lógicos), ao examinando, que mais tarde deve repeti-la. Ao final, contam-se os itens recuperados (Mattos, 2000).

Como se pode notar, em todas essas formas de testar a memória anterógrada, solicita-se ao indivíduo que evoque uma informação. Todavia, não é propriamente a memória retrógrada que está sendo testada. A testagem é, sim, relativa à memória anterógrada, pois o que se deve evocar é uma informação nova, fornecida pelo examinador. E só podemos saber que o paciente fixou a informação se ele for capaz de evocá-la. É claro que, se a memória retrógrada estiver extremamente comprometida, não será possível testar a anterógrada.

Testagem da memória retrógrada

Para avaliar a memória retrógrada, fazemos perguntas sobre informações que, de acordo com o que sabemos – ou pelo menos presumimos –, foram um dia fixadas pelo paciente. Por exemplo, os nomes dos pais, as datas de nascimento dos filhos, o número do CPF etc. Todavia, precisamos ter acesso a esses dados – nos registros do prontuário ou por meio de seus familiares – para conferir se as respostas estão corretas. Se o acesso não for possível, as perguntas devem ser relativas a informações históricas ou de conhecimento público. Por exemplo, "Quem foram os últimos presidentes do Brasil?"; "Em que ano o Brasil foi pentacampeão mundial de futebol?"; "Quem foi Carmem Miranda?" (Roth et al., 1986). Para a escolha dessas perguntas, obviamente devem ser levados em consideração o nível educacional e os interesses do paciente.

Avaliação neuropsicológica formal

Quando se faz necessária uma avaliação mais detalhada da memória, podem ser utilizados testes neuropsicológicos mais estruturados, como o Teste da Figura Complexa de Rey, alguns subtestes da bateria Wechsler (dígitos nas ordens direta e indireta, sequência de números e letras) (Lezak, 1995) e o CAMDEX (Roth et al., 1986), entre outros.

Validade da interpretação dos testes

Na interpretação dos resultados dos testes, devem ser considerados fatores como ansiedade e desinteresse, que podem prejudicar o desempenho do paciente.

A MEMÓRIA NOS PRINCIPAIS TRANSTORNOS MENTAIS

MANIA. Na mania, há hipermnésia retrógrada, associada a hipomnésia anterógrada, a qual está relacionada a labilidade da atenção. A dificuldade de concentração poderá resultar, *a posteriori*, em hipomnésia lacunar, referente ao período de maior agitação maníaca. Ocorrem ainda alomnésias, com as recordações sendo distorcidas em função das ideias deliroides de grandeza (Paim, 1998).

DEPRESSÃO. Em função do desinteresse em relação ao mundo externo, a capacidade de fixação na depressão está reduzida. Quando a inibição psíquica é muito intensa, há também hipomnésia retrógrada. É maior a facilidade para evocar fatos ruins, geradores de culpa, enquanto lembranças agradáveis tornam-se raras (hipermnésia seletiva). São comuns distorções das recordações (alomnésias), no sentido de um conteúdo de fracasso ou culpa (Cabaleiro Goas, 1966).

ESQUIZOFRENIA. Na esquizofrenia é possível surgir hipomnésia anterógrada, em virtude de apatia e desinteresse quanto ao mundo externo (Schneider, 1978), ou devido a um quadro de grande ansiedade e agitação. Há hipermnésia seletiva para fatos que possam confirmar seus delírios e hipomnésia para aqueles que possam contradizê-los. Lembranças podem ser distorcidas ou criadas (alomnésias ou paramnésias, respectivamente), em consonância com a temática delirante (Paim, 1998). Testagens neuropsicológicas mais detalhadas, realizadas em estudos recentes, têm evidenciado que muitos esquizofrênicos apresentam distúrbios de memória semelhantes aos encontrados nas demências (Sims, 2001).

DELIRIUM. No *delirium,* o paciente, quanto à atenção, está hipotenaz, o que leva a hipomnésia anterógrada. Em virtude disso, *a posteriori*, haverá hipomnésia lacunar, abrangendo o período do rebaixamento do nível de consciência. Durante o quadro confusional, as alterações da atenção e a desestruturação do pensamento e de todas as demais funções cognitivas irão dificultar uma evocação adequada e organizada das lembranças. Eventualmente, ocorrem alomnésia, paramnésia ou ecmnésia.

DEMÊNCIA. Na demência predomina a hipomnésia anterógrada, mas a memória retrógrada também está comprometida. Muito frequentemente, o paciente não tem consciência do seu déficit mnêmico. Em geral, o prejuízo da memória retrógrada é progressivo e segue a lei de Ribot, sendo afetada primeiro a recuperação de eventos recentes, enquanto a de eventos mais antigos se conserva durante mais algum tempo. São comuns as alomnésias e as paramnésias (fabulações). A memória episódica costuma estar mais prejudicada do que a semântica (Cabaleiro Goas, 1966).

TRANSTORNO AMNÉSICO. Uma das causas do transtorno amnésico é o alcoolismo crônico. Nesse caso, o quadro é classicamente conhecido como síndrome de Korsakoff. Outras causas possíveis são: epilepsia do lobo temporal, neoplasias cerebrais, infartos cerebrais localizados, traumatismos cranioencefálicos, benzodiazepínicos e eletroconvulsoterapia. No transtorno amnésico observam-se hipomnésia anterógrada, desorientação temporoespacial e fabulação. As características dos distúrbios de memória no transtorno amnésico são as mesmas observadas nos quadros demenciais (Paim, 1998).

DEFICIÊNCIA INTELECTUAL. Na deficiência intelectual, se houver um importante dano cerebral, o prejuízo mnêmico pode ser semelhante ao das demências. A dificuldade de apercepção costuma afetar a memória anterógrada. Muitíssimo raramente, indivíduos com deficiência intelectual apresentam hipertrofia de memória (hipermnésia anterógrada) (Paim, 1998).

AUTISMO. Perto de 10% dos autistas apresentam as chamadas *ilhas de habilidades*, as quais quase sempre incluem memória anterógrada acima do normal.

EPILEPSIA. Durante os estados crepusculares epilépticos, pode haver hipomnésia anterógrada, hipermnésia retrógrada, *déjà vu* e ecmnésia. Na epilepsia, há amnésia lacunar referente a períodos de abolição da consciência – nas crises generalizadas, como a tônico-clônica e a ausência simples – ou a períodos de estreitamento da consciência – nas crises parciais complexas (Paim, 1998). A epilepsia do tipo grande mal está relacionada a amnésia lacunar que, para ser exato, compreende o período da crise do tipo tônico-clônico (que cursa com coma), o estado pós-ictal (confusão mental) e, ainda, os minutos anteriores à crise (lucidez). Vai haver amnésia referente também a esse período pré-ictal porque o processo cerebral da crise epiléptica vai de alguma forma interferir na consolidação das memórias adquiridas bem recentemente. Em outras palavras, não terá havido tempo suficiente para uma eficiente consolidação. Em outras situações em que há acometimento cerebral súbito e generalizado, como no traumatismo cranioencefálico, ocorre o mesmo (Guyton & Hall, 1997).

TRANSTORNOS DISSOCIATIVOS. Nos quadros dissociativos, as alterações de memória são, em geral, reversíveis. A amnésia pode ser seletiva, lacunar ou generalizada; em geral é retrógrada, embora possa ser retroanterógrada. Podem ocorrer ecmnésias nos estados de transe dissociativo. O quadro clínico da amnésia psicogênica caracteriza-se por início e fim súbitos. O paciente está lúcido e tem consciência de estar apresentando um distúrbio de memória. Apesar disso, mostra-se indiferente ao sintoma. A teatralidade é um aspecto marcante nesse quadro, o qual apresenta frequentemente relação temporal com eventos de estresse (Nemiah,1989).

TRANSTORNO DE ESTRESSE PÓS-TRAUMÁTICO (TEPT). O TEPT consiste em um transtorno mental que sucede um evento psicológico extremamente traumático, o qual ultrapassa a experiência humana usual. Pode se caracterizar, entre outras alterações, por hipermnésia retrógrada em relação ao trauma, que se expressa por meio de pensamentos ou imagens intrusivas, ou sonhos recorrentes. Episódios de *flashbacks* dissociativos (ecmnésias) também podem estar presentes. Em contraste, algumas vezes se observa amnésia em relação a aspectos importantes do evento traumático.

CONTRIBUIÇÕES DA PSICANÁLISE

Repressão (ou recalque)

Em *Estudos sobre a histeria* (1895), Breuer & Freud afirmavam que "os histéricos sofrem principalmente de reminiscências". Já nessa época pré-psicanalítica, anterior à conceituação de repressão, eles acreditavam que memórias de eventos traumáticos poderiam afastar-se da consciência e se tornar patogênicas.

A repressão consiste em um mecanismo de defesa inconsciente que atua excluindo da consciência representações (recordações) ligadas a uma pulsão do id. Essa pulsão, de natureza sexual ou agressiva, é considerada perigosa porque desafia proibições do superego – originadas nas proibições parentais e nas normas sociais. Uma condenação por parte do superego, e consequente autopunição, é o que o ego busca evitar. Assim, uma lembrança reprimida é uma lembrança esquecida, inconsciente.

A repressão é exercida pelo ego, que retira da ideia a catexia verbal – a ligação a uma representação de palavra –, restando assim apenas a catexia de pulsão. O que é reprimido deixa de fazer parte do ego, ficando restrito ao id. Para manter a repressão, o ego realiza uma contracatexia: a energia que foi retirada (a catexia verbal) é deslocada para outra ideia, a qual vai ter acesso à consciência, em substituição à primeira. Um sintoma pode ser o resultado dessa contracatexia.

A repressão é o mecanismo de defesa mais importante na histeria, mas também é encontrada nas outras neuroses e nos indivíduos normais. Ela também explicaria muitos dos esquecimentos aparentemente banais do nosso dia a dia: nomes de pessoas, compromissos etc. (Brenner, 1975; Laplanche & Pontalis, 1970; Paes de Barros, 1989).

Amnésia infantil

O fato de não conseguirmos nos lembrar de quase nada dos primeiros anos de nossas vidas seria resultado da repressão em relação à sexualidade infantil (Laplanche & Pontalis, 1970).

Lembranças encobridoras

As lembranças encobridoras são recordações da infância que se destacam pela especial nitidez e pela aparente insignificância. Para Freud, essas lembranças encobririam experiências ou fantasias sexuais infantis reprimidas.

Elas são muito nítidas em função de uma condensação: várias lembranças se fundem em uma só. São aparentemente sem importância porque houve um deslocamento: recorda-se bem de um episódio para se esquecer totalmente de outro (Laplanche & Pontalis, 1970).

Ego inconsciente

Para Freud, uma parte do ego, embora não reprimida, jamais terá acesso à consciência, diferentemente do ego pré-consciente, porque não pode ligar-se a uma representação de palavra. Segundo Eric Kandel (1999), essa parte do ego corresponderia ao que hoje chamamos de memória implícita.

Fabulação

Para Solms (2000), o absurdo e a incoerência das fabulações em pacientes com lesões em estruturas do lobo frontal expressam uma forma de pensamento do processo primário. Para ele, essas estruturas estariam relacionadas ao pensamento do processo secundário e à inibição do processo primário (ver Capítulo 10, *Pensamento [Exceto Delírio]*).

CONTRIBUIÇÕES DAS NEUROCIÊNCIAS

Engramas

Os engramas – termo criado por Karl Lashley na década de 1950 –, ou traços de memória, são as modificações no sistema nervoso que representam o armazenamento de informações.

Eles constituem novas vias ou vias facilitadas de transmissão nervosa, as quais são o resultado de uma atividade neuronal prévia. Praticamente todas as regiões do sistema nervoso central possuem neurônios com propriedades de plasticidade necessárias à formação de engramas (Brandão, 1995).

Memória de trabalho

A memória de trabalho está relacionada ao córtex pré-frontal, possivelmente, também ao cerebelo, e depende do estado de ativação dos receptores dopaminérgicos D_1 (Mattos, 2000).

Memória anterógrada

Observou-se que indivíduos que sofreram remoção cirúrgica do lobo temporal medial apresentavam amnésia anterógrada. Portanto, o hipocampo e outras estruturas temporomediais, como o córtex entorrinal, o subículo e o córtex para-hipocampal (o complexo hipocampal), são fundamentais para a memória anterógrada (Kandel et al., 2014).

Memória retrógrada

Pacientes com lesões no hipocampo, ao lado da amnésia anterógrada, também apresentam hipomnésia retrógrada. Outros, com lesões nos núcleos talâmicos dorsomediais, apresentam amnésia retrógrada com a capacidade de fixação preservada. O hipocampo e o tálamo, ao lado do lobo frontal, estão relacionados à memória retrógrada (Guyton & Hall, 1997).

Memória implícita

A memória de procedimento está relacionada ao corpo estriado e ao globo pálido (núcleos da base); o condicionamento clássico, à amígdala (respostas emocionais) e ao cerebelo (respostas motoras); a aprendizagem não associativa, às vias reflexas; a pré-ativação, ao neocórtex (centros perceptivos "pré-semânticos" no córtex sensorial posterior); e a memória emocional, à amígdala (que ativa o sistema nervoso autônomo) (Pally, 1997a).

Memória explícita

A memória explícita está relacionada ao hipocampo e demais estruturas do complexo hipocampal, e ainda ao diencéfalo, ao giro do cíngulo e às regiões ventromediais e dorsolaterais do córtex pré-frontal. Isso é válido especialmente para a memória episódica. Parece que o contexto espacial da experiência recordada é provido pelo hipocampo, enquanto o contexto temporal é provido pelo córtex pré-frontal. Diferentemente, a memória semântica não está restrita a uma única região: o conhecimento sobre, por exemplo, determinado objeto está armazenado em várias áreas do neocórtex ao mesmo tempo, e cada área, em função de sua especialização, está relacionada a um aspecto diferente do mesmo objeto (Dalgalarrondo, 2000).

Aprendizagem não associativa

No nível celular, o que se sabe a respeito da sensibilização e da habituação baseia-se principalmente no estudo do molusco marinho *Aplysia californica.*

Esta é a sequência dos eventos relacionados à sensibilização de curto prazo: neurônios facilitadores liberam serotonina na sinapse com a terminação sensorial pré-sináptica; a serotonina ativa uma proteína fixadora de trifosfato de guanosina (GTP); a enzima adenilciclase é ativada; trifosfato de adenosina (ATP) se converte no segundo mensageiro monofosfato de adenosina cíclica (cAMP) na terminação pré-sináptica; o cAMP ativa a proteinoquinase A; a proteinoquinase A leva a bloqueio dos canais de K^+; o potencial de ação se prolonga na terminação pré-sináptica; maior influxo de Ca^{++}; maior liberação do neurotransmissor.

Na habituação, a serotonina só é liberada pelos estímulos iniciais, havendo progressivo fechamento dos canais de Ca^{++} na membrana da terminação pré-sináptica, o que vai implicar menor liberação do neurotransmissor.

Nos estudos com a *Aplysia*, fica claro que os mecanismos das memórias de curto e longo prazos estão intimamente relacionados: em ambos há alterações na conexão entre os neurônios sensoriais e motores, maior liberação do neurotransmissor e o envolvimento da serotonina e do cAMP.

A sensibilização de longo prazo, diferentemente da de curto prazo, caracteriza-se por alterações estruturais ou permanentes nas próprias sinapses, não apenas alterações químicas: há aumento do número de vesículas que armazenam os neurotransmissores, aumento do número de zonas ativas (sítios onde ocorre a fusão dessas vesículas com a membrana pré-sináptica para a liberação do neurotransmissor) e aumento do número de terminações pré-sinápticas.

A sensibilização de longo prazo depende de incremento na síntese de novas proteínas e outras macromoléculas necessárias para o crescimento das conexões sinápticas. O cAMP e outros segundos mensageiros devem estar envolvidos na formação da memória de longo prazo, já que são potentes ativadores da síntese proteica. A inibição da síntese de mRNA pode bloquear a memória de longo prazo, mas não a de curto prazo (Kandel et al., 2014).

Potenciação de longo prazo

No nível celular, a memória associativa depende da potenciação de longo prazo (PLP) (ou *long-term potentiation* – LTP). A PLP consiste em aumento duradouro (horas, dias ou meses) dos potenciais pós-sinápticos quando se aplica uma descarga breve, mas de alta frequência, de estímulos a um axônio glutamatérgico. A descarga promove a remoção do bloqueio por parte do Mg^{++} dos receptores glutamatérgicos *N*-metil-D-aspartato (NMDA), permitindo, assim, o influxo de Ca^{++} por meio desses canais. O aumento da concentração de Ca^{++} no neurônio pós-sináptico provoca a ativação de enzimas proteinoquinases, que fosforilam diversas proteínas, inclusive os receptores do glutamato, e induzem a PLP. Em seguida, é liberado um mensageiro retrógrado, que atua sobre as proteinoquinases da terminação pré-sináptica, produzindo intensificação sustentada da liberação do neurotransmissor, assim perpetuando a PLP.

A PLP foi descrita primeiro no hipocampo e, mais tarde, em muitas outras regiões cerebrais. Acredita-se que a PLP seja um dos principais mecanismos da memória por ser, como essa função psíquica, sinapse-específica, associativa e de longa duração (Izquierdo, 1999; Kandel et al., 2014).

Amnésia infantil

Não temos memórias explícitas dos primeiros anos de nossas vidas provavelmente porque o hipocampo não se torna plenamente funcional até a idade de 3 ou 4 anos. As lembranças mais precoces do ser humano são principalmente emocionais. Em contraste com o hipocampo, a amígdala, relacionada à memória emocional, já se encontra bem desenvolvida ao nascimento. Essas primeiras lembranças são armazenadas no hemisfério não dominante, não podendo ser recuperadas verbalmente mais tarde na vida adulta (Pally, 1997a; Yovell, 2000).

Fabulação

Acredita-se que, para que ocorram fabulações, deve haver tanto lesão em estruturas diencefálicas ou temporomediais, que provoca amnésia significativa, como lesão na região ventromedial do lobo frontal, que leva a desinibição, ausência de automonitoramento e perda da autocrítica (DeLuca, 2000).

Transtorno de estresse pós-traumático

Em situações de estresse, a amígdala medeia a liberação de epinefrina, norepinefrina e cortisol. A epinefrina e a norepinefrina melhoram a memória explícita, o que poderia explicar o porquê de, em alguns casos, ser excepcionalmente nítida a rememoração de um evento traumático.

O cortisol aumenta a atividade da amígdala, mas diminui a do hipocampo. Presume-se que, no transtorno de estresse pós-traumático (TEPT), níveis muito altos de cortisol levariam à destruição de células hipocampais e à diminuição do volume do hipocampo. Com isso, nesse transtorno mental, é possível que a memória explícita do evento traumático seja perdida, ao mesmo tempo que a sua memória emocional persistiria por toda a vida (Pally, 1997a; Yovell, 2000).

CAPÍTULO

9 Linguagem

INTRODUÇÃO

Linguagem é um sistema, até certo ponto arbitrário, de signos fonéticos e gráficos, ou seja, as palavras, que funciona como um processo intermediário entre o pensamento e o mundo externo (Brandão, 1995).

Funções da linguagem

A linguagem possui as seguintes finalidades: comunicação social, expressão de vivências internas (pensamentos, sentimentos), organização da experiência sensorial e dos processos mentais, tradução dos estímulos externos, indicação e descrição das coisas, transmissão de conhecimentos e regulação da conduta (Chaui, 1995; Kandel et al., 2014).

Características da linguagem

A linguagem é uma forma de comunicação especificamente humana. Animais inferiores apresentam formas de comunicação extremamente estereotipadas. Outros primatas possuem uma capacidade muito limitada para o aprendizado da linguagem humana (Kandel et al., 2014).

A fala é um processo criativo: a partir de um número finito de palavras e regras gramaticais, produzimos uma infinidade de sentenças e significados (Andrade, 1998). A gramática constitui-se de regras de combinação tanto de fonemas para a formação de palavras (morfologia) quanto de palavras para a formação de frases (sintaxe) (Kandel et al., 2014).

Por meio da linguagem, podemos abstrair e generalizar os elementos da realidade (Loyello, 1990). A linguagem se exterioriza por meio da fala (e da escrita), a qual representa um fenômeno psicomotor (Motta et al., 1995).

Linguagem e pensamento

Linguagem e pensamento estão intimamente inter-relacionados, mas são dois fenômenos distintos (Motta et al., 1995). Ocorrem perturbações do pensamento não associadas a perturbações da fala, e vice-versa. Além disso, há pensamentos sem linguagem, como nos devaneios. Por outro lado, também existem palavras não associadas a pensamentos, como frases sem significado, usadas simplesmente para a interação social. São exemplos disso saudações – "olá!" ou "tudo bem?" – e o início de uma resposta com "então", "bem" ou "bom" (Sims, 2001).

O estudo da linguagem tem como objeto as palavras, enquanto o do pensamento se refere às ideias. A linguagem molda o pensamento e é fundamental para a sua elaboração e expressão (Sims, 2001). Só com a aquisição da linguagem, e a consequente utilização de conceitos, desenvolve-se na criança o pensamento abstrato (Chaui, 1995).

Prosódia

Além do componente cognitivo, a linguagem possui ainda um componente afetivo: a prosódia. Esta é constituída pela musicalidade, entonação e inflexões da fala, além da gesticulação (Kandel et al., 2014).

ALTERAÇÕES DA LINGUAGEM

Não faz parte da psicopatologia o estudo dos distúrbios restritos ao aparelho fonador, isto é, as perturbações no processo mecânico da fala. Estas não interferem na compreensão da linguagem e, principalmente, podem ocorrer na ausência de um transtorno mental. Assim, não estudaremos as disartrias (dificuldade mais ou menos geral na articulação da palavra, prejudicando especialmente a pronúncia de consoantes), as dislalias (deformação, omissão ou substituição restrita a determinadas consoantes), as disfemias (como tartamudez ou gagueira) e as disfonias (perturbação da voz, atingindo principalmente as vogais) (Brandão, 1995) (Motta et al., 1995).

Por outro lado, a distinção entre distúrbios orgânicos e distúrbios psíquicos (ou funcionais) da fala encontrada em diversos textos de psicopatologia (Paim, 1998; Sá, 1988) é bastante criticável, por basear-se na presunção de uma separação mente-corpo.

ALTERAÇÕES QUANTITATIVAS

Afasias

Os termos *afasia* e *disfasia* são, com frequência, usados de forma intercambiável, todavia, mais precisamente, o primeiro se refere a perda, e o segundo, a prejuízo ou dificuldade quanto à linguagem (Sims, 2001).

As afasias são distúrbios adquiridos da capacidade linguística – na compreensão ou na expressão –, que ocorrem na ausência de déficit auditivo ou de incapacidade motora do órgão fonador. Estão relacionadas a lesões corticais – causadas principalmente por distúrbios vasculares, tumores e processos degenerativos, como a doença de Alzheimer (Brandão, 1995).

As afasias são classificadas como: motora (expressiva, ou de Broca), sensorial (receptiva, ou de Wernicke), de condução, global, transcortical e anômica (semântica, amnésica).

Afasia motora

A afasia motora constitui uma apraxia verbal (ver Capítulo 16, *Psicomotricidade*), representa a perda da capacidade de realizar os movimentos musculares para produzir adequadamente os sons das palavras. Os pacientes conseguem utilizar os músculos fonadores para outros fins que não a fala (Jaspers, 1987).

Trata-se de uma forma de afasia não fluente. O discurso, emitido com grande dificuldade, caracteriza-se por frases curtas ou, simplesmente, fragmentos de palavras e pela perda da estrutura gramatical (agramatismo: ausência de artigos, preposições, conjunções, advérbios de lugar e verbos auxiliares). Além disso, os pacientes cometem erros parafásicos literais (ver adiante) e apresentam perda da prosódia. A compreensão da linguagem, assim como a capacidade de nomeação, está preservada, mas a capacidade de repetição (do que o examinador fala) está comprometida (Mattos, 2000).

A afasia motora está relacionada a lesões na região posteroinferior do lobo frontal esquerdo (área de Broca) (Kandel et al., 2014).

Afasia sensorial

A afasia sensorial corresponde a uma agnosia verbal: o objeto que deixa de ser reconhecido é a palavra (ver Capítulo 7, *Sensopercepção*). Há perda da capacidade de compreender a linguagem. A audição, por definição, não está prejudicada. É uma afasia fluente, mas o paciente tem dificuldades em compreender a própria fala. As palavras são pronunciadas de forma defeituosa –, há parafasias literais e semânticas (ver adiante) –, e a sintaxe pode estar bastante alterada (paragramatismo). As capacidades de repetição e de nomeação também estão comprometidas (Dalgalarrondo, 2000).

Na afasia sensorial, há lesão na região posterossuperior do lobo temporal esquerdo (área de Wernicke) (Brandão, 1995).

Afasia de condução

Na afasia de condução, há fluência, a compreensão é normal, mas a capacidade de repetição e a de nomeação estão comprometidas. Esse tipo de afasia está relacionado a lesões no fascículo arqueado, que conecta a área de Wernicke com a de Broca (Sims, 2001).

Afasia global

Na afasia global – relacionada a lesões nas áreas de Broca e de Wernicke –, a expressão, a compreensão e a repetição estão comprometidas (Mattos, 2000).

Afasia transcortical

Na afasia transcortical, há perda da fluência verbal, mas, em contraste com a afasia motora, a capacidade de repetição está preservada. A capacidade de compreensão pode estar comprometida ou não (Mattos, 2000).

Afasia anômica

Na afasia anômica, há dificuldade em nomear objetos. A expressão, a compreensão e a repetição são normais (Mattos, 2000).

Agrafia

A agrafia caracteriza-se pela incapacidade isolada para escrever. Eventualmente, está associada às afasias. É causada por lesão na segunda circunvolução frontal (Dalgalarrondo, 2000).

Alexia

Na alexia, perde-se a capacidade para a leitura. Ocorre isoladamente ou associada a afasias e a agrafias (Dalgalarrondo, 2000).

Aprosódia (hipoprosódia)

Na aprosódia ou hipoprosódia há, respectivamente, perda ou diminuição da modulação afetiva da fala, que se torna monocórdica, monótona. Pode haver também perda (ou diminuição) da capacidade de compreender a prosódia da fala das outras pessoas. Esse distúrbio relaciona-se a lesões no hemisfério direito (Brandão, 1995).

Hiperprosódia

A hiperprosódia caracteriza-se por acentuação da inflexão verbal. A fala é enfática, loquaz. Ocorre na mania (Sims, 2001).

Mutismo

Mutismo significa ausência da fala. Expressa negativismo (silêncio deliberado) ou inibição psíquica. Ocorre na catatonia, depressão, transtorno conversivo ou no *delirium* hipoativo (Sims, 2001).

Oligolalia

A oligolalia (ou laconismo) refere-se à expressão verbal diminuída, mas não abolida. Consiste no oposto da logorreia. É observada nas mesmas situações em que o mutismo ocorre.

Logorreia

A logorreia (ou verborreia, ou verborragia) refere-se à expressão verbal aumentada. O paciente fala o tempo todo, e é difícil interrompê-lo. Ela é observada tipicamente nos estados maníacos, mas também na síndrome de ansiedade (Paim, 1998).

Hipofonia

A hipofonia representa a redução do volume da voz, isto é, falar excessivamente baixo, o que às vezes torna impossível entender o que se está dizendo (Pio Abreu, 1997).

Hiperfonia

A hiperfonia representa a elevação do volume da voz, isto é, falar excessivamente alto (Sims, 2001).

Taquilalia e bradilalia

Taquilalia (ou taquifasia) e bradilalia (ou bradifasia) referem-se, respectivamente, ao aumento e à diminuição da velocidade da expressão verbal. Correspondem a alterações do curso do pensamento (Dalgalarrondo, 2000).

Latência da resposta

A latência da resposta refere-se ao tempo que o paciente demora para responder às perguntas do examinador, podendo estar aumentada ou diminuída (Motta et al., 1995). O aumento expressa inibição psíquica (como na depressão), negativismo ou suspicácia. A diminuição pode estar relacionada à síndrome maníaca ou ansiedade.

ALTERAÇÕES QUALITATIVAS

Parafasias

As parafasias referem-se à deformação ou troca de palavras, podendo ser literais ou verbais. A parafasia literal (ou fonêmica) caracteriza-se pela substituição de uma palavra por outra de som semelhante, como *faca* por *vaca*. Ocorre nas afasias motora e sensorial. A parafasia verbal (ou semântica), por sua vez, é caracterizada pela substituição de uma palavra por outra relacionada em função do seu significado, como *faca* por *garfo*. É encontrada na afasia sensorial (Duus, 1985).

Palilalia

A palilalia é a repetição involuntária da última ou últimas palavras que o próprio paciente falou. Ocorre na demência. Por exemplo, o examinador pergunta "qual é o seu nome?", e o paciente responde "eu me chamo João... João". (Dalgalarrondo, 2000). Essa alteração é análoga à perseveração motora, da psicomotricidade.

Logoclonia

A logoclonia é semelhante à palilalia, só que a repetição é apenas das últimas sílabas. É encontrada tipicamente na demência. Por exemplo, o examinador pergunta "qual é o seu nome?", e o paciente responde "eu me chamo João... ão ... ão" (Sá, 1988). A logoclonia também analogamente corresponde à perseveração motora.

Ecolalia

A ecolalia consiste na repetição, como um eco, da última ou últimas palavras faladas pelo entrevistador (ou outra pessoa do ambiente), dirigidas ou não ao paciente. Corresponde, na linguagem, ao que são a ecomimia e a ecopraxia na psicomotricidade. Ocorre na síndrome catatônica, no autismo e na demência (Sims, 2001). Por exemplo, o examinador pergunta "qual é o seu nome?", e o paciente responde "qual é o seu nome". Outro exemplo, ainda mais curioso, ocorreu em uma aula prática. Quando o paciente apresentou uma ecolalia, o professor falou para os alunos: "ecolalia". Então, de imediato, o paciente repetiu: "ecolalia".

Estereotipia verbal

A estereotipia verbal (ou verbigeração) consiste em repetição monótona, inadequada, sem propósito aparente e sem sentido comunicativo de palavras ou frases. Ocorre na síndrome catatônica e na demência (Paim, 1998).

Um paciente ficava o dia inteiro gritando "É uma coisa! É uma coisa!". Onde quer que estivesse, não pronunciava praticamente qualquer outra palavra.

Maneirismo

No maneirismo verbal, a fala torna-se pouco natural, afetada, caricatural, quanto à escolha das palavras (rebuscamentos, uso de palavras *difíceis*, formalismo exagerado, assim como o uso excessivo de diminutivos, gírias ou jargões), à pronúncia, ao sotaque ou à inflexão verbal (prosódia) (Dalgalarrondo, 2000).

Quando um indivíduo faz referência a si mesmo na terceira pessoa, isso representa um maneirismo. Com frequência, o ex-jogador de futebol Pelé contava episódios de sua carreira sem usar o pronome eu, preferindo usar a expressão "o Pelé". Esses fragmentos de discurso servem como exemplos de maneirismos verbais: "Oi, queridinha! Você tem um tempinho para a gente ter uma conversinha?"; "Demorou, cara! Dá um toque se rolar outra parada maneira. Falou?". Com relação à prosódia, um exemplo de maneirismo foi dado por uma paciente que, embora fosse carioca e tivesse vivido toda a sua vida no Rio de Janeiro, falava sempre com um suposto sotaque gaúcho, imitando o ex-governador Leonel Brizola.

Pedolalia

Na pedolalia, o paciente fala com uma prosódia infantilizada ou usa palavras que são mais características do vocabulário de uma criança (Pio Abreu, 1997). De certa forma, representa um maneirismo. Ocorre eventualmente na deficiência intelectual, na esquizofrenia e no transtorno da personalidade histriônica.

Solilóquio

O solilóquio refere-se ao comportamento de falar sozinho. É uma manifestação indicativa de alucinação auditiva, mas ocorre também em pessoas normais.

Mussitação

Na mussitação, o paciente fala para si próprio com uma voz sussurrada, em volume muito baixo e tom monótono, quase sem mover os lábios. Em geral, não se consegue compreender o que está dizendo (Sá, 1988). Ocorre na esquizofrenia e, com frequência, expressa atividade alucinatória.

Neologismo

Neologismos consistem em palavras novas, criadas pelos pacientes, ou palavras já existentes às quais é atribuído um novo significado, idiossincrático. Resultam de uma fusão de conceitos ou então consistem em uma tentativa de descrever vivências extraordinárias que o vocabulário comum não conseguiria expressar. São encontrados principalmente na esquizofrenia (Hamilton, 1974).

Um jovem esquizofrênico usava com a maior naturalidade a palavra *newvela*, que, segundo ele, significava "uma forma de novela que não tem fim e que passa em três emissoras de TV". O mesmo indivíduo escreveu a palavra *s'tro*. Questionado quanto ao que esta representava, disse que era o Deus judaico, que era "conspiração política, pensamento transmodificador, fraternidade transnacional, conjunção universal, educação pós-ultramoderna e razão autossustentável". Paim (1998) refere-se a um paciente cujo discurso era repleto de neologismos:

> "Não é solteiro nem casado, é 'sindorá'; seu pai não está vivo, é 'simprizatos'; e sua mãe chama-se Maria do 'Silenciale'. Sabe escrever, tendo aprendido no 'cangaiero' do Albuquerque; tem 955 'siliniades' de idade".

Jargonofasia

A jargonofasia (ou salada de palavras, ou esquizofasia, ou confusão de linguagem) representa uma completa desorganização da linguagem, cuja sintaxe se torna inteiramente incoerente. Palavras reconhecíveis, em geral articuladas corretamente, são emitidas em uma ordem caótica e ilógica, podendo ainda ser misturadas com neologismos, o que torna o discurso sem qualquer sentido, ininteligível (Sá, 1988). Ocorre na esquizofrenia e na afasia sensorial. O discurso de um paciente, recolhido por Pio Abreu (1997), exemplifica a jargonofasia:

> "Alviela de seporte antantá da cédula de emigração delitianos de poupador de alter cor de várias entidades oficiais tite as insígnias desmercocoloie de bat anglo bater dulpagi de armas glomirais de briquet dos regimentos de Lisboa".

Coprolalia

A coprolalia consiste em um discurso caracterizado pela presença de palavras obscenas, vulgares ou de baixo calão. Quando representa um tique verbal, é uma manifestação típica da síndrome de Tourette (Motta et al., 1995). Pode também expressar desinibição, como na mania e nas demências frontotemporais.

Glossolalia

Na glossolalia, o discurso é formado unicamente por palavras inexistentes, que, em função de uma prosódia normal, dão a falsa impressão de representarem um idioma estrangeiro (Dalgalarrondo, 2000).

Pararrespostas

Pararrespostas são respostas totalmente disparatadas em relação às perguntas (Dalgalarrondo, 2000). Por exemplo: "Quantas patas tem um cachorro?" – Resposta: "Acho que vai chover".

Decorrem de falta de compreensão da pergunta – na demência, na deficiência intelectual ou na afasia sensorial –, ou de prejuízo da atenção – em estados de escuta alucinatória, na agitação maníaca, no *delirium*, em quadros de ansiedade, no transtorno de déficit de atenção e hiperatividade etc.

Respostas aproximadas

Em diversos livros, as respostas aproximadas são denominadas *pararrespostas*, mas se trata, na verdade, de um fenômeno bem diferente do descrito anteriormente. O paciente, embora compreenda perfeitamente a pergunta e conheça a resposta correta, deliberadamente dá uma resposta errada, mas que está relacionada à pergunta (Sims, 2001). Por exemplo: "Quantas patas tem um cachorro?" – Resposta: "Cinco".

Respostas aproximadas ocorrem em um quadro de pseudodemência (dissociativa) conhecido como *síndrome de Ganser*, descrito por Ganser em 1898.

EXAME DA LINGUAGEM

A expressão oral e a compreensão auditivo-verbal são avaliadas de maneira informal durante toda a entrevista. Todavia, alguns testes podem ser necessários, como os encontrados no Miniexame do Estado Mental (Folstein et al., 1975) e no CAMDEX (Roth et al., 1986):

- A compreensão é avaliada por meio de ordens transmitidas oralmente ao paciente, como "Toque sua orelha direita com sua mão esquerda"; ou perguntas simples, como "Os bairros são maiores do que as cidades?"; ou ordens por escrito, como "Feche os olhos"
- Capacidade de nomeação: mostram-se uma caneta e um relógio, por exemplo, ao paciente, que tem que dizer como se chamam esses objetos. Ou então pede-se a ele que, em um minuto, cite todos os nomes de animais que puder
- Capacidade de repetição: solicita-se a repetição imediata de frases relativamente complexas, como "Nem aqui, nem ali, nem lá", ou "Sem quês, nem mas, nem porquês"
- Expressão: o paciente deve escrever uma frase completa (com sujeito, verbo e objeto ou predicado) e que faça sentido.

A LINGUAGEM NOS PRINCIPAIS TRANSTORNOS MENTAIS

MANIA. Na mania, o paciente em geral fala alto, está logorreico e apresenta taquilalia, hiperprosódia e diminuição da latência de resposta, podendo apresentar ainda coprolalia.

DEPRESSÃO. Tipicamente, na depressão, há oligolalia ou mutismo, bradilalia, hipofonia e aumento da latência de resposta, podendo ocorrer também hipoprosódia ou aprosódia.

ESQUIZOFRENIA. Na esquizofrenia encontram-se mussitação, solilóquio, jargonofasia, neologismos, maneirismos, pararrespostas e aprosódia.

CATATONIA. São observados mutismo, ecolalia, maneirismo e estereotipia verbal.

DEMÊNCIA. Na demência, há afasia (com parafasias), ecolalia, palilalia, logoclonia, jargonofasia, pararrespostas e aprosódia.

TRANSTORNO CONVERSIVO E TRANSTORNOS DISSOCIATIVOS. Em quadros conversivos, pode haver mutismo; ou então o paciente perde a capacidade para a fala normal, conseguindo apenas sussurrar (afonia histérica). Na síndrome de Ganser, um quadro dissociativo, observamos respostas aproximadas. Encontram-se também pedolalia (na puerilidade histérica) e glossolalia (em estados de transe dissociativos).

CONTRIBUIÇÕES DA PSICANÁLISE

Para Freud, uma ideia só se torna consciente se se ligar a uma "representação de palavra", ou seja, a uma imagem verbal. Isso ocorre porque a imagem verbal guarda características sensoriais: origina-se na escuta por parte da criança das palavras pronunciadas pelas outras pessoas.

Ainda segundo ele, a aquisição da linguagem é o que possibilita o desenvolvimento do "pensamento do processo secundário", relacionado ao *ego*, a partir do "pensamento do processo primário", relacionado ao *id* (Andrade, 1998; Laplanche & Pontalis, 1970).

CONTRIBUIÇÕES DAS NEUROCIÊNCIAS

Lateralidade da linguagem

A linguagem está relacionada ao hemisfério cerebral dominante, que, em 90% das pessoas destras e em 64% dos canhotos e ambidestros, é o hemisfério esquerdo (Sims, 2001).

Área de Wernicke

A área de Wernicke é a principal área de compreensão da linguagem. Está relacionada à formação de pensamentos e à escolha das palavras que irão expressá-los.

É especialmente desenvolvida no homem. Embora seja encontrada nos chimpanzés, não é detectada nos cérebros dos símios ou de macacos antropoides.

Localiza-se na porção posterior do giro superior do lobo temporal e está intimamente relacionada às áreas auditivas primária e secundária, no mesmo lobo (Brandão, 1995; Guyton, 1997).

Área de Broca

A área de Broca é a principal área da expressão verbal: proporciona a formação de palavras ao excitar simultaneamente os músculos articulatórios e fonatórios. Está localizada no quadrante póstero-lateral do lobo frontal esquerdo (Brandão, 1995; Guyton, 1997).

Circuitos neuronais da fala

A sequência da transmissão neuronal envolvida na linguagem falada é mais ou menos esta: (a) recepção dos sinais sonoros na área auditiva primária, onde são codificadas as palavras; (b) reconhecimento das palavras na área de Wernicke; (c) formação do pensamento e escolha das palavras na área de Wernicke; (d) transmissão da informação da área de Wernicke para a de Broca pelo fascículo arqueado; (e) ativação dos programas motores especializados na área de Broca para o controle da formação das palavras; e (f) transmissão de sinais para o córtex motor, que então ativa os músculos da fala (Guyton & Hall, 1997).

Estruturas subcorticais

Além das áreas de Wernicke e de Broca, outras estruturas parecem ser importantes para a linguagem, como o tálamo esquerdo, o núcleo caudado esquerdo e a substância branca adjacente (Kandel et al., 2014).

Linguagem e cognição

A maior parte das informações sensoriais é convertida em linguagem antes de ser armazenada como recordação e antes de ser utilizada em outros processos cognitivos (Guyton & Hall, 1997).

Gramática universal

Para o linguista norte-americano Noam Chomsky, o cérebro humano está geneticamente programado para reconhecer no ambiente, aprender e utilizar a linguagem, ou seja, haveria um mecanismo inato para a aquisição da linguagem. Observa-se que as crianças são capazes de compreender e empregar regras gramaticais que jamais lhes foram ensinadas. Além disso, certas unidades fonológicas, sintáticas (como *substantivo*, *verbo* etc.) e semânticas (como *masculino*, *objeto físico* etc.) seriam encontradas em todas as línguas, tendo, portanto, um caráter universal (Kandel et al., 2014).

Prosódia

Uma região no lobo frontal e outra no lobo temporal, ambas do hemisfério direito, homólogas às áreas de Broca e de Wernicke, estão relacionadas à expressão e à compreensão da prosódia, respectivamente (Brandão, 1995).

CAPÍTULO

10 Pensamento (Exceto Delírio)

INTRODUÇÃO

O pensar

A palavra *pensar* vem do verbo latino *pendere*, que significa *ficar em suspenso, examinar, pesar, ponderar* (Chauí, 1995). O pensamento está relacionado à antecipação de acontecimentos, ou seja, à construção de modelos da realidade e simulação do seu funcionamento (Pio Abreu, 1997).

Atributos intelectivos fundamentais

Para Nobre de Melo (1981), os atributos intelectivos fundamentais que sustentam o pensamento são: a compreensão intelectual (apercepção), a ideação, a imaginação e a associação de representações e ideias.*

A ideia difere da imagem representativa (ou mnêmica) por ser imaterial, abstrata e geral, não redutível ao sensorial. Associação é o processo psíquico por meio do qual se estabelecem relações significativas entre as ideias e as imagens perceptivas, representativas e imaginativas. As conexões do pensamento se fazem passivamente quando o processo associativo segue as leis de semelhança, de contraste ou de contiguidade (no tempo ou espaço). Todavia, o pensamento também pode possuir uma tendência dominante, que o direciona ativamente a uma certa finalidade: o processo associativo é impulsionado por uma ideia fundamental (ou ideia-alvo ou representação-diretriz) (Vallejo Nágera, 1944).

Atividades fundamentais do pensamento

As atividades fundamentais do pensamento são: a elaboração de conceitos, a formação de juízos e o raciocínio.

Um *conceito* identifica os atributos ou qualidades mais gerais e essenciais de um objeto ou fenômeno. É expresso por uma palavra e está relacionado à abstração e generalização. Por exemplo: *céu* e *azul* são conceitos.

O *juízo* estabelece uma relação entre dois ou mais conceitos. Consiste no ato da consciência de afirmar ou negar algum atributo ou qualidade a um objeto ou fenômeno. É composto por um sujeito, um verbo de ligação e um predicado. Por exemplo: "O céu é azul".

Por fim, raciocínio representa uma operação mental que relaciona juízos, levando à formação de novos juízos (ou conclusões). Por exemplo: "Todo homem é mortal"; "Sócrates é um homem", portanto, "Sócrates é mortal". Um raciocínio pode ser indutivo (do particular para o geral), dedutivo (do geral para o particular), ou analógico (de um particular para outro particular) (Alonso Fernández, 1976).

---

*A apercepção, a imaginação e a imagem representativa são discutidas nos Capítulos 7 e 13.

Modalidades de pensamento

O pensamento lógico-formal (ou aristotélico) é constituído por três princípios:

- Princípio da identidade ou da não contradição: se A é A e B é B, logo A não pode ser B
- Princípio da causalidade: se A é causa de B, então B não pode ser ao mesmo tempo causa de A
- Princípio da relação da parte com o todo: se A é parte de B, então B não pode ser parte de A.

Em contraste, de acordo com a dialética hegeliana, a quantidade pode se transformar em qualidade; toda afirmação possui dentro de si mesma o princípio de sua negação; e tudo é, ao mesmo tempo, causa e efeito de si mesmo (Dalgalarrondo, 2000).

Já o pensamento mágico-arcaico baseia-se na lei da semelhança – se dois objetos se parecem externamente, eles têm propriedades idênticas – e na lei da contiguidade – se dois objetos estão próximos, eles se influenciam mutuamente e trocam propriedades entre si (Cabaleiro Goas, 1966).

Aspectos do pensamento

Curso, forma e conteúdo constituem os aspectos do pensamento. O curso refere-se à velocidade e ao ritmo do pensamento. A forma, por sua vez, está relacionada à estrutura do pensamento, ao padrão de associação entre as ideias. Já o conteúdo diz respeito à temática do pensamento, às qualidades ou características das ideias (Dalgalarrondo, 2000).

ALTERAÇÕES DO PENSAMENTO

Entre os diversos autores, não há consenso quanto a quais seriam as alterações do pensamento e a como classificá-las. Muitas vezes, são cometidas impropriedades, como quando se consideram o roubo, a imposição ou a divulgação do pensamento – que constituem alterações da consciência do eu – e o eco do pensamento – fenômeno relacionado à sensopercepção – como distúrbios do pensamento. Além disso, é bastante comum a ausência de distinção entre curso e forma de pensamento.

Aqui é proposta a seguinte classificação das alterações do pensamento (Figura 10.1):

- Quantitativas: curso (aceleração, inibição, bloqueio)
- Qualitativas: forma (fuga de ideias, desagregação, prolixidade, minuciosidade, perseveração) e conteúdo (concretismo; ideias delirantes, deliroides e prevalentes).

ALTERAÇÕES QUANTITATIVAS

Aceleração do pensamento

Na aceleração do curso do pensamento (ou taquipsiquismo), a fala está mais rápida, há maior produtividade ideativa e maior velocidade no processo associativo. Isso ocorre na mania, na intoxicação por cocaína ou anfetamina e nos estados de ansiedade ou agitação psicomotora (Sá, 1988).

Inibição do pensamento

Na inibição do pensamento (ou alentecimento do curso do pensamento ou retardo do pensamento ou bradipsiquismo), a fala está mais devagar, há redução no número de ideias e representações, e inibição do processo associativo. Esse fenômeno – descrito por Wernicke, Aschafenburg e Lipmann – é tipicamente observado na depressão, ocorrendo também na demência, no *delirium* hipoativo e na catatonia inibida (Paim, 1998).

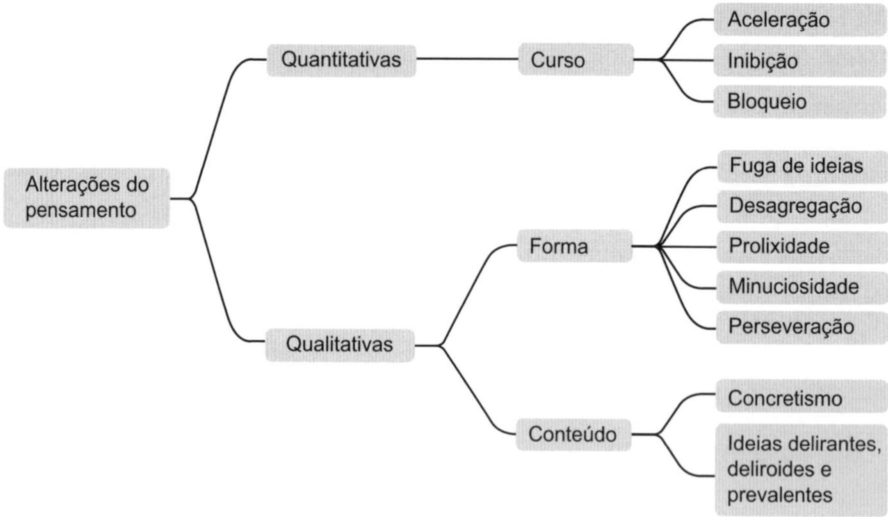

Figura 10.1 Alterações do pensamento.

Bloqueio do pensamento

O bloqueio do pensamento (ou interrupção do curso do pensamento) foi descrito por Bleuler, sendo considerado uma alteração quase exclusiva da esquizofrenia. Kraepelin empregava o termo *interceptação* para esse mesmo fenômeno.

Abruptamente, e sem qualquer motivo aparente, o paciente interrompe a sua fala, deixando de completar uma ideia. Algumas vezes, a interrupção se dá no meio de uma frase ou mesmo de uma palavra. Após um intervalo que varia entre alguns poucos minutos e várias horas, o paciente pode completar o pensamento interrompido ou, o que é mais frequente, iniciar outro ciclo de pensamento, inteiramente diverso do anterior. A vivência do paciente é a de que o fluxo do seu pensamento cessou ou se rompeu, resultando em um *branco*, um vazio, em sua mente. Tal experiência é muitas vezes atribuída pelo paciente ao roubo do seu pensamento (ver Capítulo 19, *Consciência do Eu*) (Nobre de Melo, 1981).

ALTERAÇÕES QUALITATIVAS

Fuga de ideias

A fuga de ideias – descrita por Wernicke, Aschafenburg e Lipmann – caracteriza-se pela variação rápida e incessante de tema, com preservação da coerência do relato e da lógica na associação de ideias. A tendência dominante do pensamento está enfraquecida, e, consequentemente, há um progressivo afastamento da ideia-alvo. Alternativamente, pode-se considerar que diversas ideias-alvo se sucedem em um pequeno espaço de tempo. O pensamento é facilmente desviado por estímulos externos, e as associações muitas vezes se dão por assonância (rimas) ou aliteração (repetição de consoantes) das palavras (Nobre de Melo, 1981).

A fuga de ideias está quase sempre associada a logorreia e aceleração do curso do pensamento. Trata-se de manifestação típica da mania, sendo ainda observada na intoxicação por cocaína ou anfetamina, na embriaguez alcoólica, na sífilis cerebral etc. A seguir, dois exemplos de fuga de ideias:

> "Boas tardes! Sim, boas tardes, se a vida é tão doce como o mel. Também gosta de açúcar? – fábrica de açúcar – a cana e a corda – não quer se enforcar? – Você é assassino – pai do assassino – o pescoço – o colarinho da camisa – branca como a neve é a inocência – Ah! A ingênua inocência! – como uma jovenzita – na ruazita – agora vive no ruão – no ruazelo – tornozelo – pata, pata de cão, pata de gato, línguas de gato – que sabem como o chocolate da Suíça – onde estão os loucos" (Paim, 1998).

> "Você foi o médico do meu marido. Ele voou pela janela. Minha irmã também se matou. Também pulou pela janela. Ela se tratava com o doutor Pitta. Ele devia se chamar doutor 'Apita'. Aí ele apitava, e todos os doentes pulavam pela janela".

Desagregação do pensamento

A desagregação do pensamento caracteriza-se pela perda do sentido lógico na associação de ideias. Há a formação de associações novas, que são incompreensíveis, irracionais e extravagantes. Como consequência, altera-se a sintaxe do discurso, que se torna incoerente, fragmentado e, muitas vezes, ininteligível. A desagregação do pensamento ocorre na esquizofrenia, no *delirium*, hiperativo, na demência avançada e, ocasionalmente, em casos de extrema agitação maníaca (Vellejo Nágera, 1944).

Pensamento desagregado, pensamento dissociado, pensamento incoerente, pensamento confuso, pensamento descarrilado, pensamento disparatado, pensamento vago e *afrouxamento dos enlaces associativos* possuem significados basicamente semelhantes, embora alguns autores, de maneira não uniforme, tentem estabelecer diferenças quantitativas ou qualitativas entre eles. Os termos *desagregado* (Bleuler), *dissociado* (Bleuler), *descarrilado* (Carl Schneider) e *disparatado* (Carl Schneider) são mais usados na esquizofrenia (Nobre de Melo, 1981); já *incoerente* e *confuso* são empregados mais frequentemente nos quadros de *delirium*. Alguns autores falam em *ambivalência ideativa*, que se caracterizaria pela presença de ideias opostas e contraditórias no mesmo discurso (Motta, et al., 1995). Isso, no entanto, parece representar apenas o resultado de uma desagregação do pensamento.

Exemplos de desagregação do pensamento:

> "Pela alma, pode-se viver bem e fazer coisas, mas deixamo-nos abater, logo a seguir. É como um rapto, que Deus imediatamente cura com unguentos, ligaduras e máquinas metidas no coração" (Scharfetter, 1999).

> "Epaminondas foi alguém poderoso na terra e no mar. Conduziu grandes manobras marítimas e batalhas navais abertas contra Pelópidas, mas na Segunda Guerra contra Cartago levou um golpe na cabeça pelo fracasso de uma fragata armada. Caminhou com navios de Atenas para Mamre, levando para lá uvas da Caledônia e romãs, e sobrepujou os beduínos. Sitiou a acrópole com navios dotados de canhões e incendiou a ocupação persa com tochas vivas. O papa posterior Gregório VII – ah – Nero seguiu seu exemplo e fez incendiar todos os atenienses, todos os sexos romanos-germânicos-celtas, que não tinham uma posição definida diante dos sacerdotes, pelos druidas no dia da morte de Cristo, em honra ao deus do sol, Baal. Este é o período da idade da pedra. Pontas de lança de bronze" (Bleuler, 1985).

Prolixidade

A prolixidade, que foi descrita por Lipmann e Edel, caracteriza-se por um discurso repleto de detalhes irrelevantes, o que o torna tedioso. A ideia-alvo jamais é alcançada ou só o é tardiamente. Decorre da incapacidade de síntese, de distinguir o essencial do acessório.

É encontrada basicamente nos quadros em que há comprometimento intelectivo, como a deficiência intelectual e a demência. Também é observada no transtorno da personalidade associado à epilepsia do lobo temporal e na esquizofrenia.

Alguns autores preferem utilizar os termos *circunstancialidade* e *tangencialidade* para designar esse tipo de pensamento. O que diferenciaria um do outro é que, só no caso da circunstancialidade, a ideia-alvo seria atingida (Dalgalarrondo, 2000).

Um paciente prolixo apresenta dificuldades em responder de forma direta e objetiva a uma pergunta. Se questionado sobre, por exemplo, onde mora, ele, em vez de fornecer de imediato seu endereço, vai dar um monte de informações desnecessárias. Pode comentar que reside em um local muito bonito, que lá faz muito calor, citar todas as linhas de ônibus que circulam por lá etc. Quando pressionado a ir direto ao ponto, muitas vezes vai dizer algo como "calma, que eu chego lá!".

Minuciosidade

A minuciosidade caracteriza-se por um discurso com um número excessivo de detalhes relevantes. Esses detalhes são introduzidos para enriquecer a comunicação e, ansiosamente, para evitar quaisquer possíveis omissões. É encontrada no transtorno obsessivo-compulsivo e no transtorno da personalidade obsessiva (anancástica) (Leme Lopes, 1980). Perguntado pelo médico sobre como tem passado, um paciente minucioso vai fazer um relatório pormenorizado de tudo o que sentiu a cada dia desde a última consulta, descrevendo as características e a cronologia completas dos sintomas.

Perseveração

A perseveração, descrita por Pick, caracteriza-se por recorrência excessiva e inadequada do mesmo tema no discurso, ou dificuldade em abandonar determinado tema. Consiste em perda da flexibilidade do pensamento. Há fixação persistente de uma única ideia-alvo e empobrecimento dos processos associativos (Paim, 1998).

A perseveração ocorre em casos de demência, deficiência intelectual, *delirium*, epilepsia, esquizofrenia. Muitas vezes, em um transtorno psicótico, um delírio (alteração do conteúdo do pensamento) assume tal importância na vida do paciente que, em seu discurso, a temática se torna perseverante (alteração da forma do pensamento).

As ideias obsessivas (ou obsessões) podem ser consideradas uma forma especial de perseveração do pensamento. Elas apresentam as seguintes características:

- São vivenciadas como absurdas, irracionais, sem sentido, repulsivas, desagradáveis ou ansiogênicas
- São reconhecidas pelo indivíduo como próprias, sem origem externa
- São repetitivas ou persistentes
- Impõem à sua consciência do indivíduo contra a sua vontade
- Levam a violenta luta interna, isto é, o indivíduo se esforça para afastá-las de sua mente ou realiza cerimoniais preventivos ou expiatórios (Paim, 1998).

São exemplos de conteúdos de ideias obsessivas: dúvidas torturantes, sacrilégios, tentações censuráveis, presságios quanto a tragédias ou morte relacionadas a familiares ou a si próprio. Uma senhora, muito religiosa, ficava extremamente perturbada quando ia à igreja, porque, ao olhar para as imagens dos santos, não conseguia deixar de imaginá-los despidos. Um indivíduo não conseguia se concentrar em suas tarefas quando estava no trabalho, pois ficava o tempo todo pensando na possibilidade de ter deixado a porta de casa destrancada. Uma mulher era tomada pela ideia de que o marido poderia sofrer um acidente fatal de carro toda vez que ele saía de casa.

As ideias obsessivas, estudadas inicialmente por Westphal, são encontradas principalmente no transtorno obsessivo-compulsivo, mas também na depressão e na esquizofrenia.

Concretismo

O concretismo (ou pensamento empobrecido) caracteriza-se por um discurso pobre em conceitos abstratos, em metáforas e analogias. Há uma intensa adesão ao nível sensorial e imediato da experiência. Ocorre na demência, no *delirium*, na deficiência intelectual e na esquizofrenia (Dalgalarrondo, 2000).

Uma forma especial de concretismo seria a reificação (*res* significa *coisa*), que consiste na utilização de expressões e símbolos, não como algo representativo, mas como coisa substantiva, concreta (Delgado, 1969). Um esquizofrênico, por exemplo, que diz que roubaram seu pensamento o está vivenciando como um objeto físico.

Ideias delirantes

As ideias delirantes (ou delírios), assim como as ideias deliroides e as prevalentes, são consideradas pela maioria dos autores como alterações do conteúdo do pensamento. Mas, devido à grande importância e amplitude do tema, a elas foi reservado um capítulo à parte.

EXAME DO PENSAMENTO

A fala do paciente é o único meio de acesso ao seu pensamento. Não é possível, portanto, avaliar o pensamento de um paciente em mutismo.

Quando se quer examinar a forma do pensamento, deve-se deixar o paciente falar livremente durante algum tempo, evitando interrompê-lo. Observa-se a velocidade da expressão das ideias, como elas se associam e sua adequação.

O PENSAMENTO NOS PRINCIPAIS TRANSTORNOS MENTAIS

ESQUIZOFRENIA. Tipicamente, na esquizofrenia, o curso do pensamento é interrompido; mas pode ser normal, acelerado (nas agitações) ou alentecido (no estupor). O bloqueio do pensamento classicamente era considerado patognomônico de esquizofrenia. Quanto à forma, o pensamento é desagregado, podendo ser ainda prolixo ou perseverante. Para Bleuler, o afrouxamento nas associações de ideias era o distúrbio primário da esquizofrenia. A desagregação está relacionada a um fenômeno típico da esquizofrenia denominado *fusão*, que consiste na justaposição absurda e incompreensível de ideias e conteúdos heterogêneos. Cameron descreveu, na esquizofrenia, o *pensamento superinclusivo*, que é caracterizado pela incapacidade de preservar os limites conceituais: ideias irrelevantes ou distantes da ideia principal são incorporadas a ela (Mayer-Gross et al., 1969). Tal descrição parece corresponder, pelo menos em parte, ao que se conhece como prolixidade. Quanto ao conteúdo, ocorre um concretismo reificante (ou coisificação). O empobrecimento do pensamento é um sintoma negativo da esquizofrenia.

MANIA. Na mania, tipicamente o pensamento é acelerado, com fuga de ideias. Se a aceleração for muito intensa, pode haver desagregação (Hamilton, 1974).

DEPRESSÃO. Na depressão, o pensamento está em geral inibido (Dalgalarrondo, 2000). Algumas vezes temas niilistas, de culpa ou ruína, mesmo que não sejam sob a forma de um delírio, podem se tornar perseverantes.

DEMÊNCIA E DEFICIÊNCIA INTELECTUAL. Em função de déficit intelectivo, o pensamento torna-se prolixo ou perseverante e concreto nos quadros demenciais e na deficiência intelectual

(Alonso-Fernández, 1976). Especificamente no caso da demência, a perseveração do pensamento se deve também ao déficit mnêmico: o indivíduo não se recorda de que já falou naquele assunto e, por isso, o repete.

DELIRIUM. O pensamento no *delirium* pode se tornar acelerado (na forma hiperativa) ou alentecido (na forma hipoativa), desagregado e concreto (Dalgalarrondo, 2000).

EPILEPSIA DO LOBO TEMPORAL. Na epilepsia do lobo temporal, observam-se prolixidade e perseveração (Dalgalarrondo, 2000).

TRANSTORNO OBSESSIVO-COMPULSIVO (TOC). No transtorno da personalidade obsessiva, o pensamento é minucioso. No TOC propriamente dito, há ideias obsessivas, que são perseverantes (Hamilton, 1974).

CONTRIBUIÇÕES DA PSICANÁLISE

Pensamento do processo primário e secundário

Para Freud, há duas modalidades de pensamento: o do processo primário e o do processo secundário (Brenner, 1975; Laplanche & Pontalis, 1970). O pensamento do processo secundário:

- É para nós mais familiar, é o pensamento comum, consciente, que é basicamente verbal e obedece às leis da sintaxe e à lógica
- É característico do ego maduro e da vigília
- Constitui uma modificação do pensamento do processo primário; surge em função da constatação da ineficácia da tentativa de satisfação pulsional por meio da alucinação do objeto e em função do desenvolvimento do ego
- Está relacionado ao princípio da realidade, que se caracteriza pelo adiamento da satisfação pulsional
- Está relacionado à energia psíquica *vinculada*, que se caracteriza pela pequena intensidade das descargas (mas há sempre alguma descarga) e por um escoamento controlado, o que permite a associação de ideias (e menor dispêndio de energia).

O pensamento do processo primário:

- É basicamente não verbal (imagens, principalmente visuais, podem substituir uma palavra); não há quaisquer conjunções negativas ou condicionais; elementos antagônicos podem substituir um ao outro ou estar lado a lado; não há sentido de tempo; é frequente a representação por alusão ou analogia, ou a parte pode representar o todo, ou vice-versa (deslocamento); mais de um elemento pode ser representado por um único (condensação)
- É característico da primeira infância, quando o ego ainda é imaturo (mas não desaparece na vida adulta), e do sonho
- Está relacionado ao princípio do prazer, que se caracteriza pelo não adiamento da satisfação pulsional
- Está relacionado à energia psíquica *livre*, que se caracteriza pela grande intensidade das descargas; não há associação de ideias: a energia de uma ideia é colocada em outra (deslocamento) ou a energia de mais de uma ideia é concentrada em uma só (condensação).

Reificação na esquizofrenia

Na esquizofrenia, em um primeiro momento, toda a energia ligada aos objetos é retirada e retorna ao ego. Na tentativa de recuperação, o esquizofrênico reinveste a energia nos objetos, mas só nas representações de palavra, não nas representações de coisa. Com isso, as representações de palavras são tratadas como representações de coisa: o significante assume o lugar do significado (Laplanche & Pontalis, 1970).

Ideias obsessivas

No transtorno obsessivo-compulsivo, há regressão para a fase anal-sádica, sendo assim reforçados os impulsos agressivos – relacionados ao conteúdo da maioria das ideias obsessivas –, o que vai intensificar conflitos intrapsíquicos. Há intensa ambivalência – amor e ódio em relação ao mesmo objeto –, e o paciente teme destruir os objetos que ama. Além disso, intensifica-se o *pensamento mágico*, que é onipotente: "pensar faz acontecer". Por fim, o superego se torna mais rígido e punitivo (Gabbard, 1994).

CONTRIBUIÇÕES DAS NEUROCIÊNCIAS

Objetos mentais

As imagens perceptivas e representativas e os conceitos representam os *objetos mentais*. Estes se imbricam uns nos outros formando uma corrente, cujo fluxo no tempo constitui o pensamento.

Os objetos mentais são gerados pela atividade de uma população de neurônios localizados no córtex associativo. São processados na mente, o que permite efetuar cálculos e antecipar acontecimentos (Brandão, 1995).

Pensamento

O pensamento é um processo executado em paralelo, simultaneamente e sem consciência, exceto quando há tradução para a linguagem. A função consciente está relacionada ao hemisfério dominante. Em pacientes que sofreram remoção do corpo caloso, informações que chegam apenas ao hemisfério não dominante são registradas, mas não se tornam conscientes. O pensamento lida com classes gerais, e não com elementos individuais de objetos mentais, o que torna importante a classificação destes em categorias (Siegel, 1995).

O pensamento precede a ação, o que se conclui a partir de estudos com potenciais evocados, nos quais se registram potenciais elétricos no córtex cerebral antes do início de um movimento voluntário. Ele parece estar relacionado ao córtex cerebral, ao tálamo, ao sistema límbico e à formação reticular superior do tronco cerebral (Guyton & Hall, 1997).

Córtex pré-frontal

Com base na observação de pacientes que sofreram lobotomia pré-frontal, pode-se afirmar que o córtex pré-frontal está relacionado com o planejamento da ação, previsão das consequências das ações motoras, controle do comportamento de acordo com as normas morais, resolução de problemas complexos e seleção da resposta motora mais apropriada – e modificação ou interrupção da ação motora – em função da avaliação de informações sensoriais interoceptivas e exteroceptivas.

O córtex pré-frontal teria também como função a elaboração do pensamento, o que está relacionado com a memória de trabalho (ou operacional). Esta consiste em um processo de memória de curto prazo em que há o armazenamento temporário de informações, as quais são evocadas instantaneamente à medida que são necessárias para pensamentos subsequentes, ou para guiar uma ação (ver Capítulo 8, *Memória*) (Brandão, 1995; Kandel et al., 2014).

Área de Wernicke

A área de Wernicke e regiões adjacentes são regiões do hemisfério dominante relacionadas à compreensão da linguagem. Parecem ser mais importantes para as funções intelectuais superiores do que o córtex pré-frontal (Guyton & Hall, 1997).

Transtorno obsessivo-compulsivo

O transtorno obsessivo-compulsivo (TOC) parece estar relacionado à hipoatividade serotoninérgica, já que as ideias obsessivas apresentam uma boa resposta aos antidepressivos serotoninérgicos. Pacientes com síndrome de Gilles de la Tourette e coreia de Sydenham frequentemente apresentam sintomas obsessivos. Como essas patologias estão relacionadas com hiperatividade dopaminérgica e distúrbios nos núcleos da base, acredita-se que o TOC possua uma etiologia semelhante.

Estudos de neuroimagem de pacientes com TOC evidenciam hiperatividade nos lobos frontais, núcleos da base (núcleo caudado) e giro do cíngulo.

CAPÍTULO

11 Pensamento: Delírio

INTRODUÇÃO

A palavra *delirar* é derivada do latim *delirare* (*de* = fora; *liros* = sulcos), que significa literalmente *lavrar fora do sulco* (Pio Abreu, 1997).

Definição de delírio

Segundo a definição clássica de Karl Jaspers (1987), ideias delirantes (ou delírios) são juízos patologicamente falsos, que possuem as seguintes características externas: acompanham-se de convicção extraordinária, não são suscetíveis à influência e possuem um conteúdo impossível.

Todavia, na prática psiquiátrica, ideias que não preenchem todos esses critérios são com frequência consideradas delirantes. De acordo com uma definição mais ampla, o delírio seria uma ideia ou crença que resulta de um raciocínio ilógico ou que desconsidera em grande parte a realidade.

Delírio como um juízo falso

O delírio constitui uma alteração relacionada à formação de juízos. Por meio dos juízos, discernimos a verdade do erro. Por meio do juízo de realidade, distinguimos o que é real do que é fruto de nossa imaginação (Cabeleiro Goas, 1966).

Todavia, nem todos os juízos falsos são patológicos. O erro – que também constitui um juízo falso – distingue-se do delírio por originar-se na ignorância, no julgamento apressado ou em premissas falsas, e por ser passível de correção pelos dados da realidade (Dalgalarrondo, 2000).

Por outro lado, há juízos que são considerados delirantes mesmo não sendo falsos. Nesse caso, a coincidência entre o delírio e a verdade seria meramente casual (Chalub, 1977; Manschreck, 1995b). Pode-se afirmar que um juízo que coincide com a realidade é delirante quando há incoerência entre a crença e as *evidências* apresentadas para justificá-la. Por exemplo: um indivíduo que realmente está sendo traído afirma que descobriu que a mulher lhe era infiel pelo fato de um cachorro na rua começar a latir na mesma hora em que ela certa vez saiu de casa. Assim, o juízo é verdadeiro, mas o raciocínio foi patológico: chegou-se ao destino correto por um caminho errado.

Convicção extraordinária e não suscetibilidade à influência

O delírio caracteriza-se por certeza subjetiva, por firmeza irremovível da convicção e por impossibilidade de modificação diante do desmentir dos fatos ou da refutação rigorosa: é incorrigível. Na prática clínica, contudo, em contradição com a definição clássica, observa-se que a intensidade da crença delirante pode flutuar e que certos pacientes expressam dúvida em relação à sua veracidade (Portella Nunes, 1990a).

Impossibilidade do conteúdo

A impossibilidade do conteúdo é um critério bastante criticado, pois considera-se que boa parte dos delírios tem um conteúdo possível, embora improvável; e, em alguns casos, o conteúdo do delírio é, por mero acaso, verdadeiro (Sedler, 1995).

O juízo falso é impossível e irracional quando está relacionado a um erro lógico, quando o raciocínio subverte os princípios lógicos: tornar existente o que não existe e não pode existir. Por exemplo, acreditar estar na Terra e na Lua ao mesmo tempo. Trata-se de uma impossibilidade lógica.

O juízo falso é impossível e racional quando está relacionado a um erro gnoseológico – tornar existente o que não existe, mas pode vir a existir –, com preservação dos princípios lógicos. Por exemplo, antes de 1969, afirmar ter estado na Lua. Trata-se de uma impossibilidade real.

O juízo falso é possível e improvável quando está relacionado a um erro gnoseológico, mas também a uma possibilidade real, embora pequena, de ser verdadeiro (Chalub, 1977). Um exemplo de delírio de conteúdo possível, mas improvável, é o seguinte: uma senhora de mais de 50 anos morava sozinha desde a sua separação conjugal. Havia alguns anos que ela não tinha mais contato com o ex-marido, que estava agora casado com uma mulher bem mais jovem que ela. A paciente, quando chegava em casa do trabalho, notava que alguns objetos estavam fora do lugar. Ela acreditava que, quando saía de casa, o ex-marido entrava em seu apartamento (sem ser visto por ela) e tirava de lugar tais objetos, para que ela pensasse que estava perdendo a memória e ficando "maluca". Segundo ela, o porteiro estava envolvido nesse plano, pois ele avisava ao ex-marido quando ela saía, assim como um chaveiro, que tinha feito uma cópia da chave de seu apartamento para o invasor. Também faziam parte da trama o síndico do edifício e diversas outras pessoas, todos judeus. O objetivo deles era fazer com que ela ficasse nervosa e desesperada e, assim, vendesse seu apartamento por um baixo preço para um dos conspiradores, que então teria um grande lucro financeiro. Nenhuma das ideias formuladas pela paciente era absurda, porém as chances de elas terem sido verdadeiras eram, na prática, desprezíveis.

Delírios bizarros são geralmente impossíveis, enquanto delírios não bizarros são geralmente improváveis. No entanto, na prática, fazer essa distinção não é tão simples, havendo um baixo grau de concordância quando se comparam as avaliações de diferentes psiquiatras (Sedler, 1995). Talvez não haja uma clara separação entre delírios bizarros e não bizarros, e a questão seja na verdade quantitativa: ser mais ou ser menos bizarro.

Outras características do delírio

O delírio constitui uma vivência individual, idiossincrática (Dalgalarrondo, 2000). Com isso, distingue-se das crenças culturalmente compartilhadas, como os dogmas religiosos, os quais podem possuir as mesmas características apontadas por Jaspers em relação ao delírio (Motta, et al., 1995).

Todo delírio é, de certa forma, autorreferente, no sentido de que o seu conteúdo está direta ou indiretamente relacionado ao enfermo (Alonso Fernández, 1976). O delírio se transforma no eixo em torno do qual passa a girar a vida do indivíduo (Cabeleiro Goas, 1966).

Quando há convicção extraordinária, o delirante não sente a necessidade de comprovar objetivamente a veracidade de seu juízo e pode não achar importante convencer as outras pessoas de que está certo (Bleuler, 1985).

Muitas vezes há discrepância entre o delírio e a conduta do paciente: ou este não muda em nada seu comportamento, ou age de forma diferente do que se esperaria de alguém que realmente estivesse na sua situação (Hamilton, 1974). Por exemplo, em vez de fugir de seus supostos perseguidores, coloca-se ao alcance deles.

Delírios são experimentados subjetivamente com características mais de *saber* do que de *acreditar* (Sedler, 1995), o que também os distingue das crenças religiosas.

DELÍRIO PRIMÁRIO, DELÍRIO SECUNDÁRIO E IDEIA PREVALENTE

Delírio primário

O delírio primário é a ideia delirante autêntica. Ele é autóctone, isto é, não deriva de outra manifestação psíquica patológica. É incompreensível: não pode ser seguido psicologicamente até a sua origem, é algo de "último e derradeiro". Está relacionado a uma profunda transformação da personalidade, sendo a expressão de um processo: o surgimento de algo novo, duradouro e irreversível na vida mental. Classicamente, seria exclusivo da esquizofrenia (Jaspers, 1987; Sims, 2001).

Jaspers (1987) incluiu sob a denominação de *vivências delirantes primárias* as percepções delirantes, as representações delirantes e as cognições delirantes. Kurt. Schneider criou o conceito de *ocorrências delirantes*, que englobaria as representações delirantes e cognições delirantes.

A *percepção delirante* consiste na atribuição de um significado novo, anormal, a uma percepção normal de um objeto real. Essa significação se dá de forma simultânea ao ato perceptivo. O significado é para o observador algo ilógico, absurdo e incompreensível, ou seja, parece não haver qualquer relação entre o que foi percebido e a conclusão a que se chegou. Para o doente, o significado é em geral autorreferente; tem o caráter de um aviso, mensagem ou revelação; é algo especial, de grande importância, que é sentido como imposto (Alonso Fernández, 1976). Um exemplo seria o seguinte: o indivíduo vê um cachorro urinando na rua e então *sabe* que o mundo vai acabar. A percepção delirante é um dos sintomas de primeira ordem de Kurt Schneider (1957) para o diagnóstico da esquizofrenia. Ela difere da interpretação deliroide porque, nesta, o significado anormal é dado *a posteriori*, às vezes de imediato, mas nunca simultaneamente ao ato perceptivo; e porque, na interpretação deliroide, é mantida uma conexão lógica, compreensível, entre o ato perceptivo e o significado a ele atribuído (Nobre de Melo, 1981). Um exemplo de interpretação deliroide seria o de um professor que, ao ver um aluno usar o celular durante a aula, tem a certeza de que a sua apresentação não está agradando.

Na *representação delirante*, um significado anormal é dado a uma recordação normal. Por exemplo: "'Eu podia muito bem ser o filho do rei Luís' – uma recordação clara, de como o imperador, ao passar a cavalo, na parada, vista há alguns anos, olhou justamente para ele, o confirma" (Jaspers, 1987).

A *cognição delirante* consiste em uma convicção patológica intuitiva, uma certeza súbita, uma revelação imediata, que prescinde por completo de conexões significativas com quaisquer dados perceptivos ou representativos. Por exemplo, o indivíduo de repente sabe que é Jesus Cristo, mas isso não está relacionado com nada que ele tenha visto, ouvido ou se lembrado. A cognição delirante ocorre mais em quadros psicóticos agudos do que crônicos. Ao contrário da percepção delirante e da representação delirante, constituídas por dois membros – a percepção ou recordação normal somada à significação anormal –, a cognição delirante possui um único membro (Schneider, 1978).

Delírio secundário

O delírio secundário também é chamado *ideia deliroide*.* Ele se origina de forma compreensível psicologicamente de outras manifestações psíquicas patológicas, tais como alterações do humor, da sensopercepção e da consciência (Sims, 2001).

São exemplos de delírios secundários: ideias de grandeza na mania eufórica, ideias de influência relacionadas a alucinações cenestésicas, ideias de perseguição em quadros de *delirium* etc.

Cabaleiro Goas (1966), diferentemente da maioria dos autores, separava as ideias deliroides dos delírios secundários. Para ele, as ideias deliroides seriam mais facilmente influenciáveis e corrigíveis do que as delirantes, enquanto os delírios secundários poderiam ter as mesmas características que os primários, exceto por sua gênese.

Ideia prevalente

Na definição de Nobre de Melo (1981), a ideia prevalente (ou supervalorizada) é uma ideia errônea por superestimação afetiva. O erro decorre do fato de a ideia estar relacionada a uma carga afetiva muito intensa, que influencia o julgamento da realidade (influência catatímica), tornando-o pouco racional. Essa ideia ganha preponderância em relação às demais e orienta unilateralmente a conduta do indivíduo.

Na ideia prevalente, o erro é compreensível psicologicamente em função da vivência emocional ou de traços de personalidade do indivíduo. A convicção é menor do que no delírio, a ideia é mais influenciável (Sá, 1988).

A ideia prevalente pode ocorrer em pessoas normais: convicções apaixonadas em relação a questões científicas, filosóficas, políticas e religiosas, assim como as ideias dos enamorados sobre o objeto do seu amor. Por exemplo, no auge da paixão, vemos a pessoa amada como perfeita, sem defeito algum, o que claramente é uma distorção, pois não existe alguém assim. Ocorre ainda em alguns transtornos mentais, como na hipocondria (a ideia de sofrer de uma doença), no transtorno dismórfico corporal (ter um defeito na aparência), na anorexia nervosa (precisar emagrecer), no transtorno obsessivo-compulsivo (ter que limpar, contar, verificar ou tocar) e no transtorno da personalidade paranoide (estar sendo enganado ou prejudicado) (Hamilton, 1974; Sims, 2001).

Foi Wernicke quem descreveu pela primeira vez as ideias prevalentes (Paim, 1993). Jaspers (1987) as incluiu entre as ideias deliroides, ao lado dos delírios secundários, mas isso não é seguido pela maioria dos autores.

CLASSIFICAÇÃO

Delírios sistematizados e não sistematizados

Nos *delírios sistematizados*, há coerência interna entre as ideias, organização e consistência. Encontra-se uma rede de argumentações lógicas e compreensíveis. O delirante com ideias de perseguição é capaz de dizer *quem* o persegue, *como* e *por quê*. Por exemplo, o indivíduo afirma que os familiares querem matá-lo, colocando veneno em sua comida, para ficarem com o seu dinheiro. Esse tipo é característico do transtorno delirante.

Os *delírios não sistematizados* são fragmentários, caóticos, desarticulados e sem concatenação. Por exemplo, o indivíduo afirma que querem matá-lo, mas não é capaz de dizer como descobriu

*Leme Lopes (1982) preferia o termo *deliriforme* a *deliroide*, em virtude de este último representar uma formação híbrida, misturando um radical latino com um sufixo grego.

isso, nem consegue dar qualquer informação sobre os autores, meios e motivos do crime. Os delírios desse tipo são característicos da esquizofrenia (Nobre de Melo, 1981).

Para Hamilton (1974), contudo, não existiriam delírios sistematizados: sempre se encontrariam inconsistências. Assim, sistematização seria mais uma questão quantitativa do que qualitativa.

Mecanismos formadores (ou substância primordial) do delírio

O *delírio intuitivo* corresponde à cognição delirante, é um fenômeno primário; sendo característico da esquizofrenia.

O *delírio imaginativo* é secundário a uma atividade imaginativa patologicamente aumentada. É típico da antiga parafrenia. O delírio fantástico (ver adiante) tem como base a exacerbação da atividade imaginativa.

O *delírio catatímico* é secundário a um distúrbio básico do humor, ocorre nas síndromes maníaca e depressiva (Dalgalarrondo, 2000). Por exemplo, por se sentir muito feliz e cheio de energia, o maníaco pensa que tem poderes paranormais; por estar muito triste e desanimado, o deprimido julga ser um grande pecador e estar sendo punido por Deus.

O *delírio interpretativo* é secundário a alterações patológicas da personalidade, que levam o indivíduo a atribuir significados patológicos, em geral autorreferentes, a situações corriqueiras. A lógica é preservada, e o conteúdo é verossímil. É típico do transtorno delirante. Foi descrito inicialmente por Sérieux e Capgras, em 1909 (Manschreck, 1995a). A seguinte situação configuraria um delírio interpretativo. Um indivíduo se aproxima de um grupo de pessoas que estão conversando, e elas param de falar quando ele chega. Ele então desenvolve a convicção de que estavam tramando alguma coisa contra ele, mesmo sem ter ouvido nada do que falavam. Um rapaz estava sendo examinado em uma supervisão clínica quando um dos médicos presentes tossiu. O paciente concluiu que a tosse tinha sido um sinal para as outras pessoas, o qual significava que ele, paciente, estava falando coisas inadequadas.

O *delírio sensorial* é secundário a ilusões e alucinações. Ocorre na esquizofrenia, na alucinose alcoólica etc. Por exemplo, o indivíduo passa a acreditar que vão matá-lo após ouvir uma *voz* que lhe diz exatamente isso.

O *delírio oniroide* é secundário às alterações sensoperceptivas e do pensamento observadas nos quadros de *delirium*, que, por definição, cursam com rebaixamento do nível de consciência.

O *delírio mnêmico* é secundário à atividade fabulatória de pacientes amnésicos ou demenciados (Dalgalarrondo, 2000). Por exemplo, o indivíduo falsamente se lembra de ter sido ameaçado por seu vizinho, e passa a acreditar que ele planeja matá-lo.

Tema do delírio

O conteúdo ou tema do delírio está relacionado ao contexto sociocultural do paciente (Motta, et al., 1995). Hoje em dia, "Napoleões" são raros; na Idade Média, ninguém dizia que a televisão controlava seus pensamentos. Como temas dos delírios, encontramos todos os problemas que preocupam o ser humano (Paim, 1998), daí que qualquer classificação é incompleta. Um determinado delírio pode ser classificado ao mesmo tempo em várias categorias, visto que elas não são mutuamente excludentes: *acreditar ser Deus* constitui um delírio tanto de grandeza como místico, por exemplo.

O *delírio de perseguição* foi descrito inicialmente por Lasègue, em 1852 (Sims, 2001). É o mais comum (Sá, 1988). O doente acredita que o estão vigiando, que querem prejudicá-lo ou mesmo matá-lo. Um paciente, logo que entrou para um novo emprego, julgava que seus colegas se sentiam incomodados com sua presença, por ele ser uma pessoa que questionava muito os procedimentos do trabalho. Em função disso, tornou-se retraído, calado, evitando dar opiniões. Cerca de 2 anos mais tarde, de forma súbita, passou a mostrar-se extremamente ansioso. Ao sair à rua, "notava" que as pessoas estavam prestando atenção nele, e que faziam comentários a seu respeito. Ouvia as pessoas conversando entre si coisas banais, falando frases como "Isto não é certo!", e prontamente pensava que estavam tecendo julgamentos morais sobre seus atos, embora nunca tivesse ouvido o seu nome nesses diálogos. Acreditava estar sendo vigiado constantemente. "Estavam me mapeando", dizia ele. Desde então, várias vezes, ao andar na rua, ficava assustado de repente, achando que estavam atrás dele, correndo amedrontado de volta para casa. Foi desenvolvendo uma certeza cada vez maior de estar sendo "pesquisado" à medida que as pessoas começaram a fazer perguntas acerca do seu estado de saúde. Começou a achar que seus amigos estariam passando informações a seu respeito. Toda essa situação deixou-o desesperado, e ele não conseguia mais trabalhar. Passava todo o tempo pensando o que ele poderia ter feito para estar sendo perseguido. Por várias vezes, recusava-se a comer, acreditando que o alimento tivesse sido envenenado, só mudando de ideia quando o irmão provava um pouco da comida (Cheniaux et al., 2000).

O *delírio de prejuízo* seria uma forma atenuada de delírio persecutório: o indivíduo pensa que as outras pessoas são hostis em relação a ele, zombam dele ou o menosprezam (Nobre de Melo, 1981).

O *delírio de reivindicação* (ou querelante), descrito por Clérambault (Manschreck, 1995a), seria um subtipo de delírio persecutório. O indivíduo se julga vítima de terríveis injustiças ou discriminações e, em função disso, envolve-se em disputas legais e querelas (Dalgalarrondo, 2000). Ocorre especialmente no transtorno delirante. Um paciente em tratamento psiquiátrico teve alguns efeitos colaterais com o medicamento prescrito, e resolveu fazer uma queixa no Conselho Regional de Medicina contra seu médico, pois acreditava que ele o estava usando como "cobaia".

O *delírio de influência* seria outro subtipo de delírio persecutório. O paciente acredita que alguém ou alguma força externa controla (literalmente) sua mente ou seu corpo (Hamilton, 1974). Pode, por exemplo, dizer que um pensamento que apareceu em sua mente não é seu, que foi colocado lá por outra pessoa, ou então afirmar que está se sentindo fraco porque um ímã está sugando suas energias. O delírio de influência está relacionado a alterações da consciência do eu (ver Capítulo 19, *Consciência do Eu*), ocorrendo tipicamente na esquizofrenia.

No *delírio de grandeza*, o doente acredita ser muito rico e poderoso, ou possuir habilidades e talentos especiais. Tal conteúdo de delírio é típico da mania – primária ou secundária –, mas pode ocorrer também em outros quadros psicóticos, como a esquizofrenia. São descritos alguns subtipos do delírio de grandeza: delírio *genealógico* (pertencer a uma família nobre ou importante); de *invenção ou descoberta* (criar aparelhos com propriedades especiais ou fórmulas para a cura de doenças); e *de reforma* (ter a missão de salvar, reformar ou redimir o mundo ou a sociedade) (Paim, 1998). Uma paciente se sentia tão importante que alegava ser amiga do Bill Gates e do Bill Clinton. Alguns pacientes afirmam que podem ler o pensamento das outras pessoas ou que são capazes de curar qualquer doença usando apenas o "poder da mente".

No *delírio de ciúmes*, descrito por Clérambault, (Manschreck, 1995a), a pessoa acredita que seu namorado, cônjuge ou amante lhe está sendo infiel. Esse quadro está especialmente associado ao alcoolismo crônico e ao transtorno delirante, sendo mais comum no sexo masculino (Dalgalarrondo, 2000). Algumas vezes, o conteúdo do delírio é verdadeiro.

Um paciente sofrendo de um processo demencial foi hospitalizado após ter agredido sua esposa, idosa como ele, por acreditar que ela o estava traindo com diversos outros homens. Ele não conseguia dar nenhuma justificativa para a sua suspeita. Segundo Leme Lopes (1981), no romance *Dom Casmurro*, de Machado de Assis, o personagem Bentinho apresentava um típico delírio de ciúmes (ver Apêndice 5, *O Delírio de Ciúmes de Bentinho em Dom Casmurro, de Machado de Assis*).

O *delírio erotomaníaco* também foi descrito por Clérambault (Manschreck, 1995a). O indivíduo crê ser amado, à distância, por outra pessoa. Essa outra pessoa é tipicamente mais velha e possui uma situação socioeconômica mais elevada que a do paciente. Muitas vezes, trata-se de uma pessoa famosa. O indivíduo pode atribuir a não aproximação por parte da outra pessoa à malevolência de terceiros. O delírio erotomaníaco é mais comum no sexo feminino e pode ocorrer no transtorno delirante (Pio Abreu, 1997). Uma mulher de 42 anos foi contratada por uma fábrica e, logo nas primeiras semanas de trabalho, começou a suspeitar que um dos diretores a "assediava" sexualmente. Contou que, a princípio, duvidou de tal fato, pois não conseguia compreender como aquele homem, que estava tão acima dela em termos culturais e financeiros, poderia se interessar por ela. Todavia, segundo ela, ele sempre a procurava com os olhos, e ocorriam muitas aparentes coincidências que a toda hora o colocavam em seu caminho: com grande frequência chegavam ao local de trabalho ou saíam para o almoço ao mesmo tempo. Além disso, ela julgava que as requisições de sua presença na sala dele eram recorrentes demais para serem justificadas por meras questões profissionais. Ela foi tendo uma convicção a cada dia maior de que ele estava apaixonado por ela, apesar de reconhecer que ele jamais fizera qualquer declaração de amor explícita. Alguns meses depois, a paciente passou a acreditar que outro homem, um subgerente da fábrica, também a "paquerava". Porém ele, a exemplo do primeiro, nunca a abordou diretamente com uma proposta amorosa. Cerca de 6 meses depois de ter ingressado na empresa, ela pensou em pedir demissão, pois a situação lhe era "insuportável". Temia que seus colegas de trabalho percebessem o interesse dos seus superiores por ela e que isso chegasse aos ouvidos de seu marido, já que a fábrica ficava muito perto de sua casa e lá trabalhavam vários de seus vizinhos (Cheniaux et al., 2000).

Embora o conteúdo de quase todo delírio esteja relacionado ao delirante, o *delírio de autorreferência* tem características especiais: o doente atribui a fatos fortuitos ou acidentais do cotidiano uma relação direta e específica com ele (Dalgalarrondo, 2000). Por exemplo, ele vê dois desconhecidos conversando e, mesmo sem nada ouvir, *sabe* que estão falando sobre ele. Ou então acredita que o enredo da novela da TV foi baseado na sua vida. Um caso bastante interessante foi o de um paciente que acreditava que a ECO-92 – a *Conferência das Nações Unidas para o Meio Ambiente e o Desenvolvimento*, realizada em 1992, no Rio de Janeiro – estava ocorrendo em função dele. Para ele, pessoas do mundo inteiro – inclusive muitos chefes de governo – estavam indo para a cidade onde ele morava para "conferir" o que ele estava fazendo. O delírio de autorreferência ocorre na esquizofrenia e no transtorno delirante.

O *delírio de ruína* é comum na depressão. Para o paciente, sua vida está repleta de desgraças, sofrimento, fracassos e perdas: tornou-se financeiramente miserável, seus familiares o abandonaram etc. Os delírios somáticos (ruína da saúde física), de culpa (ruína moral) e de negação (ruína total) são subtipos do delírio de ruína (Dalgalarrondo, 2000).

No *delírio somático* (ou hipocondríaco), o paciente acredita estar sofrendo de uma doença muito grave ou incurável, como AIDS, câncer, tumor cerebral etc., ou ter o corpo terrivelmente deformado. Esse delírio ocorre na depressão, no transtorno delirante e na esquizofrenia (Pio Abreu, 1997). Uma forma especial de delírio somático é o *delírio de infestação* (ou síndrome de Ekbom), em que o doente julga estar infestado por pequenos, porém macroscópicos, organismos, especialmente na pele ou nos cabelos (Sims, 2001). Um senhor idoso acreditava que pequenos insetos andavam o tempo todo sobre a sua pele, o que o incomodava extremamente. Todavia, não conseguia convencer seus familiares de que isso era verdade. Em função disso, tentava capturar tais insetos com uma fita adesiva transparente, para mostrá-los às outras pessoas. Na fita, podiam-se ver minúsculos pontos pretos, mas provavelmente tratava-se apenas de poeira.

No *delírio de culpa* (ou autoacusação), característico da depressão, o paciente acredita que cometeu pecados terríveis, ou mesmo crimes, e que merece ser punido. Ele supervaloriza pequenas falhas que cometeu, ou pensa ter influenciado o acontecimento de grandes catástrofes (Pio Abreu, 1997). O seguinte exemplo foi extraído de Sims (2001):

> Uma senhora idosa passava o dia caminhando apressada pela casa, retorcendo suas mãos e dizendo à sua preocupada família que era odiosa, indigna, que merecia apenas morrer. Ela disse às filhas casadas que eram ilegítimas, que a casa na qual vivia não era dela, mas fora roubada, e contou ao marido, com quem estava casada havia 30 anos, que o casamento dos dois não fora legal. Ao ser-lhe sugerido que viesse ao hospital, ela presumiu que seria assassinada ao chegar, e perguntou se isto poderia ocorrer ali, de modo a poder receber seu justo castigo.

No *delírio de negação* (ou niilista), o paciente afirma que já morreu; seus órgãos apodreceram, pararam de funcionar ou não existem mais; que o coração não está batendo; ou que o mundo acabou. Isso pode ocorrer na depressão e na esquizofrenia. Especialmente quando associado a ideias de imortalidade e de enormidade, esse quadro é denominado *síndrome de Cotard* (Nobre de Melo, 1981).

O *delírio místico* envolve temas religiosos, espíritos etc. O indivíduo diz que é Jesus Cristo, que pode fazer milagres, que Deus lhe deu uma missão, ou que vai fundar uma nova religião. No *delírio de possessão*, que pode ser aqui incluído, o doente julga que um espírito entrou em seu corpo e assumiu o controle de seus atos.

O *delírio fantástico* envolve temas extraordinários, ou de extrema grandiosidade. Por exemplo, uma paciente que afirma ter parido todas as pessoas que existem no mundo. Esse delírio é típico da antiga parafrenia (Dalgalarrondo, 2000).

As síndromes de Capgras e de Fregoli são os principais exemplos de *delírios de identificação* (ver Capítulo 18, *Orientação Alopsíquica*) e consistem ainda em alterações da memória (ver Capítulo 8, *Memória*): um falso desconhecimento (*jamais vu*) e um falso reconhecimento (*déjà vu*), respectivamente. Na síndrome de Capgras, o paciente julga que uma pessoa familiar foi substituída por um sósia, um impostor. O sósia é fisicamente idêntico à pessoa familiar, mas psicologicamente distinto. Uma paciente internada em um hospital psiquiátrico era visitada diariamente pela mãe, mas afirmava que quem estava indo vê-la eram irmãs gêmeas de sua mãe, que se faziam passar por ela. Já na síndrome de Fregoli, o paciente identifica uma pessoa familiar em um estranho. O estranho é fisicamente diferente da pessoa familiar, mas psicologicamente idêntico. Outro paciente, também internado em um hospital psiquiátrico, abraçou um colega de quarto, dizendo que aquele era seu pai. Contudo, reconhecia que o rosto do seu *pai* estava completamente modificado. Em um caso atípico de delírio de Fregoli, uma paciente com esquizofrenia se sentia perseguida por membros de sua família. Ela se assustava sempre que via pássaros, porque acreditava que seus familiares tinham se transformado nesses animais. Certa vez, ao ver um cão na rua, teve certeza de que o bicho era a sua irmã (Ferrão & Cheniaux, 2022). Os delírios de identificação são observados principalmente na esquizofrenia e nos transtornos do humor, mas também em psicoses relacionadas a doenças cerebrais e no transtorno delirante. Acredita-se que haja uma etiologia orgânica, relacionada ao hemisfério direito (Oyegode & Sargeant, 1996).

EXAME DO DELÍRIO

Os delírios, constituindo uma alteração do conteúdo do pensamento, são, por conseguinte, detectados no discurso do paciente. Todavia, com frequência, o paciente irá dissimular sua atividade delirante ou não terá interesse ou possibilidade (p. ex., nos casos de estupor) de verbalizá-la. Nessa situação, torna-se fundamental a avaliação da atitude (desconfiança, medo, arrogância etc. (Sá, 1988).

O DELÍRIO NOS PRINCIPAIS TRANSTORNOS MENTAIS

ESQUIZOFRENIA. Na esquizofrenia, tipicamente o delírio é bizarro, tem um conteúdo impossível e é pouco sistematizado. Pode ser primário (quando intuitivo) ou secundário (à atividade alucinatória) (Sá, 1988). Atualmente, acredita-se que o delírio primário, e mesmo os sintomas de primeira ordem de K. Schneider, não seja exclusivo da esquizofrenia, podendo ser observado em diversos outros transtornos mentais com sintomas psicóticos. Em alguns casos, o delírio é precedido por um quadro denominado *disposição delirante* (Jaspers), *humor delirante difuso* (Hagen), *esquizoforia* (López Ibor) ou *trema* (Conrad) (Alonso Fernández, 1976). Esse termo é usado no meio teatral para se referir à sensação que o ator experimenta nos bastidores segundos ou poucos minutos antes de subir ao palco e o pano se abrir. Refere-se à expectativa em relação a um acontecimento iminente, do qual não há fuga (Pio Abreu, 1997). O trema é caracterizado por sentimentos de estranheza ou perplexidade, vivências de despersonalização ou desrealização – ele ou o mundo está se transformando – e angústia. O paciente tem a sensação de que algo terrível está por acontecer, mas não sabe o quê. O delírio virá então dar um significado a essas vivências enigmáticas para o paciente, reduzindo, assim, sua angústia.

TRANSTORNO DELIRANTE. O transtorno delirante (a antiga paranoia) tem, muitas vezes, como única alteração o delírio. O delírio tipicamente tem conteúdo possível, é pouco bizarro, bem sistematizado, interpretativo, autorreferente e monotemático (Manschreck, 1995a). Segundo Nobre de Melo (1981), a paranoia pode ser processual (delírio primário) ou, então, uma reação ou desenvolvimento (delírio secundário). Em 1918, Ernst Kretschmer delimitou um subgrupo de paranoia, chamado por ele de *delírio sensitivo de relação*. Esse quadro acometeria pessoas com os seguintes traços de personalidade: hipersensibilidade, hiperemotividade, timidez, escrupulosidade, insegurança e sentimento de frustração e de inferioridade. O delírio, autorreferente e de base interpretativa, se dá em um contexto de relacionamento interpessoal: o indivíduo se sente objeto de interesse ou de malevolência de outrem (Bleuler, 1985; Ey et al., 1988).

PARAFRENIA. A categoria diagnóstica *parafrenia* foi excluída das classificações psiquiátricas modernas. Ela se enquadraria entre os *outros transtornos delirantes persistentes*, na décima edição da *Classificação Internacional de Doenças* (CID-10), ou na esquizofrenia paranoide, da quinta edição do *Manual Diagnóstico e Estatístico de Transtornos Mentais* (DSM-5). O delírio típico da parafrenia tinha um caráter fantástico e tornava-se encapsulado, ou seja, atingia apenas algumas poucas áreas da vida do indivíduo, o que permitia que ele se comportasse de maneira normal em quase todas as atividades do seu dia a dia (Dalgalarrondo, 2000; Pio Abreu, 1997).

TRANSTORNOS DO HUMOR. Na maioria dos casos de depressão, não há sintomas psicóticos. Todavia, nas depressões psicóticas, os temas delirantes mais comuns são ruína, culpa, hipocondria e negação.

Na mania psicótica, os delírios são tipicamente de grandeza (Sá, 1988). Todavia, tanto na mania como na depressão, observam-se também delírios persecutórios e outros incongruentes com o humor, os quais, portanto, não poderiam ser considerados secundários.

PSICOSES "ORGÂNICAS". Quadros como *delirium*, demência, epilepsia (especialmente do lobo temporal), neurossífilis cerebral, intoxicação por cocaína ou anfetamina, entre outros, eventualmente apresentam atividade delirante (Sá, 1988).

PSICOSES EPILÉPTICAS. Na epilepsia, quando está presente um delírio, é comum que o tema seja místico, o que serviria para o paciente como uma autoexplicação para as alterações de consciência e outras experiências inusuais que ocorrem nessa condição neurológica. Os estados crepusculares da epilepsia do lobo temporal podem cursar com sintomas de primeira ordem (Hamilton, 1974).

FOLIE À DEUX. A *folie à deux* (*loucura a dois*, em francês) foi descrita por Lasègue e Falret, em 1877. Ela ainda estava presente na CID-10 e no DSM-IV-TR, com o nome de transtorno delirante (ou psicótico) induzido. Nesse quadro, uma pessoa, até então normal, incorpora a crença delirante de um doente psicótico. Em geral, essa primeira pessoa é altamente sugestionável e tem uma relação muito próxima com o outro – mãe e filho, ou um casal, por exemplo. Além disso, ela tende a abandonar o delírio quando a dupla se separa (Sims, 2001). Mais raramente, o doente psicótico "original" "contamina" com a sua crença delirante um número maior de indivíduos. Essa pode ter sido a situação de algumas ceitas religiosas em que houve suicídios coletivos.

DEFICIÊNCIA INTELECTUAL. Em alguns casos de deficiência intelectual, como reação ao dar-se conta das próprias dificuldades e limitações, ocorrem delírios compensatórios de grandeza: *bouffée* delirante de Magnan.

CONTRIBUIÇÕES DA PSICANÁLISE

Modelo conflito-defesa

Na esquizofrenia, haveria regressão a uma fase muito precoce do desenvolvimento psíquico: o narcisismo primário. Nessa fase, em que o ego não está plenamente desenvolvido, são utilizados mecanismos de defesa muito primitivos, como a negação e a projeção, diretamente relacionados à produção delirante.

Modelo deficitário

O esquizofrênico retira a libido dos objetos externos e a reinveste no próprio ego. Mais tarde, tenta investi-la novamente nos objetos externos, mas o faz de forma patológica: os objetos internos são tomados como externos, daí produzindo os delírios e alucinações.

Paranoia: o caso Schreber

As *Notas Psicanalíticas sobre um Relato Autobiográfico de um Caso de Paranoia* foram publicadas por Freud em 1911, a partir da autobiografia de Daniel Paul Schreber. Esse autor, um juiz alemão, contava em seu livro que havia recebido de Deus a missão de redimir o mundo, e, para que isso se desse, teria que ser transformado em mulher. O depoimento de Schreber levou Freud a formular a hipótese de que todo delírio constitui uma reação contra impulsos homossexuais inconscientes, de acordo com os seguintes esquemas:

- "Eu (um homem) o amo" se transforma em "eu não o amo" (negação); depois, em "eu o odeio" (formação reativa); e, finalmente, em "ele é que me odeia e me persegue" (projeção) – delírio persecutório
- "Eu não o amo"/"eu a amo" (deslocamento)/"ela me ama" (projeção) – delírio erotomaníaco
- "Eu não o amo"/"ela o ama" (projeção) – delírio de ciúmes
- "Eu não o amo"/"eu só amo a mim" (deslocamento) – delírio de grandeza.

Fantasias inconscientes

Os delírios, assim como todos os sintomas, representam uma realização de desejos inconscientes, deformada pelos mecanismos de defesa, especialmente a projeção.

Identificação projetiva

Identificação projetiva é um conceito criado por Melanie Klein. Trata-se de um mecanismo relacionado à *posição esquizoparanoide*. De acordo com esse constructo teórico, o bebê cinde o mundo e a si próprio em objetos bons e objetos maus. A identificação projetiva consiste em uma projeção *fantasmática* para o interior do corpo materno de partes clivadas do bebê, ou mesmo a projeção deste em sua totalidade, de forma a lesar e controlar a mãe a partir do interior dela. Objetos internos maus e agressivos são projetados e se tornam ameaçadores (Laplanche e Pontalis, 1970).

CONTRIBUIÇÕES DAS NEUROCIÊNCIAS

Hiperatividade dopaminérgica

A eficácia dos antipsicóticos no tratamento de delírios (e alucinações) parece dever-se à sua ação de antagonismo nas vias da dopamina, especialmente nos sistemas mesolímbico e mesocortical. Além disso, substâncias que aumentam a atividade dopaminérgica, como a anfetamina e a cocaína, podem produzir quadros psicóticos semelhantes aos da esquizofrenia. Daí a conclusão de que os sintomas psicóticos estejam relacionados a hiperatividade dopaminérgica (Brandão, 1995).

Hipótese de um mapa cortical semântico

Mapas corticais são áreas específicas do córtex cerebral relacionadas com determinadas funções de natureza sensorial ou motora. A atividade de base espontânea dos neurônios formadores dos mapas corticais é denominada *ruído*, enquanto a atividade provocada por estímulos recebe o nome de sinal. O ruído está relacionado à excitação na periferia dos mapas corticais, e o sinal, à excitação na região principal. As catecolaminas aumentam o sinal em relação ao ruído (Brandão, 1995).

Assim como existem mapas de imagens visuais e de imagens auditivas, é possível que existam mapas semânticos, nos quais estariam representados conceitos próximos. Foi formulada a hipótese de que um aumento de dopamina tenderia a focalizar o mapa semântico, assim uma ideia central – a tese – seria excessivamente estimulada, enquanto as ideias vizinhas – antíteses – ficariam inibidas. Isso resultaria em uma síntese sem crítica, ou seja, o delírio (Carvalho & Fiszman, 2000).

Delírio como disfunção cognitiva

Em testagens neuropsicológicas, não se observa uma clara correlação entre a atividade delirante e a ocorrência de alterações cognitivas mais graves, como de linguagem, memória, habilidades visuoespaciais ou capacidade de abstração (Manschreck, 1995b). No entanto, acredita-se que o indivíduo delirante apresente algum tipo de disfunção cognitiva, envolvendo raciocínio, atenção, metacognição ou vieses de atribuição. Seu raciocínio seria probabilístico, indo direto para as conclusões, com pouca ou nenhuma revisão das hipóteses. E a atenção estaria especialmente voltada para estímulos ameaçadores. Com relação à metacognição, haveria uma falha na capacidade de distinguir entre externo e interno. Por fim, o delirante teria uma tendência a não atribuir a si próprio a responsabilidade por eventos negativos, acusando outras pessoas por eles (Bell et al., 2006).

Delírio como uma autoexplicação para experiências anômalas

De acordo com essa hipótese, funções cognitivas normais seriam direcionadas para explicar para o próprio indivíduo experiências incomuns, como alucinações (Manschreck, 1995b).

Delírios de identificação

Haveria uma disfunção no hemisfério direito nas síndromes de Capgras e de Fregoli. Por outro lado, essas síndromes são semelhantes à prosopagnosia. Essa condição neurológica em que há falha no reconhecimento de faces na ausência de distúrbio sensorial parece ser o resultado de lesão bilateral nos giros fusiforme e lingual (Oyegode e Sargeant, 1996).

CAPÍTULO

12 Inteligência

INTRODUÇÃO

É extremamente difícil encontrar uma definição de inteligência que seja categórica ou amplamente convincente. Todavia, algumas definições são dignas de nota. "Inteligência é a capacidade de compreender e de elaborar conteúdos intelectuais que facilitem a realização de novas adaptações, para a obtenção de um objetivo apetecido" (Nobre de Melo, 1981). "Inteligência consiste em especificar um objetivo, avaliar a situação vigente para saber como ela difere do objetivo e pôr em prática uma série de operações para reduzir a diferença" (Pinker, 1999). "Inteligência é a capacidade para aprender a partir da experiência, usando processos metacognitivos para melhorar a aprendizagem, e a capacidade para adaptar-se ao ambiente circundante, que pode exigir diferentes adaptações dentro de diferentes contextos sociais e culturais" (Sternberg, 2000).

A inteligência está relacionada à capacidade de resolver problemas novos; de adaptação; de síntese e análise; de abstração e generalização; de distinção entre o essencial e o acessório; de lidar com conceitos, julgar e raciocinar; e de utilizar o pensamento de forma eficiente e produtiva (Alonso-Fernández, 1976). A solução de problemas consiste em compreender a situação, fazer associações e correlações, produzir ideias novas (construção de hipóteses), criticar ou testar as hipóteses e, finalmente, adaptar-se (Nobre de Melo, 1981). O pensamento inteligente caracteriza-se pela riqueza de conceitos, por juízos que correspondem à realidade e por um raciocínio que segue os princípios da lógica formal.

Talvez a inteligência não seja propriamente uma função psíquica específica, mas sim uma medida de rendimento do pensamento, particularmente do raciocínio.

Condições instrumentais e promotoras da inteligência

As condições instrumentais (ou precondições) da inteligência são: a atividade sensorial, a memória, a habilidade motora, a habilidade verbal e a resistência à fadiga. As condições promotoras são: atenção, vivacidade dos processos instintivos e afetivos e unificação da vontade. As condições instrumentais e promotoras não são o mesmo que a inteligência, mas são pré-requisitos para a sua expressão (Jaspers, 1987).

Inteligência e conhecimento

Uma vasta gama de conhecimentos em uma pequena área de interesse é compatível com um nível de inteligência abaixo da média, como no caso dos *idiotas sábios*, indivíduos com deficiência intelectual que apresentam hipermnésia anterógrada (ver Capítulo 8, *Memória*). Segundo Alonso-Fernández (1976), os verdadeiros conhecimentos são captados por meio de aprendizagem racional e compreensiva, e não mecânica.

Inteligência geral ou tipos de inteligência?

Spearman (1927) e Thurstone (1938) tinham posições opostas a respeito da inteligência. O primeiro defendia a ideia de existir um fator geral unitário de inteligência (*fator G*), que seria especialmente relacionado à capacidade de abstração. Todavia, Thurstone acreditava que a inteligência consistia em uma entidade multifatorial, composta por uma série de capacidades ou aptidões mais ou menos independentes, e listou o que chamou de *capacidades primárias*: compreensão verbal, fluência para palavras, habilidade com números, orientação no espaço, memória, rapidez perceptual e raciocínio. A verdade parece estar em uma conciliação entre as duas hipóteses. Estudos estatísticos (de análise fatorial) da aplicação de testes de inteligência em amostras representativas da população geral evidenciam a existência de um componente comum referente ao desempenho em todas as tarefas, o fator G, mas esse fator não explica todas as superposições de resultados, pois são encontrados também fatores comuns complementares, independentes dele, as capacidades primárias.

Gardner (1983), por sua vez, formulou a teoria das inteligências múltiplas. Segundo ele, haveria sete inteligências: musical, verbal, lógico-matemática, espacial, cinestésica (ou controle corporal), intrapessoal (autoentendimento) e interpessoal (entendimento social). Essas inteligências seriam independentes entre si, e não partes de um conjunto, como na teoria das capacidades primárias de Thurstone.

Por fim, Cattel (1971) via a inteligência como dividida em dois subfatores: a inteligência fluida e a inteligência cristalizada. A primeira está relacionada ao raciocínio abstrato, à capacidade de compreender relações especiais entre as coisas na ausência de experiência com elas. Por exemplo, a partir da frase "LOGO está para NUNCA", podemos dizer, por analogia, que "PERTO está para LUGAR NENHUM". Já a segunda se refere ao conhecimento adquirido por meio das vivências pessoais.

ALTERAÇÃO DA INTELIGÊNCIA

A inteligência, em termos patológicos, só pode se alterar quantitativamente e para menos: déficit intelectivo. O desempenho intelectivo está diminuído, seja em comparação com as demais pessoas, seja em comparação com o usual do próprio indivíduo.

Problemas na aquisição de habilidades específicas fazem com que, desde a infância e por toda a vida, o nível da inteligência seja inferior ao da maioria dos indivíduos da mesma idade. Isso é o que define o transtorno do desenvolvimento intelectual. Por outro lado, o desempenho intelectivo pode sofrer deterioração, considerando os níveis pré-mórbidos. Isso ocorre não apenas na demência, mas também no *delirium* e em outros transtornos ou síndromes mentais graves, como a depressão, a mania e a esquizofrenia. Não necessariamente a deterioração será irreversível ou progressiva (Alonso-Fernández, 1976).

Em alguns casos, podem ocorrer desenvolvimento deficiente e deterioração intelectiva no mesmo indivíduo: perde-se parte ou a totalidade do pouco que foi adquirido. Nada impede que alguém que apresenta transtorno do desenvolvimento intelectual possa vir a sofrer de demência.

EXAME DA INTELIGÊNCIA

Entrevista psiquiátrica

Uma simples conversa com o paciente permite uma impressão geral sobre o seu nível intelectivo, sendo importante notar a sua capacidade de usar e compreender conceitos, metáforas e analogias;

a adequação de seus juízos e raciocínios; e a extensão de seu vocabulário. Observações sobre como ele lida com as questões do dia a dia são também importantes (Mackinnon & Yudofsky, 1988).

Testagem

Os testes verbais avaliam os processos de compreensão e expressão verbal e de conhecimento adquirido; os de execução, a capacidade visuoespacial e a velocidade visuomotora (Kaplan et al., 1997). Em alguns pacientes, a capacidade intelectiva não está comprometida uniformemente: o desempenho nas provas verbais é melhor do que nas executivas, ou vice-versa (Alonso-Fernández, 1976).

Alguns testes verbais bastante simples têm a finalidade de avaliar basicamente a capacidade de abstração e generalização ou, ainda, a capacidade de síntese e de raciocínio e o nível de conhecimento:

- Interpretação de provérbios: pergunta-se ao examinando o que significam ditados populares como "Mais vale um pássaro na mão do que dois voando", "Nunca julgue um livro pela capa" etc.
- Interpretação de fábulas: conta-se ao paciente uma fábula, como a da cigarra e da formiga, e se pede a ele que diga em que consiste a moral da história
- Cálculos matemáticos simples: "Se uma passagem de ônibus custa R$ 1,20, quanto vou receber de troco se comprar duas passagens com uma nota de R$ 5,00?"
- Definição de conceitos abstratos: pergunta-se o que significam palavras como *liberdade*, *alegria*, *amizade* etc.
- Resumo de textos: solicita-se que o paciente leia, por exemplo, uma notícia de jornal e, em seguida, sintetize as informações ali contidas
- Diferenças: indaga-se o que diferencia um erro de uma mentira, saber de crer, uma criança de um anão etc.
- Semelhanças: pergunta-se o que há em comum, por exemplo, entre uma maçã, uma banana e uma melancia; ou entre uma mesa, uma cadeira e um armário; ou entre um cachorro, um leão e uma coruja (Mackinnon & Yudofsky, 1988; Portella Nunes, 1990b)
- Conhecimentos: são feitas perguntas simples como "Quais são as cores da bandeira brasileira?"
- Solução de problemas: "É melhor lavar uma escada de baixo para cima ou de cima para baixo?"; "Se uma bandeira bate em direção ao sul, de onde vem o vento?"; "Por que a Lua parece maior que as estrelas?" (Dalgalarrondo, 2000).

Os testes de execução compreendem tarefas como resolver quebra-cabeças e labirintos gráficos, completar figuras, copiar desenhos, encaixar objetos em tabuleiros com formas etc. (Vallejo Nágera, 1944).

Para uma avaliação criteriosa dos resultados dos testes de inteligência, devem ser considerados fatores que podem interferir no desempenho do paciente, como um baixo grau de instrução, ansiedade e falta de interesse ou de motivação.

Escalas

Binet e Simon introduziram o conceito de idade mental, que corresponde ao nível médio de inteligência das crianças de determinada faixa etária. Dessa maneira, nas crianças com um nível de inteligência normal, a idade mental coincide com a idade cronológica (Vallejo Nágera, 1944). Na escala métrica criada pelos dois autores, que é aplicada somente em crianças, há uma correlação direta entre o número de respostas corretas e a medição da idade mental. Na psiquiatria clássica, *débil mental*, *imbecil* e *idiota* eram os termos técnicos que correspondiam a idades mentais entre 7 e 10 anos, entre 3 e 7 anos e abaixo de 3 anos, respectivamente (Nobre de Melo, 1981).

W. Stern, por sua vez, criou o conceito de quociente intelectual (QI). Para se calcular o QI, a idade mental é dividida pela idade cronológica, e o resultado é multiplicado por 100. Assim, quando a idade mental e a cronológica coincidem, o QI é igual a 100 (Nobre de Melo, 1981). Estipulou-se que um QI normal varia de 85 a 115, faixa em que se encontram 68% da população geral (Dalgalarrondo, 2000).

Atualmente, a escala de Wechsler-Bellevue é a mais utilizada: há uma versão para adultos (WAIS) e outra para crianças (WISC). A WAIS, em sua terceira versão, compreende 14 subtestes – sete verbais e sete de execução –, fornecendo um QI verbal, um QI de execução e um QI total. Os subtestes verbais são: vocabulário, semelhanças, aritmética, dígitos, informação, compreensão e sequência de números e de letras. Os de execução são: completar figuras, códigos, cubos, raciocínio matricial, arranjo de figuras, procurar símbolos e armar objetos (Wechsler, 2014).

Contudo, os testes de QI são bastante criticados por desconsiderarem os fatores culturais, educacionais e socioeconômicos. Um indivíduo que é tido como inteligente em determinado contexto pode ser qualificado como imbecil em outro (Sternberg, 2000).

A INTELIGÊNCIA NOS PRINCIPAIS TRANSTORNOS MENTAIS

TRANSTORNO DO DESENVOLVIMENTO INTELECTUAL. O transtorno do desenvolvimento intelectual (ou deficiência intelectual), em versões mais antigas das classificações psiquiátricas já foi chamado de *retardo mental*, e também de *oligofrenia*. Ele é definido como um desenvolvimento interrompido ou incompleto da mente, com nível global de inteligência reduzido (QI < 70), levando a significativo prejuízo no funcionamento adaptativo. É o resultado de uma aquisição deficiente das aptidões cognitivas, de linguagem, motoras e sociais. Nos quadros leves (QI = 50-69), encontram-se dificuldades em lidar com conceitos, problemas de aprendizagem, além de imaturidade emocional e social, mas há total independência quanto aos cuidados pessoais. Nos moderados (QI = 35-49), observam-se maiores dificuldades na linguagem e a capacidade de simbolização e necessidade de supervisão quanto aos cuidados pessoais. Nos graves (QI = 20-34), que são semelhantes aos moderados, há ainda comprometimento motor. E, nos profundos (QI < 20), os indivíduos não andam e não falam, apresentam incontinência urinária e fecal e possuem pequena ou nenhuma capacidade de cuidar de si mesmos (WHO, 2018). Além da dificuldade de síntese, abstração e generalização, algumas alterações psicopatológicas são especialmente comuns entre os indivíduos com deficiência intelectual: atitude pueril, pensamento concreto e prolixo, impulsividade, labilidade e incontinência afetiva e delírios de grandeza compensatórios (*bouffée* delirante de Magnan).

DEMÊNCIA. A síndrome demencial caracteriza-se pela desintegração progressiva do intelecto, memória e personalidade. Há prejuízo na atenção, na capacidade de aprendizagem e na capacidade de formar e compreender novos conceitos. O pensamento torna-se concreto, prolixo e perseverante. A inteligência deteriora-se após terem sido atingidos os níveis normais de desenvolvimento.

Em contraste com o que acontece no transtorno do desenvolvimento intelectual, na demência o prejuízo intelectivo costuma ser desigual: observam-se vestígios da antiga riqueza e fragmentos de aquisições educacionais e culturais (Alonso-Fernández, 1976).

DELIRIUM. No *delirium*, o prejuízo no desempenho intelectivo é reversível, desde que o agente causal não leve a sequelas que determinem uma evolução para um quadro cerebral crônico (Roxo, 1946).

DEPRESSÃO. Na depressão, a deterioração intelectiva é, em geral, secundária e reversível: decorre do prejuízo na atenção, da falta de motivação e da inibição do pensamento (Sims, 2001).

ESQUIZOFRENIA. Na esquizofrenia, há deterioração intelectiva, sobretudo nas formas hebefrênica e residual, que parece estar relacionada aos sintomas negativos (Alonso-Fernández, 1976). Por outro lado, estudos das últimas décadas mostraram que indivíduos com esquizofrenia, comparados a controles normais, apresentam pior desempenho em testagens neuropsicológicas. Os resultados inferiores dos pacientes são encontrados não só na avaliação da inteligência, mas também de outras funções cognitivas.

CONTRIBUIÇÕES DAS NEUROCIÊNCIAS

Genética

A concordância quanto ao nível do QI entre pais e filhos biológicos é de 50%; entre pais e filhos adotados, de 25%; e entre gêmeos idênticos, de 90%. Analisados em conjunto, os estudos sobre a hereditariedade indicam que tantos os genes como o ambiente são fundamentais para o desenvolvimento da inteligência.

Várias doenças de base genética levam ao transtorno do desenvolvimento intelectual: síndrome de Down (trissomia do 21), síndrome de Klinefelter (XXY), esclerose tuberosa (herança autossômica dominante), fenilcetonúria (herança autossômica recessiva) (Sims, 2001).

Lobo frontal

O lobo frontal, especialmente as regiões pré-frontais, é importante nas tarefas executivas. Pacientes com lesões frontais apresentam prejuízo na vontade, no planejamento da ação, na capacidade de iniciar o comportamento e na capacidade de modificar ou interromper o comportamento. O lobo frontal está relacionado, ainda, à capacidade de abstração e de executar cálculos (Mattos, 2000).

CAPÍTULO

13 Imaginação

INTRODUÇÃO

Somente Vallejo Nágera (1944) dedica um capítulo à imaginação. Outros poucos (Alves Garcia, 1942; Loyello, 1990; Sá, 1988) a incluem entre as funções psíquicas.

A imaginação, apesar da origem do termo, não está relacionada apenas a imagens – perceptivas e representativas –, mas também a ideias abstratas. Ela é definida como a criação de novas imagens ou conceitos, ou de novas conexões entre as representações e conceitos preexistentes (Paim, 1998). As representações são transformadas, ou são elaboradas imagens de algo que jamais foi percebido ou que nunca existiu, como, por exemplo, dragão, sereia etc. (Loyello, 1990).

A *imaginação produtiva* (ou imaginação propriamente dita) está relacionada à criação artística, às invenções tecnológicas e às descobertas científicas; distingue-se da *imaginação reprodutiva*, que se refere à evocação, recuperação da memória (Vallejo Nágera, 1944). A imaginação, diferentemente da inteligência, resulta de um pensamento divergente – no qual são feitas associações não usuais e inesperadas – e não está restrita à solução de problemas imediatos (Sims, 2001).

Denomina-se imagem fantástica aquela produzida no processo imaginativo, sendo os devaneios um exemplo. As suas características fenomenológicas são iguais às das imagens representativas, como localização no espaço subjetivo interno, ausência de corporeidade etc. O indivíduo reconhece a imagem fantástica como algo criado voluntariamente por ele, e que não corresponde à realidade (Nobre de Melo, 1981).

ALTERAÇÕES DA IMAGINAÇÃO

A imaginação não possui alterações qualitativas, somente quantitativas. Está em geral exacerbada na mania e em alguns quadros psicóticos; e inibida na depressão, na demência, na deficiência intelectual e nos quadros de *delirium* hipoativos (Sá, 1988).

A pseudologia fantástica (ou mitomania, ou mentira patológica) consiste no relato de histórias fantásticas e heroicas das quais o paciente é o protagonista. Essas histórias são criadas por pessoas muito autossugestionáveis e têm como objetivo impressionar os outros. Esse quadro clínico é raro, porém, eventualmente, é encontrado nos transtornos da personalidade antissocial e histriônica, nos transtornos dissociativos, na mania, na deficiência intelectual e na demência. Os autores se dividem quanto a se há ou não crença por parte do paciente em relação à veracidade de seu relato (Cabeleiro Goas, 1966). De qualquer modo, na pseudologia fantástica há exacerbação da imaginação, que estará associada a uma alteração da memória (se o paciente falsamente recorda) ou a uma alteração da atitude (se ele está mentindo). Pio Abreu (1997) cita um caso de Bumke de pseudologia fantástica. O paciente dizia falar cinco idiomas e ser engenheiro. Ingressou no exército imperial e foi enviado para a guerra na Romênia. Contou que se apresentou com o uniforme de sargento, mas fazia as refeições com os oficiais. Intitulava-se aviador e referia ter se salvado milagrosamente de uma grande catástrofe, recebendo, assim, medalhas e condecorações. Afirmava ainda ser filho de uma princesa, a qual, proibida pela família, não o reconhecia como tal.

Uma situação bem mais comum foi observada em uma paciente que sofria de um transtorno conversivo ou dissociativo. Ela referiu que *via* dinossauros verdes, vampiros e tigres. Os vampiros, segundo ela, eram bonitos. O tigre conversava com ela, dizia que era seu pai, já falecido, e queria beijá-la. Ela não ficava com medo quando tinha essas *visões*. Não tinha certeza da realidade desses fenômenos, admitindo que pudessem ser o resultado de "um distúrbio no sistema nervoso". Na verdade, a paciente não estava psicótica, isto é, não estava de fato alucinando ou apresentando qualquer outra alteração da sensopercepção. Esse relato expressa basicamente uma atividade imaginativa bastante exacerbada.

EXAME DA IMAGINAÇÃO

Na prova de Touluse, mostra-se ao indivíduo um desenho ou uma lâmina que represente uma cena simples, solicitando-se a ele em seguida que, durante um minuto, invente uma história com base naquela figura.

A prova de Masselon consiste em dizer ao paciente algumas palavras, as quais irão servir de base para ele narrar, por escrito ou oralmente, uma pequena história, sem limite de extensão, na qual necessariamente terão de entrar as palavras previamente apresentadas (Vallejo Nágera, 1944).

Uma escala bastante utilizada para medir em um corte transversal a criatividade é a *Barron-Welsh Art Scale*. Na sua aplicação, é mostrada uma série de 86 figuras em preto e branco ao indivíduo. Ele deve assinalar "gosto" ou "não gosto" para cada uma delas. A preferência por figuras mais complexas e mais assimétricas determina escores maiores, o que corresponde a níveis mais elevados de criatividade (Barron & Welsh, 1952).

Há ainda os testes criados por Paul Torrance (1974). Em um deles, solicita-se ao indivíduo que, por exemplo, pense em todas as maneiras possíveis de usar uma caneta esferográfica. Maiores escores de criatividade estão associados a respostas apropriadas, numerosas e inesperadas. Em outro teste, deve-se completar um desenho, em uma folha de papel, a partir de poucos traços. Detalhes incomuns ou ricamente elaborados refletem maior criatividade.

A IMAGINAÇÃO NOS PRINCIPAIS TRANSTORNOS MENTAIS

MANIA. Na mania, a exacerbação da imaginação parece estar relacionada à ocorrência de representações mais vivas e que se associam com maior facilidade.

DEPRESSÃO. Na depressão, há diminuição da vivacidade da fantasia e restrição do seu conteúdo.

DEFICIÊNCIA INTELECTUAL, DEMÊNCIA E *DELIRIUM* HIPOATIVO. Nessas síndromes, há empobrecimento geral do psiquismo, com diminuição da capacidade imaginativa, exceto nos raros casos em que há a pseudologia fantástica.

ESTADOS PSICÓTICOS. A imaginação pode ser a base da atividade delirante de determinado paciente, sobretudo na antiga parafrenia, caracterizada por delírios fantásticos e megalomaníacos (ver Capítulo 11, *Pensamento: Delírio*).

CONTRIBUIÇÕES DA PSICANÁLISE

Para Freud, o bebê faminto, tentando repetir a experiência de satisfação da pulsão, alucina o seio materno. A alucinação representa, portanto, uma realização de desejo e constitui a primeira criação do psiquismo humano. Como, porém, ela não satisfaz as necessidades pulsionais, é inibida pelo ego, desenvolvendo-se, então, o pensamento. Somente o pensamento possibilita uma ação efetiva para a satisfação.

Entre a alucinação e o pensamento está situada a fantasia. As mesmas fantasias que se expressam no brincar da criança continuam a ser representadas no devaneio, no sonho e na produção artística do adulto. Esses três têm em comum a realização (disfarçada) de desejos, que, em geral, é frustrada pela realidade. A arte, diferentemente dos sintomas, constitui um substituto da realização de desejo aprovado pelo superego, ou seja, é resultado de uma sublimação (Andrade, 1989; Brenner, 1975; Freud, 1907).

CONTRIBUIÇÕES DAS NEUROCIÊNCIAS

De acordo com a ciência cognitiva, a criatividade está relacionada a um processo de pensamento divergente e ao *insight*. O processo de pensamento divergente consiste na produção de um vasto número de soluções alternativas para um dado problema. Por *insight* chamamos a súbita compreensão de um problema ou da estratégia para resolvê-lo de uma forma completamente inusitada (Sternberg, 2000).

CAPÍTULO

14 Conação

INTRODUÇÃO

Conação constitui o conjunto de atividades psíquicas direcionadas para a ação. Incluem-se, entre as funções conativas, os impulsos e a vontade (Motta et al., 1995).

Impulsos

Impulso, também chamado de *estado motivacional* ou *pulsão*, representa um estado interno, uma vivência afetiva, que induz o indivíduo a atuar no sentido de satisfazer uma necessidade, basicamente de natureza biológica, como fome, sede, raiva, medo e libido (Kandel et al., 2014).

Os impulsos não devem ser confundidos com os instintos. Estes consistem em predisposições inatas à realização de comportamentos complexos e estereotipados, compartilhados pelos animais de mesma espécie, e que servem à conservação da vida ou à perpetuação da espécie (Dalgalarrondo, 2000).

Vontade

A vontade (ou volição) constitui um processo psíquico de escolha de uma entre várias possibilidades de ação, uma atividade consciente de direcionamento da ação. Trata-se de uma elaboração cognitiva realizada a partir dos impulsos, a qual é influenciada por fatores intelectivos e socioculturais (Scharfetter, 1999).

Processo volitivo

O processo volitivo divide-se em quatro etapas: (1) intenção ou propósito; (2) deliberação (ou análise); (3) decisão; e (4) execução. A fase de intenção ou propósito é representada por uma tendência para a ação e está intimamente relacionada aos impulsos. A deliberação consiste em uma ponderação consciente a respeito das alternativas de ação, sendo analisados os aspectos positivos e negativos, assim como as possíveis implicações de cada uma. A decisão representa a opção por uma dessas alternativas de ação. E a execução refere-se à atividade psicomotora (Pio Abreu, 1997).

ALTERAÇÕES QUANTITATIVAS

Hipobulia e abulia

Hipobulia e abulia significam, respectivamente, diminuição e abolição da atividade conativa. Caracterizam-se por: sensação de indisposição, fraqueza, desânimo ou falta de energia; perda da iniciativa, da espontaneidade e do interesse pelo mundo externo; indecisão; dificuldade de transformar as decisões em ações; e inibição ou abolição da psicomotricidade.

Ocorrem na depressão, na esquizofrenia, no *delirium* hipoativo, em alguns casos de demência ou deficiência intelectual e no uso crônico de neurolépticos (Paim, 1998).

Enfraquecimento de impulsos específicos

Distúrbios como a diminuição ou perda do apetite (hiporexia ou anorexia), da sede (oligodipsia), da duração do sono (insônia) e da libido (hipossexualidade) representam enfraquecimento dos impulsos, das tendências naturais à satisfação das necessidades corporais.

A hiporexia e a anorexia são observadas na depressão, na anorexia nervosa, em alguns quadros de ansiedade e em diversas condições médicas gerais (Delgado, 1969). A anorexia deve ser distinguida da sitiofobia, na qual a recusa alimentar se deve a manifestações fóbicas ou delirantes, não havendo uma real redução do apetite (Sá, 1988).

A oligodipsia não tem sido particularmente estudada pela psicopatologia. Ela pode ser causada por lesões hipotalâmicas.

A insônia (ou agripnia) pode ser classificada em: inicial, quando há dificuldade para adormecer; intermediária, caracterizada por diversos despertares noturnos; e terminal (ou tardia), quando o paciente acorda cedo demais, às vezes de madrugada, e não consegue voltar a dormir. A insônia aparece na depressão (podendo ser inicial ou terminal), nas síndromes de ansiedade (em geral, inicial ou intermediária), nos quadros de agitação psicomotora, nas intoxicações por psicoestimulantes (anfetamina, cocaína, cafeína etc.) e em quadros de abstinência a algumas substâncias psicoativas (opiáceos, benzodiazepínicos, álcool etc.) (Sá, 1988). Na mania, não há exatamente dificuldade para dormir, mas sim redução da necessidade de sono.

A hipossexualidade é observada na depressão e no uso de substâncias antiandrogênicas, de neurolépticos e de alguns antidepressivos (especialmente os tricíclicos e os serotoninérgicos) (Scharfetter, 1999).

Hiperbulia

A hiperbulia caracteriza-se por um sentimento subjetivo de aumento da força, do vigor, da energia vital, da disposição física; observa-se exacerbação da iniciativa, da espontaneidade e do interesse em relação ao mundo externo; costuma haver desinibição e agitação psicomotora. Ocorre principalmente na síndrome maníaca (Sá, 1988).

Intensificação de impulsos específicos

A bulimia (ou sitiomania, ou sitiofilia) consiste em aumento patológico do apetite (Paim, 1998). Pode ocorrer em distúrbios hipotalâmicos, na síndrome de abstinência relacionada à anfetamina, em alguns casos de depressão, na bulimia nervosa, no transtorno disfórico pré-menstrual e em quadros de ansiedade. Está relacionada à hiperfagia – ingestão excessiva de alimentos – e à obesidade.

A sede excessiva é denominada *polidipsia*. É observada no *diabetes mellitus*, no *diabetes insipidus* e na síndrome de ansiedade (Sá, 1988), além de ser efeito colateral comum no uso de carbonato de lítio.

Hipersonia (ou letargia) significa sono em excesso (Delgado, 1969). Ela é observada em alguns deprimidos; pode ser um efeito colateral de medicamentos como benzodiazepínicos, antipsicóticos e antidepressivos; e ocorre de forma paroxística na narcolepsia.

A hipersexualidade consiste no desejo sexual patologicamente aumentado. No homem, é denominada *satiríase*, e, na mulher, *ninfomania*. O aumento da libido é uma alteração típica da mania (Scharfetter, 1999).

ALTERAÇÕES QUALITATIVAS (DISBULIAS OU PARABULIAS)

Atos impulsivos

Os atos impulsivos caracterizam-se por serem súbitos, incoercíveis e incontroláveis. Pulam-se as etapas de deliberação e decisão do processo volitivo, indo-se direto da intenção para a ação. Por exemplo, o indivíduo leva um esbarrão acidental de um desconhecido na rua e, de imediato, dá um soco na cara do outro. Apenas em um segundo momento, após o ato, é que ele vai julgar se deveria ter feito aquilo. Presumivelmente, os atos impulsivos ocorrem em função de aumento da intensidade dos impulsos ou de enfraquecimento dos mecanismos de inibição e refreamento (Dalgalarrondo, 2000).

Alguns comportamentos heteroagressivos, autoagressivos e suicidas, a frangofilia, a piromania, a dromomania, a dipsomania e ataques de hiperingestão alimentar podem ter as características de um ato impulsivo.

A frangofilia representa uma forma especial de comportamento agressivo. Nesse caso, a ação é a de destruir objetos – deixá-los em frangalhos –, como roupas, móveis, colchões etc. (Nobre de Melo, 1981). A piromania constitui o impulso de atear fogo, provocar um incêndio. Em geral, é uma reação raivosa a uma contrariedade (Alonso-Fernández, 1976). Os atos impulsivos heteroagressivos, a frangofilia e a piromania são observados nos transtornos da personalidade antissocial, *borderline* e explosiva, assim como na mania, na esquizofrenia, na deficiência intelectual, na demência e no estado crepuscular epiléptico (Sims, 2001).

A dromomania (ou poriomania) consiste na urgência em sair ou se afastar, que se manifesta como uma retirada súbita. A fuga proporciona alívio para um estado de disforia relacionado a circunstâncias do ambiente. Ocorre no estado crepuscular epiléptico, em transes dissociativos, na esquizofrenia, na demência e na deficiência intelectual (Delgado, 1969).

A dipsomania consiste na ingestão de grande quantidade de álcool, durante a qual há perda total do controle sobre o ato de beber. Uma vez iniciada a ingestão alcoólica, o indivíduo não consegue interrompê-la e bebe até perder a consciência. Os episódios dipsomaníacos duram alguns minutos ou poucas horas e são recorrentes. Eles afetam pessoas que se mantêm por muito tempo abstêmias (Nobre de Melo, 1981).

Na bulimia nervosa, ocorrem ataques de hiperingestão alimentar, que se caracterizam pelo comportamento de comer rapidamente uma grande quantidade de alimentos e, principalmente, pela sensação de perda de controle sobre a ingestão (Appolinário et al., 1995).

Atos compulsivos

Os atos compulsivos (ou compulsões), descritos por Esquirol, em 1836, são atos que o indivíduo se sente compelido a realizar. Todavia, ao contrário do que ocorre nos atos impulsivos, a execução não se dá de imediato, mas somente após deliberação consciente. Essa deliberação pode ser longa, pois há intensa luta ou resistência interna contra a realização do ato (Dalgalarrondo, 2000).

No transtorno obsessivo-compulsivo (TOC), as compulsões podem ser secundárias a ideias obsessivas (ver Capítulo 10, *Pensamento* ([*Exceto Delírio*]), uma forma de combater essas ideias, de reduzir a ansiedade provocada por elas; ou então, alternativamente, representam comportamentos repetitivos que requerem um padrão rígido de realização e que, muitas vezes, assumem a forma de verdadeiros rituais. As compulsões com frequência consistem em ações de conferir, limpar, tocar ou contar; às vezes, são atos puramente mentais, como rezar ou ficar repetindo uma palavra para si próprio (Kaplan et al., 1997). Alguns exemplos: vem à mente do paciente a ideia de que seu pai vai morrer, e ele se vê impelido a bater com a colher na xícara de café 5 vezes para evitar que tal tragédia ocorra; lavar as mãos dezenas de vezes ao dia em função do medo de contaminação por germes; conferir se desligou o gás inúmeras vezes ao sair de casa. Uma jovem não podia ir dormir sem antes colocar um colar no pescoço e anéis em seus dedos, presenteados por pessoas próximas a ela, temendo que, se não o fizesse, pudesse acontecer algo terrível com elas. Toda vez em que saía para passear de carro, um rapaz não conseguia deixar de somar os algarismos das placas de todos os automóveis que via, e ficava muito ansioso até que uma soma resultasse em um múltiplo de nove, o que lhe assegurava que nada de mal iria ocorrer. O paciente com TOC reconhece o caráter absurdo de suas compulsões e, até por isso, tenta resistir a elas. Compulsões são comuns também na depressão e na síndrome de Tourette.

Possuem igualmente um caráter compulsivo o padrão de uso de drogas psicoativas na dependência química (toxicofilia) (Kräupl Taylor, 1983), o comportamento alimentar na obesidade hiperfágica comum (em que não há ataques de hiperingestão) (Appolinário, 1995), o jogo patológico e a cleptomania (Scharfetter, 1999), além de certos padrões de comportamento relativos ao comprar (oniomania) (Dalgalarrondo, 2000) e à atividade sexual (Kräupl Taylor, 1983).

O comportamento de um indivíduo em relação à comida, ao jogo, ao furto, às compras ou ao sexo pode possuir os mesmos aspectos observados nos quadros de dependência química em relação a drogas: avidez (fissura por comer, apostar, furtar, comprar ou copular), pensamentos recorrentes (quanto aos mesmos comportamentos), negação da dependência, sintomas de abstinência e a ocorrência de prejuízos psicossociais significativos (Kräupl Taylor, 1983).

Particularmente no caso da cleptomania, o indivíduo, em geral uma mulher, vê-se compelido a roubar determinado objeto, do qual na verdade não necessita e cujo valor financeiro é irrelevante. O ato de roubar é precedido de ansiedade e leva a alívio da disforia, além de certa excitação e prazer.

Comportamentos desviantes em relação aos impulsos

Os comportamentos de automutilação e suicida podem ser considerados desvios dos impulsos de autopreservação. Formas leves e moderadas de automutilação ocorrem mais em pacientes com deficiência intelectual ou transtorno da personalidade *borderline* (Dalgalarrondo, 2000). Já formas mais graves são mais comuns na esquizofrenia. O suicídio é um risco importante na depressão – especialmente a bipolar –, no alcoolismo e na esquizofrenia, embora nem sempre esteja relacionado a doença mental (Scharfetter, 1999). No transtorno bipolar, as tentativas de suicídio são menos comuns que no transtorno da personalidade *borderline*, porém as taxas de autoextermínio efetivado são as maiores na comparação com qualquer outro transtorno mental.

A alotriofagia representa um desvio dos impulsos de nutrição, uma *perversão* do apetite, como se chamava antigamente. Consiste na ingestão de coisas estranhas ou inadequadas. Por exemplo: comer animais repugnantes (lagartixa, barata, minhoca), excrementos (coprofagia), substâncias nocivas e objetos perigosos (tinta, botões, alfinetes, sabão etc.). Um paciente costumava comer as molas do colchão sobre o qual dormia, as quais tiveram que ser retiradas de seu abdome por meio de uma intervenção cirúrgica. Ocorre mais frequentemente na deficiência intelectual e na demência, e, ainda, na esquizofrenia e na mania (Nobre de Melo, 1981).

As parafilias (*perversões* sexuais) constituem um desvio do comportamento sexual. Consistem na preferência por objetos ou situações sexuais não usuais, que se tornam uma condição necessária para a excitação sexual e o orgasmo. Na quase totalidade das vezes, as parafilias acometem pessoas do sexo masculino. No fetichismo, o interesse sexual se concentra sobre partes não genitais do corpo feminino (pés, cabelos, nuca etc.) ou peças do vestuário (sapatos, roupas íntimas, meias etc.). No exibicionismo, o comportamento consiste na exposição dos órgãos genitais, geralmente contra a vontade da pessoa que observa. Na escopofilia (*voyeurismo*), o prazer provém basicamente da observação de uma pessoa que está tendo uma relação sexual ou que está nua ou tirando a roupa. No sadomasoquismo, o prazer está vinculado a dor, humilhação ou dominação e submissão. Na coprofilia, a excitação depende do uso de excrementos no ato sexual. Por fim, na pedofilia, na gerontofilia, na zoofilia e na necrofilia, os objetos sexuais preferenciais são, respectivamente, crianças, idosos, animais e cadáveres (Nobre de Melo, 1981). A partir do DSM-5 (APA, 2013), alguns desses comportamentos sexuais deixaram de ser considerados patológicos, nas situações em que um parceiro consente com eles e não há sofrimento por parte de quem os realiza.

Ambitendência

A ambitendência também é denominada *ambivalência volitiva*. Consiste em incapacidade para decidir, em função da presença na consciência de tendências volitivas opostas (Sá, 1988). Por exemplo, um indivíduo, que se encontra na entrada de uma sala, quer ao mesmo tempo ingressar nela e ir embora; não faz uma coisa nem outra e continua no mesmo lugar. A ambitendência pode ocorrer na esquizofrenia.

Um fenômeno dessa natureza ocorre em pacientes obsessivos. Nestes, há excesso de deliberação, ou seja, todas as alternativas possíveis de conduta são minuciosa e repetidamente examinadas, o que impede que se chegue à etapa de decisão do processo volitivo.

Negativismo

O negativismo, descrito por Kahlbaum, consiste em uma resistência incompreensível, eventualmente não deliberada e imotivada, às solicitações externas. No negativismo passivo, o paciente simplesmente não faz o que lhe é pedido; no ativo, faz o oposto ao solicitado. Podem ser manifestações do negativismo passivo o mutismo (a recusa a falar) e a sitiofobia (a recusa de alimentos). Sims (2001) relata um caso de negativismo ativo. O paciente, ao ser convidado pelo médico a entrar no consultório, deu dois passos para trás. Só entrou quando se ordenou que fosse embora. Sentou-se apenas quando solicitado a ficar em pé. O negativismo é observado em quadros catatônicos (Nobre de Melo, 1981). Uma forma especial de negativismo é denominada *gegenhalten* (ou *paratonia inibitória*), que representa uma resistência ao movimento passivo proporcional à força do estímulo, aparentemente automática e não intencional (Nunes & Cheniaux, 2012).

Reação do último momento

A reação do último momento consiste no desaparecimento súbito de uma conduta negativista justamente quando o examinador desiste de fazer com que o paciente atenda à sua solicitação (Delgado, 1969). Por exemplo, o indivíduo se recusa a responder a qualquer pergunta por mais de 1 hora, e permanece o tempo todo em silêncio, sem sequer olhar para o examinador. Mas, quando este vai se retirar, o doente começa a cooperar. Todavia, a falta de cooperação em geral se reinicia logo em seguida.

Sugestionabilidade patológica

A sugestionabilidade patológica é um sintoma oposto ao negativismo. Consiste em uma tendência exagerada a atender às solicitações vindas do exterior (Sá, 1988). Ocorre nos transtornos dissociativos e conversivos (autossugestão); e nos estados hipnóticos e no transtorno psicótico induzido (heterossugestão). Em um transtorno dissociativo, por exemplo, o paciente se convence de que perdeu a memória. Em um transtorno conversivo, ele pode passar a acreditar, por si próprio, que está paralítico ou cego. Já no transtorno psicótico induzido, um indivíduo primariamente delirante, que sofre, por exemplo, de esquizofrenia, "contagia" um segundo indivíduo, mais crédulo e ingênuo, com sua ideação patológica. Os fenômenos em eco – ecopraxia, ecomimia (ver Capítulo 16, *Psicomotricidade*) e ecolalia (ver Capítulo 9, *Linguagem*) – representam casos mais graves de sugestionabilidade e ocorrem na síndrome catatônica. Na catatonia, pode ser observada também uma forma especial de sugestionabilidade patológica chamada de *mitgehen* ("ir com"): a elevação do braço, como uma luminária articulada, em resposta a uma leve pressão digital, apesar das instruções em contrário dadas ao indivíduo (Nunes & Cheniaux, 2012).

Obediência automática

A obediência automática representa um exemplo extremo de sugestionabilidade patológica. Caracteriza-se pelo cumprimento passivo e imediato, sem qualquer reflexão ou elaboração, de quaisquer ordens ou solicitações, mesmo que a ação realizada seja ridícula, perigosa ou danosa para o próprio paciente. Caso se diga para o indivíduo pular do vigésimo andar, ele o fará "sem pestanejar". A obediência automática ocorre na síndrome catatônica (Delgado, 1969).

EXAME DA CONAÇÃO

Observação do comportamento

A exploração da conação se dá, basicamente, pela observação do comportamento do paciente: observa-se se ele demonstra iniciativa, espontaneidade e interesse, e, ainda, capacidade de tomar decisões (Scharfetter, 1999).

Respostas às solicitações do examinador

Em geral, o grau de cooperação do paciente em uma simples entrevista já fornece elementos para a identificação de alterações, como negativismo e sugestionabilidade patológica.

Para a detecção de obediência automática, são dadas, sem prévias explicações, ordens simples que pareceriam às pessoas em geral estranhas ou inadequadas para a situação de um exame médico: "Levante os braços... Abaixe os braços... Sente-se... Fique de pé... Dê três pulinhos... Dê três voltas em torno da cadeira...".

Manobras do examinador

Para a detecção do *gegenhalten* (ou paratonia inibitória), o examinador faz o seguinte. Pega o braço do paciente para examinar a presença do sinal da roda denteada, orientando-o a manter o braço "solto". Em seguida, o examinador movimenta o braço dele, alternando maior e menor força. Quando o *gegenhalten* está presente, a resistência será maior quando a força exercida pelo examinador for maior e será menor quando a força for menor.

Para a pesquisa do *mitgehen* ("ir com"), o examinador pede que o paciente estenda o braço. Em seguida, coloca um dedo embaixo da mão do paciente e tenta levantá-la lentamente depois de dizer "Não me deixe levantar seu braço". Se mesmo assim o braço se elevar, como uma luminária articulada, o *mitgehen* está presente (Bush et al., 1996; Nunes et al., 2017).

Linguagem e psicomotricidade

As variações quantitativas da linguagem e da psicomotricidade costumam estar correlacionadas diretamente com a conação. A hiperbulia, com frequência, é acompanhada de logorreia e de agitação psicomotora; e a hipobulia, de oligolalia ou mutismo e de inibição psicomotora.

A CONAÇÃO NOS PRINCIPAIS TRANSTORNOS MENTAIS

CATATONIA. Na catatonia, observam-se negativismo, reação do último momento, sugestionabilidade patológica e obediência automática. Nos quadros estuporosos, há abulia (Nunes & Cheniaux, 2012).

ESQUIZOFRENIA. A hipobulia é considerada um sintoma negativo da esquizofrenia, sendo mais característica dos subtipos simples, hebefrênico e residual (Mayer-Gross et al., 1969). Nesse transtorno mental, podem ocorrer atos impulsivos, suicídio e ambitendência.

MANIA. A mania caracteriza-se pela presença de hiperbulia, aumento da libido, diminuição da necessidade de sono, além de fraco controle dos impulsos (Sims, 2001).

DEPRESSÃO. Na depressão há hipobulia, assim como anorexia (mais raramente aumento do apetite), insônia (mais raramente hipersonia), perda da libido e, nos casos mais graves, negativismo e ideação ou comportamento suicida (Scharfetter, 1999).

DEFICIÊNCIA INTELECTUAL. Na deficiência intelectual, tanto pode haver hipobulia (*oligofrenia apática*) como hiperbulia (*oligofrenia agitada*) (Scharfetter, 1999). Tipicamente, observa-se impulsividade, podendo ocorrer alotriofagia.

DEMÊNCIA. Em alguns dementes há hipobulia. Na demência, podem ser observados fraco controle dos impulsos, negativismo ou sugestionabilidade patológica, além de alotriofagia.

***DELIRIUM*.** No *delirium* hipoativo, há hipobulia; no hiperativo, pode haver impulsividade.

TRANSTORNOS DA PERSONALIDADE ANTISSOCIAL, *BORDERLINE* E EXPLOSIVA. Essas categorias diagnósticas caracterizam-se especialmente pelo comportamento impulsivo.

TRANSTORNO CONVERSIVO E TRANSTORNOS DISSOCIATIVOS. Esses quadros caracterizam-se pela grande (auto e hetero) sugestionabilidade. Os dissociativos podem se manifestar sob a forma de fugas (dromomania).

TRANSTORNOS DE ANSIEDADE. Os transtornos de ansiedade podem cursar com insônia inicial ou intermediária e aumento ou diminuição do apetite, além de aumento da sede.

TRANSTORNO OBSESSIVO-COMPULSIVO (TOC). As compulsões constituem manifestações essenciais do TOC. São especialmente torturantes quando sua realização é acompanhada de dúvida quanto à exatidão do ato, o que faz com que este tenha que ser repetido inúmeras vezes.

TRANSTORNOS ALIMENTARES. Na anorexia nervosa, além da perda do apetite (que inicialmente pode até estar ausente), encontram-se perda de peso autoinduzida (por meio de dietas, exercícios físicos, vômitos provocados, uso de anorexígeno), distorção da autoimagem corporal e distúrbios endócrinos (como amenorreia). Na bulimia nervosa, o comportamento alimentar é basicamente impulsivo (ataques de hiperingestão), enquanto na obesidade hiperfágica comum, é compulsivo (Appolinário et al., 1995).

ALCOOLISMO. Na intoxicação alcoólica ocorre desinibição dos impulsos. Quando há dependência em relação ao álcool, o comportamento do paciente adquire características compulsivas. É bastante comum o suicídio entre alcoolistas.

A dipsomania, que se caracteriza pela incapacidade de parar de beber após o primeiro gole, corresponde ao alcoolismo *épsilon* na classificação de Jellinek (alcoolismo periódico) (Nobre de Melo, 1981).

DEPENDÊNCIA QUÍMICA. O uso da substância psicoativa tem um caráter compulsivo quando se configura um quadro de dependência.

CONTRIBUIÇÕES DA PSICANÁLISE

Pulsão

Pulsão é a tradução mais aceita atualmente para o termo alemão *Trieb*, empregado por Freud. Difere do termo *Instinkt*, que se refere ao comportamento instintivo (Laplanche & Pontalis, 1970).

Para Freud, a pulsão é um conceito que se encontra na fronteira entre o somático e o psíquico e representa um estímulo da mente que provém do corpo. Consiste em uma tendência para a descarga da energia psíquica: produz um estado de excitação psíquica ou tensão, que impele o indivíduo a realizar uma ação motora cujo objetivo é reduzir essa tensão.

As pulsões possuem dois representantes psíquicos: (1) a quota de afeto, que se refere à quantidade de energia psíquica (catexia) ligada a uma representação mental e que tende à descarga; e (2) a ideia (ou representação), fator qualitativo, que corresponde à percepção da descarga de energia psíquica (ou da não ocorrência desta), sentida como prazer (ou desprazer) (Andrade, 1998).

Quatro elementos estão relacionados às pulsões: (1) a sua fonte, que é sempre um processo somático (o qual resulta em um estado de tensão); (2) a sua pressão ou força, que é o grau de exigência de atividade imposta ao aparelho psíquico; (3) a sua finalidade (ou alvo), que é a satisfação, a cessação do estado de tensão; e (4) o objeto, algo por meio do qual a pulsão pode atingir sua finalidade (Brenner, 1975).

Evolução da teoria das pulsões de Freud

O pensamento de Freud a respeito das pulsões passa por quatro fases distintas: (1ª) em 1910, a pulsão de autoconservação (ou pulsão do ego) se opõe à pulsão sexual (libido); (2ª) na *Introdução ao narcisismo* (1914), é mantida a oposição pulsão do ego/pulsão sexual, mas a libido é subdividida em libido objetal e libido narcísica (do ego); (3ª) entre 1917 e 1920, Freud vai abandonando o conceito de pulsão do ego, considerando apenas a pulsão sexual e sua subdivisão em libido objetal e libido narcísica; e (4ª) em 1920, com *Além do princípio do prazer*, surge a oposição entre a pulsão de vida (ou Eros) e a pulsão de morte (ou Tanatus) (Andrade, 1997; Brenner, 1975; Paes de Barros, 1989).

Pulsão sexual versus *pulsão do ego (1ª fase)*

A pulsão sexual está voltada para a perpetuação da espécie e está relacionada a uma forma de energia psíquica denominada *libido*. A pulsão do ego ou de autoconservação, está voltada para a preservação da vida do próprio indivíduo – a fome constitui o seu protótipo –, e está relacionada a uma forma de energia chamada *interesse*. Ocorrem conflitos intrapsíquicos entre as pulsões sexuais e as pulsões do ego, mas só as primeiras podem ser reprimidas.

As pulsões sexuais inicialmente são satisfeitas de forma autoerótica e só mais tarde se tornam dependentes do objeto. Elas se caracterizam por uma grande variabilidade quanto a objetos e a modalidades de satisfação, que podem, inclusive, ser fantasiosos. As pulsões do ego, ao contrário, só se satisfazem com objetos reais, havendo uma rigidez bem maior no que se refere aos objetos e modalidades de satisfação.

As pulsões sexuais já estão ativas desde a primeira infância, mas inicialmente estão restritas a alguns órgãos específicos (ou zonas erógenas) que se sucedem no tempo, como a boca (fase oral), o ânus (fase anal) e o pênis ou o clitóris (fase fálica), constituindo, assim, o que se denominam *pulsões parciais*. Na sexualidade adulta, genital, unificam-se as pulsões sexuais e o prazer passa a se relacionar ao corpo como um todo, adquirindo-se a capacidade para o orgasmo. Todavia, as características sexuais infantis continuam de certa forma presentes no adulto, sob a forma de prazeres preliminares ao ato sexual, como beijos, olhares, carícias, exibições etc. Além disso, no caso das parafilias, haveria fixação a uma fase pré-genital do desenvolvimento da libido, isto é, a objetos ou modalidades de gratificação sexual infantis.

Libido objetal versus *libido narcísica (2ª fase)*

Em 1914, Freud formula a ideia de que o ego é o primeiro objeto da pulsão sexual e constitui o grande reservatório da libido. Só secundariamente é que os objetos recebem um investimento libidinal. Portanto, há duas formas de libido: a narcísica, que é investida no ego, e a objetal. Além disso, ainda há as pulsões do ego, e, assim, o ego está relacionado a duas formas de energia: a libido narcísica e o interesse.

Monismo pulsional (3ª fase)

Entre 1917 e 1920, Freud passa a considerar que só existiria um tipo de energia psíquica: a libido. O que antes ele classificava como pulsões do ego passa a ser incorporado às pulsões sexuais, especificamente à libido narcísica.

Pulsão de vida versus *pulsão de morte (4ª fase)*

Em 1920, Freud formula o conceito de pulsão de morte, não aceito por grande parte dos psicanalistas. Ele se baseou no fenômeno da compulsão à repetição – que se refere a comportamentos e atividades mentais que tendem a se repetir em diversas situações na vida, independentemente de proporcionarem prazer ou não – e na observação clínica da agressividade – na ambivalência dos neuróticos, no sadismo, no masoquismo, na neurose obsessiva e na melancolia.

A pulsão de morte está relacionada à compulsão à repetição e consiste em uma tendência ao retorno a um estado anterior à vida, um estado inorgânico. Representa uma tendência à diminuição das diferenças de energia psíquica entre o organismo e o meio, a uma descarga total. Representa ainda uma tendência à desagregação e ao restabelecimento de formas menos diferenciadas e menos organizadas, algo análogo ao catabolismo. Haveria, portanto, uma propensão natural para a autodestruição, o masoquismo primário. Apenas quando, secundariamente, a energia associada à pulsão de morte se volta para os objetos externos é que se manifesta o sadismo.

Em oposição à pulsão de morte está a pulsão de vida. Esta incorporou as antigas noções de pulsões sexuais e pulsões de autoconservação. Freud chega a insinuar uma relação entre as pulsões de autoconservação e a pulsão de morte, pois o organismo precisaria destruir para se manter vivo e "só quer morrer à sua maneira". Todavia, ele logo retifica essa posição e passa a considerar a autoconservação como de natureza libidinal, ligada à pulsão de vida.

A pulsão de vida representa uma tendência à agregação, à constituição de unidades vitais cada vez maiores e de formas cada vez mais diferenciadas e organizadas, sendo, assim, análoga ao anabolismo. A pulsão de vida está relacionada a aumento das diferenças no nível de energia entre o organismo e o meio.

Apesar de opostas, as pulsões de vida e de morte estão regularmente fundidas, isto é, participam conjuntamente – ora predominando uma, ora a outra – de inúmeros comportamentos normais ou patológicos. As manifestações da pulsão de vida não são observáveis isoladamente, sem estarem mescladas às da pulsão de morte, e vice-versa.

CONTRIBUIÇÕES DAS NEUROCIÊNCIAS

Córtex pré-frontal

O córtex pré-frontal é uma área associativa que integra informações sensoriais internas e externas e que tem conexões com o córtex pré-motor e o córtex motor. Ele está relacionado à seleção de respostas motoras apropriadas, assim como à previsão das consequências de cada alternativa de ação motora.

Estudos de tomografia por emissão de pósitrons (PET) identificam maior fluxo sanguíneo nas áreas pré-frontais quando o indivíduo realiza tarefas relacionadas à vontade, ao planejamento de ações e ao controle voluntário (consciente) da motricidade (Kandel et al., 2014; Pally, 1998).

Estudos eletroencefalográficos evidenciam o surgimento de potenciais elétricos nas áreas pré-motoras cerca de meio segundo antes de o indivíduo tomar conhecimento de sua decisão. Isso significa que só depois que a decisão é tomada é que esta chega à consciência. Todavia, a decisão chega à consciência antes da ação, o que permite que a consciência faça ajustes e correções, iniba respostas inapropriadas, tornando, assim, a ação mais eficaz, mais adaptativa (Libet, 2002).

Hipotálamo

O hipotálamo exerce um importante papel na regulação da temperatura, da osmolaridade dos líquidos e do peso corporal, e ainda da sede, da fome e da sexualidade.

Em animais, a estimulação elétrica do hipotálamo lateral e lesões de áreas ventromediais do hipotálamo provocam aumento do nível geral de atividade, podendo chegar a uma atitude de fúria e luta. Lesões no hipotálamo lateral, por sua vez, levam a um comportamento de extrema passividade, com perda da impulsividade natural.

A estimulação dos núcleos hipotalâmicos ventromediais provoca supressão da ingestão alimentar, enquanto lesões nessa área causam hiperfagia. Além disso, a estimulação dos núcleos laterais do hipotálamo ocasiona aumento da ingestão, e lesões localizadas nessa área provocam afagia.

O centro da sede parece estar localizado no hipotálamo lateral. Neste, existem receptores que registram os níveis de sódio e a osmolaridade do líquido extracelular. Lesões nessa região causam cessação da ingestão de líquidos (adipsia). O hipotálamo participa também da regulação da excreção de água na urina.

A estimulação de regiões anteriores e posteriores do hipotálamo aumenta o impulso sexual. A estimulação e a destruição da área pré-óptica hipotalâmica induz e inibe, respectivamente, o comportamento sexual.

Os núcleos hipotalâmicos lateral e ventromedial parecem fazer parte dos circuitos cerebrais de recompensa. A estimulação dessas áreas provoca uma sensação de prazer no animal e induz um comportamento de autoestimulação, podendo atuar como um reforço no condicionamento operante. Já a estimulação de outras áreas, como as zonas periventriculares do hipotálamo, causa, no animal, terror, dor, medo e reações de defesa e de fuga. São os chamados *centros de punição* (Guyton & Hall, 1997).

Amígdala

A remoção das amígdalas cerebrais, como na síndrome de Klüver-Bucy, está relacionada a hipoatividade geral, impulso sexual excessivo, hiperfagia e alterações dos hábitos alimentares (Guyton & Hall, 1997).

Hipocampo

A estimulação de diferentes áreas do hipocampo pode causar passividade e hipersexualidade (Guyton & Hall, 1997).

Bioquímica

Diversos circuitos neuronais estão a serviço da homeostase do organismo, a qual é essencial para a sobrevivência. O cérebro é automaticamente informado quando determinada substância vital atinge níveis elevados ou baixos demais, o que o leva a ativar os processos de regulação, que vão fazer com que a substância retorne ao nível desejado ou ponto fixo (Brandão, 1995).

O comportamento alimentar é influenciado por vários hormônios, como os esteroides sexuais, o glucagon, a insulina e o hormônio do crescimento, e ainda pelos níveis da glicemia. A norepinefrina e o neuropeptídio Y aumentam a ingestão alimentar, particularmente de carboidratos. O peptídio galanina faz aumentar a ingestão de gorduras, e os opiáceos, de proteínas. O hormônio colecistocinina, liberado no intestino proximal, mas também presente no cérebro, parece ser o responsável pela saciedade. A fenfluramina e a anfetamina, que aumentam a liberação de serotonina no hipotálamo, causam diminuição do apetite (Brandão, 1995; Kandel et al., 2014).

Em animais, observa-se uma correlação direta entre o comportamento sexual e a concentração de testosterona. No ser humano, o nível desse hormônio se eleva em função da exposição a estímulos de natureza sexual (Brandão, 1995).

A dopamina é o neurotransmissor do sistema de recompensa, ou sistema hedônico, do qual fazem parte a área tegmental ventral e o núcleo *accumbens*. As substâncias psicoativas que causam dependência – como álcool, nicotina, cocaína e heroína – atuam nesse sistema, elevando o nível de dopamina, particularmente no núcleo *accumbens*, elevação essa que produz no indivíduo uma sensação de prazer. A ingestão de água ou comida e a cópula ativam esse mesmo circuito cerebral (Brandão, 1995).

Postula-se que haja uma relação entre perda do controle dos impulsos e hipofunção serotoninérgica. Vários estudos evidenciaram diminuição da concentração no liquor do 5-HIAA (ácido 5-hidroxi-indolacético) – o principal metabólito da serotonina – em indivíduos que tentaram o suicídio ou que apresentavam outros comportamentos impulsivos.

CAPÍTULO

15 Pragmatismo

Pragmatismo é a capacidade de colocar em prática, de realizar de forma eficaz aquilo que se deseja ou que foi planejado. Portanto, ele não pode ser avaliado se a conação estiver diminuída: se o paciente nada quer, o distúrbio não está na transposição do querer para a realização.

De certa maneira, o pragmatismo serve como medida do grau de eficácia das funções psíquicas em seu conjunto (Motta et al., 1995). O pragmatismo só se altera quantitativamente e para menos: hipopragmatismo e apragmatismo (Loyello, 1990).

O exame do pragmatismo implica, em primeiro lugar, identificar os interesses e objetivos do paciente e, em segundo, avaliar a adequação do comportamento quanto à realização de tais objetivos.

Todos os transtornos mentais levam a algum grau de hipopragmatismo, uns mais, outros menos. O maníaco, apesar da hiperbulia (intensificação da conação), está hipopragmático: seus objetivos mudam constantemente, e quase nada do que inicia consegue terminar ou executar direito (Bleuler, 1985).

CAPÍTULO

16 Psicomotricidade

INTRODUÇÃO

Nem todos os movimentos corporais se encontram no âmbito da psicologia e da psicopatologia, somente as ações psicomotoras. Aqueles movimentos corporais involuntários e independentes do psiquismo – como os atos reflexos, instintivos ou automatizados – interessam apenas à neurologia.

As ações psicomotoras possuem um conteúdo psicológico, são voluntárias, isto é, conscientes quanto à motivação e à finalidade (Sá, 1988). Representam a quarta etapa do processo volitivo: a execução (Dalgalarrondo, 2000).

A motilidade consiste na via final de todo evento psíquico e é a única forma de acesso que temos ao psiquismo de outra pessoa (Del Nero, 1997).

Na psicomotricidade está incluída a fala, mas esta faz jus a um capítulo à parte (ver Capítulo 9, *Linguagem*). Os movimentos expressivos da mímica – embora estejam diretamente relacionados ao psiquismo, particularmente à afetividade – não são estudados aqui, por não serem, segundo Jaspers (1987), voluntários nem intencionais.

ALTERAÇÕES QUANTITATIVAS

Apraxia

A apraxia consiste na dificuldade ou impossibilidade de realizar atos motores intencionais, voluntários, na ausência de paresia ou paralisia, de déficit sensorial e de prejuízo na coordenação motora. Representa a perda do aprendizado do movimento (Dalgalarrondo, 2000). Por exemplo, o indivíduo apráxico não consegue mais falar, andar, amarrar os sapatos, tomar banho ou se vestir, o que antes fazia normalmente. Na essência, embora classificada como alteração da psicomotricidade, a apraxia representa perda de memória, porém de memória implícita (ver Capítulo 8, *Memória*). Por outro lado, particularmente, a apraxia verbal corresponde à afasia motora (ver Capítulo 9, *Linguagem*).

Há algumas formas especiais de apraxias, como a ideomotora e a ideativa. A apraxia ideomotora é a perda da capacidade de realizar movimentos simples em resposta a uma solicitação do examinador. O paciente, contudo, consegue executar o mesmo ato de forma espontânea. A apraxia ideativa, por sua vez, é a perda da capacidade de realizar movimentos sequenciais. O paciente, no entanto, consegue executar individualmente os movimentos que integram a sequência (Dalgalarrondo, 2000).

As apraxias estão relacionadas a lesões corticais, geralmente no hemisfério dominante, envolvendo doenças vasculares cerebrais, processos demenciais e neoplasias (Mattos, 2000).

Inibição psicomotora e estupor

A inibição psicomotora (ou hipocinesia, ou alentecimento psicomotor, ou retardo psicomotor) caracteriza-se pela diminuição acentuada e generalizada dos movimentos voluntários. Os movimentos tornam-se lentos ou menos frequentes e são realizados com grande dificuldade.

Em geral, há inibição do pensamento e da fala, empobrecimento da mímica (hipomimia) e diminuição da conação (hipobulia) (Pio Abreu, 1997).

No estupor (ou acinesia) há abolição dos movimentos voluntários. O paciente pode ficar por um longo período restrito ao leito, sem qualquer reação ao ambiente, apresentando mutismo, abolição da expressão facial (amimia), recusa de alimentos (sitiofobia) e incontinência urinária e fecal (gatismo), além de abulia (Nobre de Melo, 1981).

O estupor e a inibição psicomotora podem ocorrer na catatonia, na depressão grave, nos quadros de *delirium* hipoativo, em estados dissociativos, no parkinsonismo, na encefalite letárgica e, mais raramente, em estados demenciais avançados, na deficiência intelectual em ataques de pânico (reações de *congelamento*) (Delgado, 1969).

Quando o estupor se acompanha de rigidez muscular, com redução da mobilidade passiva e manutenção da postura corporal, trata-se da catalepsia, que é também uma forma de estereotipia (ver adiante). Nesse caso, o paciente pode assumir espontaneamente posições bastante incômodas ou mesmo bizarras por um tempo prolongado: por exemplo, manter os braços elevados; ficar deitado com as pernas para cima; ou ainda permanecer no leito com a cabeça inclinada, como se estivesse apoiada em um travesseiro, que está ausente (sinal do *travesseiro psíquico*) (Nobre de Melo, 1981).

As paralisias do transtorno conversivo constituem um estado de acinesia localizada, restrita a um ou mais membros (Kräupl Taylor, 1983).

Agitação psicomotora

A agitação psicomotora (ou hipercinesia, ou exaltação psicomotora) caracteriza-se por aumento patológico dos movimentos voluntários, que se tornam mais rápidos, amplos, intensos ou frequentes. Os termos *inquietação* e *furor* eventualmente são utilizados para designar, respectivamente, níveis mais leves e mais graves de agitação (Pio Abreu, 1997).

Comumente a agitação psicomotora acompanha-se de logorreia (fala excessiva) e de heteroagressividade. Trata-se de uma alteração psicopatológica bastante comum e inespecífica, sendo observada na catatonia agitada, na mania, em quadros de *delirium* hiperativo, em estados de transe dissociativos e em estados crepusculares epilépticos, em síndromes de ansiedade, no transtorno de déficit de atenção e hiperatividade e, eventualmente, na deficiência intelectual ou na demência (Sims, 2001).

ALTERAÇÕES QUALITATIVAS

Ecopraxia

A ecopraxia consiste na repetição imediata, automática e despropositada das ações motoras executadas por outra pessoa que está diante do paciente. São imitados os gestos, a postura, a fala (ecolalia) ou a expressão fisionômica (ecomimia) (Delgado, 1969).

A ecopraxia está relacionada à sugestionabilidade patológica (ver Capítulo 14, *Conação*). É observada principalmente na síndrome catatônica e, ainda, na deficiência intelectual, no *delirium* e em processos demenciais (Dalgalarrondo, 2000).

Estereotipias

As estereotipias foram estudadas inicialmente por Falret. Elas constituem ações motoras aparentemente desprovidas de finalidade e de sentido, que se repetem de maneira uniforme e com grande frequência (Motta, 1995).

As estereotipias podem ser de gestos ou movimentos (desde simples movimentos de dedos até marchas), de posição (estereotipia acinética ou catalepsia – a manutenção de uma postura corporal, geralmente extravagante, durante longo tempo), de lugar (a busca reiterada, sem razão plausível, de um mesmo local) ou de palavras e frases (verbigeração) (Paim, 1998).

Supõe-se que as estereotipias representem resíduos de ações motoras que originalmente possuíam finalidade e sentido, mas que foram empobrecidas ou deformadas (Nobre de Melo, 1981).

Um indivíduo que sofria de esquizofrenia ficava diariamente sentado na calçada em frente à mesma loja de tapetes em Copacabana, com papel e uma caneta na mão, fazendo os mesmos desenhos durante o dia inteiro. Autores clássicos como Bleuler (1985) e Mayer-Gross et al. (1969) nos fornecem muitos exemplos de estereotipias. Os pacientes permanecem imóveis e rígidos como uma estátua durante minutos ou horas, com os braços estirados, por exemplo, como se fossem Cristo na cruz. São observados movimentos repetitivos, tais como protruir os lábios em focinho, fazer caretas, girar a cabeça para o lado, chacoalhar os braços, bater com o pé, esfregar a mão no peito. Uma mulher esquizofrênica agarrava e apertava com força qualquer coisa que estivesse ao seu alcance, fosse uma cadeira, um pedaço de papel ou o braço de uma enfermeira. Alguns pacientes andam pelo jardim sempre pelos mesmos caminhos, os quais, consequentemente, ficam marcados.

As estereotipias ocorrem na síndrome catatônica, em estados crepusculares epilépticos e no autismo (Dalgalarrondo, 2000).

Flexibilidade cerácea

Alguns autores apontam, equivocadamente, *flexibilidade cerácea* e *catalepsia* como sinônimos (Delgado, 1969). Na flexibilidade cerácea, como na catalepsia, há rigidez muscular, porém, apenas no caso da flexibilidade cerácea, a rigidez é facilmente vencida. Isso permite que o examinador coloque um segmento do corpo do paciente – um membro, a cabeça ou o tronco – nas mais diversas posições, e o paciente irá manter a postura corporal por bastante tempo, mesmo que isso seja bastante desconfortável. O corpo do paciente é amoldável como se fosse de cera (*céráceo* é o adjetivo relativo a *cera*). Outra diferença é que, na flexibilidade cerácea, a participação do paciente é passiva, a sua postura corporal resulta de uma manobra realizada pelo examinador, enquanto, na catalepsia, foi o próprio paciente que ativamente assumiu tal postura (Dalgalarrondo, 2000).

A flexibilidade cerácea é encontrada em quadros catatônicos: na esquizofrenia, nos transtornos do humor, na encefalite letárgica, no parkinsonismo e na síndrome neuroléptica maligna (Dalgalarrondo, 2000).

Para Bumke, a expressão *flexibilidade cerácea* só caberia aos quadros de origem orgânica, sendo mais apropriada na esquizofrenia a expressão *pseudoflexibilidade cerácea* (Delgado, 1969). Todavia, isso é muito criticável, por se basear em uma distinção etiológica e não realmente fenomenológica.

Maneirismos

Maneirismos são movimentos ou gestos com finalidade adequada – como andar, sorrir, comunicar, cumprimentar etc. –, mas realizados de forma exagerada, extravagante, caricatural, desarmônica, afetada ou artificial.

Observam-se com frequência maneirismos na catatonia, no autismo, na esquizofrenia hebefrênica, na deficiência intelectual e no transtorno da personalidade histriônica (Brüne, 1998; Paim, 1998). Na verdade, todas as pessoas, inclusive as que não sofrem de um transtorno mental, têm as suas peculiaridades quanto aos movimentos e gesticulação. Portanto, os maneirismos não são necessariamente patológicos.

O comportamento de um paciente que, toda vez que vê seu médico, ajoelha-se e lhe beija as mãos pode ser considerado amaneirado. Outro exemplo de maneirismo é o de um aperto de mão que dura mais de um minuto, com movimentos excessivamente vigorosos.

Interceptação cinética

A interceptação cinética consiste em uma interrupção brusca e incompreensível de uma ação motora já iniciada, que para no meio. O paciente, muitas vezes, atribui a impossibilidade de completar o movimento a uma influência externa.

A interceptação cinética é algo equivalente ao roubo do pensamento (alteração da consciência do eu). Ocorre eventualmente na esquizofrenia paranoide (Nobre de Melo, 1981; Scharfetter, 1999).

Perseveração motora

A perseveração motora representa uma repetição contínua, sem sentido ou propósito, de uma ação motora que, em um primeiro momento, foi realizada de forma adequada. Por exemplo, solicita-se que o paciente levante os braços, só que ele não realiza o movimento apenas uma vez e não consegue parar de repeti-lo. Ocorre na catatonia, em processos demenciais e na deficiência intelectual (Sá, 1988).

EXAME DA PSICOMOTRICIDADE

Aspectos gerais

A maior parte das alterações da psicomotricidade surge espontaneamente e sua detecção depende apenas da simples observação por parte do examinador. Contudo, determinados procedimentos são úteis para a identificação de alguns distúrbios em especial.

Apraxia

Para avaliar a presença de apraxia ideomotora, são dadas ao paciente ordens como as seguintes: "Mostre-me como você faz um aceno de adeus"; ou "Mostre-me como você cortaria com uma tesoura"; ou "Mostre-me como você escovaria seus dentes com uma escova". Deve-se frisar para o paciente que ele não deve fazer o movimento como se seus dedos fossem a tesoura ou a escova de dentes, mas sim como se estivesse segurando o objeto.

Para avaliar a presença de apraxia ideativa, o paciente deve seguir uma sequência de instruções como esta: "Eu vou lhe dar um pedaço de papel. Quando eu fizer isso, pegue o papel com sua mão direita, dobre-o ao meio com ambas as mãos e o coloque no chão. Ponha o papel no envelope e o sele" (Roth et al. 1986).

Perseveração motora

Esse distúrbio pode se manifestar quando se realiza o exame da praxia.

Ecopraxia

Se ecopraxias não surgem espontaneamente, o examinador pode exibir diante do paciente, de forma proposital, gestos ou expressões faciais até certo ponto exagerados, para ver se ele o imita.

Flexibilidade cerácea

A presença de flexibilidade cerácea só deve ser testada em indivíduos que estejam apresentando diminuição ou abolição da psicomotricidade. O procedimento mais comum é elevar o braço do paciente, deixando-o em uma posição que, se mantida por algum tempo, torna-se desconfortável. Todavia, deve ficar claro para o paciente que ele não é obrigado a manter a postura, pois ele pode pensar tratar-se de um teste de resistência muscular, por exemplo. Bleuler recomendava que se deveria levantar o braço para tomar o pulso arterial: uma pessoa normal o abaixaria assim que o médico o soltasse (Hamilton, 1974).

A PSICOMOTRICIDADE NOS PRINCIPAIS TRANSTORNOS MENTAIS

CATATONIA. A catatonia pode cursar com praticamente todas as alterações quantitativas (tanto hipercinesia como hipocinesia ou estupor) ou qualitativas da psicomotricidade. A agitação na catatonia em geral é caótica, aparentemente despropositada e não reativa (Nunes & Cheniaux, 2012). A síndrome catatônica não é específica, ocorre em diversos transtornos mentais - como os transtornos do humor, *delirium* e esquizofrenia - e em condições neurológicas - por exemplo parkinsonismo, síndrome neuroléptica maligna, encefalite letárgica etc.

MANIA. Na mania, a agitação psicomotora é bastante comum. Ela é mais organizada e mais relacionada ao ambiente do que a que ocorre na catatonia.

DEPRESSÃO. Na depressão, costuma haver inibição psicomotora e, nos casos mais graves, com características catatônicas, estupor. Por outro lado, pode haver aumento da psicomotricidade na depressão ansiosa ou, alternativamente, na depressão mista, isto é, com sintomas de mania. Na depressão ansiosa, a agitação é sem objetivo, enquanto na depressão mista expressa a vontade do paciente (Swann, 2013).

DELIRIUM. Nos quadros hipoativos, há hipocinesia ou acinesia, e, nos hiperativos, hipercinesia. A agitação no *delirium* é, em geral, desordenada e reflete a dificuldade de apreensão do ambiente. Eventualmente, há ecopraxia.

DEMÊNCIA. Nas demências corticais ocorre apraxia, muitas vezes associada a afasia ou agnosia. Quadros demenciais podem exibir, ainda, perseveração motora e ecopraxia. Síndromes ansiosas ou delirantes em dementes podem cursar com agitação.

DEFICIÊNCIA INTELECTUAL. Na *oligofrenia agitada* há aumento da psicomotricidade e, na *oligofrenia apática*, inibição psicomotora. Na deficiência intelectual podem ocorrer também maneirismos e ecopraxia.

TRANSTORNO DE DÉFICIT DE ATENÇÃO E HIPERATIVIDADE. No transtorno de déficit de atenção e hiperatividade (TDAH), como o nome indica, há aumento da psicomotricidade.

TRANSTORNO CONVERSIVO E TRANSTORNOS DISSOCIATIVOS. Na antiga histeria, os gestos, geralmente teatrais, podem constituir maneirismos. Em quadros dissociativos, pode haver agitação ou estupor. Nos conversivos, observa-se diminuição ou abolição da força muscular, além de paralisias, em geral de um membro.

EPILEPSIA. Em estados crepusculares epilépticos podem ocorrer estereotipias (os *automatismos*) e hipercinesia, a qual pode chegar ao nível de furor.

CONTRIBUIÇÕES DAS NEUROCIÊNCIAS

Área motora primária

A área motora primária está localizada no giro pré-central, que corresponde à área 4 de Brodmann, no córtex do lobo frontal. Ela recebe informações do córtex somatossensorial e do tálamo; conecta-se reciprocamente com as áreas pré-motoras, com o cerebelo e com os núcleos da base; e ativa as contrações musculares através de sua conexão com os motoneurônios da medula espinal, que constitui o trato corticoespinal ou sistema piramidal. Lesões nesse trato levam a paresia ou paralisia.

A área motora primária possui uma organização somatotópica (mapas motores). O seu papel primordial é o de participação na iniciação do movimento (Duus, 1985; Kandel et al., 2014).

Áreas pré-motoras

As áreas pré-motoras correspondem à área 6 de Brodmann, também no lobo frontal. Possuem conexões recíprocas com a área motora primária, com o cerebelo e com os núcleos da base; recebem informações do córtex somatossensorial; e se projetam para a medula espinal. Da mesma maneira que a área motora primária, as áreas pré-motoras têm uma organização somatotópica e estão relacionadas com o sistema piramidal, do qual depende o controle voluntário dos movimentos.

As áreas pré-motoras são basicamente duas: a área motora suplementar e o córtex pré-motor. Ambas têm como função principal o planejamento dos movimentos direcionados a um objetivo. A área motora suplementar está especialmente envolvida no aprendizado de movimentos sequenciais complexos, enquanto o córtex pré-motor atua principalmente sobre aqueles que representam respostas a *deixas* visuais ou auditivas (Duus, 1985; Kandel et al., 2014).

Córtex parietal

Os neurônios do córtex parietal também estão envolvidos no planejamento da ação motora. Movimentos como de alcançar e pegar objetos requerem informações sensoriais sobre o corpo – a postura, a posição segmentar de um membro – e sobre o mundo – a localização do objeto-alvo no espaço, assim como seu tamanho e sua forma. Para a integração entre essas informações e a ação motora são de fundamental importância as vias parietofrontais (Kandel et al., 2014).

Cerebelo

O cerebelo recebe informações do córtex motor (relativas ao comando do movimento) e da medula espinal (somatossensoriais). Uma vez processadas pelo cerebelo, essas informações, por intermédio do tálamo, retornam ao córtex motor.

O cerebelo parece ter o papel de regular a execução motora. Ele atuaria comparando o planejamento dos movimentos com a sua execução, detectando, assim, possíveis erros, corrigindo o movimento em curso e propiciando o aperfeiçoamento dos movimentos subsequentes. Ele possivelmente armazena programas motores, permitindo, com isso, que movimentos complexos sejam realizados automaticamente, sem a participação da consciência, exceto quando do comando inicial. Participa também da coordenação motora, do equilíbrio e do controle do tônus muscular (Brandão, 1995; Kandel et al., 2014).

Núcleos da base

Os núcleos da base recebem informações de todo o córtex cerebral, mas não possuem nenhuma conexão direta com a medula espinal. Projetam-se para os córtex motor e pré-motor, e ainda para o córtex associativo pré-frontal. Presumivelmente, participariam dos aspectos cognitivos da motricidade: influenciariam o planejamento e a organização de movimentos complexos (Brandão, 1995).

Hemisfério esquerdo

Na maioria das pessoas, o hemisfério esquerdo é o dominante no controle dos movimentos finos dos dedos, das mãos e dos braços, que é contralateral. Por isso, os indivíduos destros são bem mais comuns na população (Kandel et al., 2014).

CAPÍTULO

17 Afetividade

INTRODUÇÃO

Os afetos consistem em estados psíquicos subjetivos que se caracterizam pela propriedade de serem agradáveis ou desagradáveis (Alves Garcia, 1942). Eles podem ser vistos como uma consequência das ações do indivíduo que visam à satisfação de suas necessidades (corporais ou psíquicas). Assim, a valência dos afetos, positiva ou negativa, se dá em função de essas ações terem sido bem-sucedidas ou não (Brandão, 1995).

Os afetos possuem pelo menos quatro componentes: (1) a avaliação subjetiva - o indivíduo se dá conta de que está alegre, por exemplo; (2) as crenças cognitivas - ele atribui sua alegria à ocorrência de determinado evento positivo; (3) os processos fisiológicos - as alterações viscerais; e (4) a expressão afetiva - mímica, gestos, postura e prosódia, que têm a finalidade de comunicar aos outros como aquele indivíduo está se sentindo.

O conceito de afetividade abrange as emoções, os sentimentos, as paixões e o humor.

Afetos, emoções, sentimentos, paixões e humor

Existe um grande desacordo entre os autores quanto à definição e à delimitação desses conceitos. Na prática, esses termos são utilizados de forma mais ou menos intercambiável (Vallejo Nágera, 1944).

Afeto vem do latim *afficere*, que significa *influenciar*, *afetar* (Chiozza, 1999). Esse termo pode ser usado para designar genericamente os elementos da afetividade, incluindo emoções, sentimentos e humor (Nobre de Melo, 1981), mas, outras vezes, é empregado como sinônimo de *emoção* (Pally, 1998).

O termo *emoção* corresponde ao francês *emouvoir*, que significa *comover*, *emocionar* e está ligado a uma ideia de movimento (Chiozza, 1999). Emoção em geral representa um estado afetivo súbito, de curta duração e grande intensidade, que é acompanhado de alterações corporais, relacionadas a hiperatividade autonômica (Nobre de Melo, 1981).

Sentimento deriva do latim *sentire*, que significa *sentir*, *perceber através dos sentidos*, *dar-se conta* (Chiozza, 1999). Esse termo em geral se refere a um estado afetivo menos intenso e mais prolongado que as emoções, sem as alterações fisiológicas encontradas nelas. Talvez se possa dizer que os sentimentos resultem de um processamento cognitivo maior do que haveria nas emoções (Dalgalarrondo, 2000).

As *paixões* têm a intensidade das emoções, porém duração maior (Paim, 1998). Elas monopolizam e direcionam os pensamentos e ações do indivíduo (Dalgalarrondo, 2000).

Humor é definido de duas formas diferentes. Para alguns autores (Alonso Fernández, 1976; Schneider, 1978; Vallejo Nágera, 1944), representa a disposição afetiva basal e fundamental, que é persistente, difusa e não reativa. De acordo com essa definição, parece algo relacionado ao conceito de temperamento. Todavia, segundo outros autores (Hamilton, 1974), o humor consistiria no estado afetivo prevalente em dado momento. Nesse sentido, oscilaria entre os polos da alegria, da tristeza e da irritabilidade, assim como entre a calma e a ansiedade. O termo *disforia* corresponde a um estado de humor desagradável (Dalgalarrondo, 2000), enquanto *euforia* tem o significado oposto.

Classificação de Max Scheler

Utilizando uma definição bem mais ampla de *sentimentos*, Max Scheler propôs uma classificação para eles em quatro subtipos: sensoriais, vitais, psíquicos (ou anímicos) e espirituais (Nobre de Melo, 1981).

Os sentimentos sensoriais localizam-se em determinada parte do corpo – um braço, por exemplo – e estão relacionados às sensações de prazer ou dor.

Os sentimentos vitais, assim como os anteriores, são sentimentos corporais, porém não são localizados e se relacionam com o organismo como um todo. Por exemplo: as sensações de mal-estar, bem-estar, fadiga, desânimo, vigor, orgasmo, fome e sede. Os sentimentos vitais guardam autonomia quanto ao mundo externo, isto é, não são reativos. Além disso, possuem um caráter de intencionalidade: a fome provoca a procura pelo alimento; o cansaço exige o repouso.

Os sentimentos psíquicos não são sentimentos corporais. Constituem reações a acontecimentos externos e são dotados de intencionalidade: ficar alegre ou triste em função de uma notícia; sentir raiva ou medo de uma pessoa; sentir-se culpado por um pecado.

Os sentimentos espirituais referem-se a um sistema de valores compartilháveis, que é influenciado pela cultura. São sentimentos estéticos (belo, feio), morais (certo, errado) e religiosos.

ALTERAÇÕES QUANTITATIVAS

Muito frequentemente são utilizados os termos *hipertimia** e *hipotimia* em referência às alterações quantitativas da afetividade: aumento e diminuição dos afetos, respectivamente (Nobre de Melo, 1981). Alguns autores (Paim, 1998; Vallejo Nágera, 1944), contudo, restringem a definição de hipertimia à alegria (ou irritabilidade) patológica que ocorre na síndrome maníaca. Provavelmente, isso acontece por influência de Kurt Schneider (1978), que, entre as personalidades psicopáticas que listou, incluiu a hipertímica. As características desse tipo de personalidade descritas por ele são semelhantes aos sintomas encontrados em quadros de mania ou hipomania: "humor básico alegre, temperamento vivo (sanguíneo) e uma certa atividade". E, como, do ponto de vista sintomatológico, a depressão é oposta à mania, o termo *hipotimia* tradicionalmente tem sido vinculado aos estados depressivos (Nobre de Melo, 1981; Paim, 1998).

Todavia, parece incoerente dizer que em um quadro depressivo em que há tristeza intensa e prolongada ocorra hipotimia, e não hipertimia. Se chamamos de hipotimia a tristeza do deprimido, estamos aproximando-a do embotamento afetivo (ver adiante), que se observa como sintoma negativo na esquizofrenia. Para pelo menos um autor, C. F. Alvim (citado por Sá, 1988), independentemente de qual seja o estado de humor dominante – alegria, tristeza ou ansiedade –, deveria ser aplicado o termo *hipertimia* sempre que houver exacerbação desse estado de humor. Assim, na súmula psicopatológica de um paciente maníaco, apontaríamos "Humor: alegre (ou irritado)" e "Afetividade: hipertimia", e, no caso de um deprimido, "Humor: triste" e "Afetividade: hipertimia". Na verdade, na depressão o que se encontra diminuída é a conação, a energia vital (ver Capítulo 14, *Conação*), e não a intensidade da expressão afetiva. Por outro lado,

---

*O radical *timia* tem origem no grego *thymós*, que significa *espírito, ânimo.*

na depressão especialmente grave, com características catatônicas, não há tristeza, e o humor está indiferente. Nesse caso, a expressão afetiva está, de fato, diminuída ou abolida, e caberia a classificação como hipotimia, no sentido de embotamento afetivo.

Em edições anteriores desta obra, utilizamos os termos *hipertimia* e *hipotimia* para designar as alterações quantitativas da afetividade. Apesar de etimologicamente apropriados, ambos foram substituídos em edições seguintes, por serem frequente e rigidamente associados, na prática psiquiátrica, a mania e depressão, respectivamente. Essa associação é tecnicamente incorreta, entre outros motivos, por limitar de maneira indevida os significados dos termos. A expressão *exaltação afetiva*, por sua vez, que foi usada para substituir *hipertimia*, é agora excluída, em virtude de em geral receber uma conotação mais ligada a raiva do que a outros estados de humor. Então, nesta edição, as expressões *hiperexcitabilidade afetiva* e *embotamento afetivo* foram as adotadas.

Observe na Figura 17.1 o fluxograma referente às alterações da afetividade.

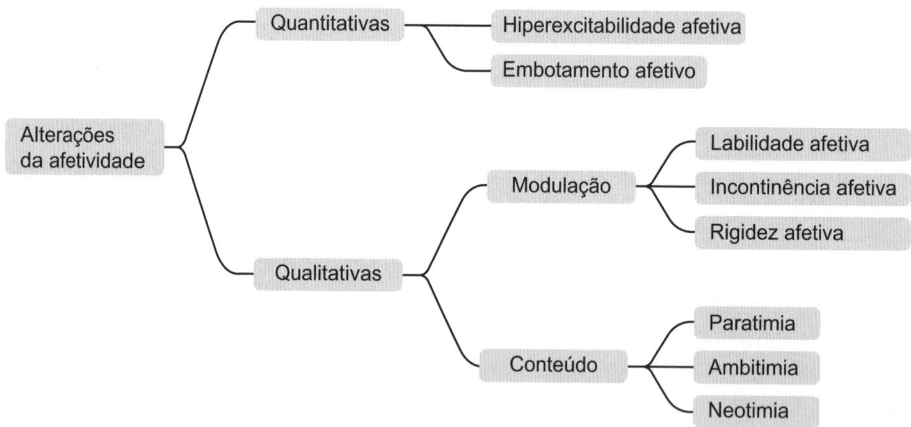

Figura 17.1 Alterações da afetividade.

Hiperexcitabilidade afetiva

Hiperexcitabilidade afetiva corresponde a aumento da intensidade, duração ou reatividade dos afetos (Delgado, 1969). Ela é encontrada na mania (alegria ou irritabilidade), na depressão (tristeza), nos transtornos de ansiedade, no transtorno da personalidade *borderline* (tristeza e irritabilidade), em alguns casos de demência ou de deficiência intelectual, no *delirium* hiperativo e em quadros psicóticos com ideação persecutória.

Embotamento afetivo

Embotamento afetivo (ou distanciamento, empobrecimento, esmaecimento, esvaziamento, aplainamento afetivo; ou apatia) significa diminuição da intensidade e da excitabilidade dos afetos, sejam eles positivos ou negativos (Dalgalarrondo, 2000).

Nos estados de diminuição da afetividade, predomina o humor indiferente, o doente torna-se desinteressado em relação ao meio, às outras pessoas e, algumas vezes, a si próprio. A expressão emocional é bastante restrita (Sá, 1988). Pode ocorrer ainda anedonia, que é a perda da capacidade de sentir prazer (Scharfetter, 1999).

O embotamento afetivo ocorre principalmente na esquizofrenia – em especial nas formas hebefrênica e residual –, nos transtornos de personalidade esquizotípica e esquizoide, em alguns casos de deficiência intelectual ou de demência, no *delirium* hipoativo, no coma, na síndrome do lobo frontal, no transtorno de estresse pós-traumático e na depressão com características catatônicas (estuporosa) (Nobre de Melo, 1981). Nesse sentido, de fato muitos pacientes deprimidos queixam-se de um *sentimento de falta de sentimentos* (Schneider, 1978). Pode ocorrer embotamento afetivo momentâneo, de curta duração, logo após um evento traumático de grande magnitude, como no transtorno de estresse agudo, o que é denominado *estupor emocional* ou *paralisia afetiva aguda* (Schneider, 1978). É o que o leigo chama de "estado de choque". Indivíduos com transtorno de personalidade antissocial apresentam um embotamento afetivo mais circunscrito, relacionado especificamente à ansiedade e ao sentimento de culpa (Scharfetter, 1999).

Uma forma especial de embotamento afetivo é a moria, termo criado por Bruns e Jastrowitz. A moria caracteriza-se por uma alegria vazia, tola e pueril, não contagiante, sem ressonância afetiva. Ela pode ser encontrada em indivíduos com lesão do lobo frontal, na deficiência intelectual, na demência e na esquizofrenia hebefrênica (Paim, 1998).

ALTERAÇÕES QUALITATIVAS

As alterações qualitativas da afetividade podem ser divididas em distúrbios da modulação (ou regulação) afetiva e distúrbios do conteúdo dos afetos. Entre os distúrbios da modulação afetiva estão: a labilidade afetiva, a incontinência afetiva e a rigidez afetiva. Entre os distúrbios do conteúdo dos afetos estão: a paratimia, a ambitimia e a neotimia.

Labilidade afetiva

A labilidade afetiva – também chamada *instabilidade* ou *volubilidade afetiva* – constitui dificuldade no controle dos afetos. Caracteriza-se por mudanças do humor frequentes e bruscas, que são imotivadas ou inesperadas (Nobre de Melo, 1981). Os afetos atingem grande intensidade (hiperexcitabilidade afetiva), mas são de curta duração. O estado afetivo está continuamente oscilando e dá verdadeiros *saltos* entre os diversos polos afetivos: por exemplo, o humor do paciente passa direto da alegria para a tristeza, logo depois retorna para a alegria e, a seguir, passa para a irritabilidade.

A labilidade afetiva ocorre na mania, no transtorno de personalidade *borderline*, na demência, na deficiência intelectual e nos quadros de *delirium* hiperativo.

Incontinência afetiva

A incontinência afetiva consiste em um distúrbio da regulação afetiva mais grave que a labilidade. Há perda completa da capacidade de controlar, de conter a expressão afetiva. Isso decorre da falha de mecanismos frenadores, inibitórios, adquiridos na educação e no convívio social. As reações afetivas são produzidas com grande facilidade, são exageradas e desproporcionais ao estímulo e se prolongam em demasia.

A incontinência afetiva manifesta-se sob a forma de riso ou pranto convulsos, ou de raiva extrema (Paim, 1998). Ocorre principalmente na demência, podendo ser encontrada ainda na mania, na intoxicação alcoólica, na deficiência intelectual, nos transtornos de personalidade explosiva, antissocial e *borderline*, no transtorno de transe dissociativo e na epilepsia do lobo temporal.

Rigidez afetiva

A rigidez afetiva caracteriza-se por perda da capacidade de modular a resposta afetiva de acordo com a situação a cada momento. Em oposição ao que ocorre na labilidade e na incontinência afetiva, a expressão afetiva varia muito pouco, menos do que o normal, no decorrer do tempo. Assim, independentemente dos acontecimentos externos, o estado de humor será mais ou menos o mesmo (Pio Abreu, 1997).

A rigidez afetiva ocorre na esquizofrenia, na depressão, na demência e, às vezes, na mania crônica irritável.

Paratimia

A paratimia caracteriza-se pela inadequação do afeto: incongruência entre o afeto expresso e a situação vivenciada, ou entre o afeto expresso e aquilo que é verbalizado. Por exemplo: o paciente, rindo, conta que foi torturado na noite anterior; ou então ele afirma estar alegre, mas sua mímica é de tristeza.

A paratimia reflete a desarmonia entre a afetividade e o pensamento. Ocorre na esquizofrenia (Sá, 1988).

Ambitimia

A ambitimia também é chamada de *ambivalência afetiva*, segundo a denominação de Bleuler, que a incluiu entre os seus quatro A's. Representa a presença de sentimentos opostos ou contraditórios que são simultâneos, têm a mesma intensidade e se referem ao mesmo objeto, pessoa ou situação (Bleuler, 1985; Nobre de Melo, 1981). Por exemplo: ao mesmo tempo amar e odiar fortemente a mesma pessoa.

Neotimia

A neotimia consiste em uma vivência inteiramente nova, extravagante e inusitada. São afetos qualitativamente diferentes de todos os que o paciente havia experimentado em sua vida. São sentimentos místicos, de êxtase, de elação, desolação ou de terror (Dalgalarrondo, 2000). A neotimia é observada na esquizofrenia – especialmente no trema –, na intoxicação por psicodislépticos e em algumas auras epilépticas.

Jaspers (1987) cita como exemplo de neotimia um autorrelato de Dostoiévski:

> "E sentia que o céu se tinha afundado na terra e me tragara. Sentia Deus como uma verdade profunda, sublime, e me senti penetrado por Ele. Sim, existe um Deus, exclamei; o que aconteceu depois, não sei. Não suspeitais que maravilhoso sentimento de felicidade enche o epiléptico num segundo antes do ataque. Não sei se a felicidade dura segundos, horas, mas crede-me, não queria trocar todas as alegrias da vida por ela."

EXAME DA AFETIVIDADE

Comunicação não verbal do afeto

Não é necessário que o paciente nos conte como está se sentindo para podermos avaliar a sua afetividade. O afeto é expresso por meio da mímica, do olhar, dos gestos, da postura e da prosódia (Bleuler, 1985).

Empatia

A afetividade é avaliada empaticamente. É como se o observador dissesse para si mesmo, por exemplo: "Se eu estivesse me sentindo como aquele indivíduo aparenta estar – pela sua expressão facial, gestos etc. –, eu me sentiria muito alegre; portanto, ele está alegre" (Sims, 2001).

A AFETIVIDADE NOS PRINCIPAIS TRANSTORNOS MENTAIS

MANIA. Na mania, observa-se alegria (euforia, ou melhor, hiperforia) ou irritabilidade patológica (hiperexcitabilidade afetiva). Tipicamente, há labilidade ou incontinência afetiva (Bleuler, 1985).

DEPRESSÃO. A alteração fundamental da depressão não é a tristeza psíquica, mas sim a tristeza vital (ver, anteriormente, a classificação de Max Scheler). Esta representa a vivência subjetiva de falta de energia, desânimo etc. e se expressa objetivamente na hipocinesia. Portanto, a tristeza vital, diferentemente da tristeza psíquica, está na verdade relacionada à conação (hipobulia), e não à afetividade. Os quadros depressivos comumente cursam com humor triste (tristeza psíquica), que pode ser bastante intenso e duradouro: hiperexcitabilidade afetiva. Em contrapartida, a depressão eventualmente tem características catatônicas e apresenta embotamento afetivo. Em alguns pacientes, podem ocorrer ansiedade ou irritabilidade intensas. O estado de humor tipicamente é pouco influenciado pelo ambiente e sofre poucas variações, caracterizando, assim, rigidez afetiva.

ESQUIZOFRENIA. O embotamento afetivo está entre os sintomas negativos da esquizofrenia. A moria pode estar presente no subtipo hebefrênico. Em quadros delirantes ou de grande agitação, a ansiedade pode ser proeminente, constituindo, assim, hiperexcitabilidade afetiva. Podem ser encontradas rigidez afetiva, paratimias, ambitimias e neotimias.

DEMÊNCIA. Na demência, tipicamente há labilidade ou incontinência afetiva, mas também pode ocorrer rigidez afetiva. Ansiedade, tristeza e irritabilidade são manifestações frequentes. Nos estágios mais avançados, observa-se embotamento afetivo.

***DELIRIUM*.** Nos quadros de *delirium* hipoativo, há embotamento afetivo. Nos hiperativos, encontram-se hiperexcitabilidade afetiva e labilidade afetiva (Alonso-Fernández, 1976).

TRANSTORNOS DE ANSIEDADE. A ansiedade torna-se patológica quando é excessiva, *paralisante* – não leva ao enfrentamento ou fuga do perigo –, ou traz prejuízos físicos – as chamadas *doenças psicossomáticas* – ou prejuízos psicossociais. Nos transtornos de ansiedade, há ansiedade patológica (hiperexcitabilidade afetiva), que atinge intensidade extrema – como no transtorno de pânico – ou que é muito frequente ou persistente – como no transtorno de ansiedade generalizada (TAG). Especialmente no TAG, a ansiedade pode acompanhar-se de irritabilidade. Nos transtornos fóbicos, a ansiedade é desproporcional ao estímulo, é reconhecida como excessiva pelo paciente e leva a comportamentos de esquiva.

DEFICIÊNCIA INTELECTUAL. Na deficiência intelectual, podem estar presentes labilidade ou incontinência afetiva. Encontra-se tanto hiperexcitabilidade afetiva (*oligofrenia agitada*) quanto embotamento afetivo (*oligofrenia apática*).

TRANSTORNO DE PERSONALIDADE *BORDERLINE*. O transtorno de personalidade *borderline* caracteriza-se, entre outras coisas, por dificuldade de controle sobre a raiva, havendo, com frequência, hiperexcitabilidade afetiva, além de labilidade ou incontinência afetiva.

TRANSTORNO DE ESTRESSE PÓS-TRAUMÁTICO (TEPT). No TEPT ocorrem sintomas depressivos e ansiosos, além de irritabilidade, mas também pode persistir um estado de embotamento afetivo.

TRANSTORNO DISFÓRICO PRÉ-MENSTRUAL (TDPM). O TDPM caracteriza-se pela presença de hiperexcitabilidade afetiva, principalmente irritabilidade, mas também tristeza e ansiedade de grande intensidade. Tipicamente há labilidade afetiva.

CONTRIBUIÇÕES DA PSICANÁLISE

Afeto

Segundo a descrição de Freud, o afeto compreende os seguintes elementos: (1) uma descarga de energia no interior do corpo – processos secretores ou vasomotores, que produzem alterações viscerais; (2) a percepção dessa descarga; e (3) uma consequente sensação de prazer ou desprazer.

Não se deve confundir afeto com quota de afeto. Esta constitui um fator quantitativo, refere-se à energia psíquica (catéxia) que se liga às representações de coisas e de palavras e que tende à descarga.

Os afetos constituem uma forma de percepção que registra o estado interno do indivíduo. Por definição, são sempre conscientes. Eles nunca podem ser reprimidos – somente as ideias a eles relacionadas são passíveis de repressão (Andrade, 1993; 1998).

Ansiedade

Quando o indivíduo é submetido a um grande afluxo de excitações, de origem externa ou interna, que ele não pode descarregar ou dominar – *situação traumática* –, ele reage automaticamente com ansiedade intensa. O protótipo da situação traumática é a experiência do nascimento. Um exemplo de situação traumática refere-se aos estímulos relacionados a pulsões do id que são indesejáveis ou não podem ser satisfeitas.

A ansiedade traumática é característica da infância, quando o ego ainda é bastante imaturo, só reaparecendo na vida adulta nos casos de neurose de ansiedade (que corresponderia atualmente ao transtorno de pânico). Com o desenvolvimento do ego, este adquire a capacidade de identificar situações de perigo, isto é, de antever a iminência de uma situação traumática. O ego, então, diante de uma situação de perigo, reage produzindo uma forma atenuada de ansiedade – bem menos intensa que a ansiedade automática – denominada *ansiedade de alarme* ou *ansiedade-sinal*. Esta propicia a mobilização de forças – entre as quais os mecanismos de defesa – para enfrentar ou evitar a situação traumática (Brenner, 1975).

Melancolia

Em *Luto e melancolia* (1915), Freud aponta uma relação entre melancolia e a perda de um objeto, ou seja, morte ou separação de uma pessoa próxima. Afirma ele que havia previamente uma relação ambivalente com esse objeto. Quando este é perdido, o indivíduo se identifica com ele – introjeta o objeto perdido –, e a agressividade que existia contra o objeto volta-se contra o próprio ego. Daí as autoacusações e o suicídio do melancólico. Na mania, haveria negação da perda e desvalorização do objeto perdido, o qual é sucessivamente substituído por outros objetos: o *triunfo maníaco*.

Teoria do apego

A teoria do apego foi desenvolvida pelo psicanalista britânico John Bowlby (1984). De acordo com ela, o bebê humano teria uma propensão natural a estabelecer laços sentimentais profundos com a mãe, ou seu substituto. O apego caracteriza-se por um comportamento do bebê de constante procura por proximidade em relação à mãe, estresse na separação e conforto na reunião.

O comportamento de apego já pode ser observado no primeiro mês após o nascimento, e parece perdurar por toda a vida, relacionando a outras pessoas, como o cônjuge. Não só nos seres humanos observa-se o comportamento de apego, mas também nos outros primatas e mamíferos.

Bowlby descreveu uma sequência de padrões de comportamento observados em crianças separadas de suas mães por mais de 3 meses. Na primeira fase, protesto: a criança grita, chora e procura pela mãe. Depois, desespero: a criança perde a esperança de que a mãe retorne e se torna hipoativa. E, por fim, distanciamento: a criança se afasta emocionalmente da mãe e irá mostrar-se indiferente caso ela reapareça.

CONTRIBUIÇÕES DAS NEUROCIÊNCIAS

Função das emoções

Do ponto de vista evolucionário, as emoções promovem comportamentos mais adaptativos, que aumentam as chances de sobrevivência do animal ou da espécie, tais como manter a homeostase corporal, encontrar comida, defender-se contra o perigo, reproduzir-se e manter relacionamentos sociais (Pally, 1998).

Do ponto de vista cognitivo, as emoções maximizam a atenção e o processamento de informações, além de organizarem a percepção, o pensamento e o comportamento, com o objetivo de lidar da melhor forma possível com as situações que estão gerando a resposta afetiva (Pally, 1998).

Estruturas e regiões cerebrais

O hipotálamo, o septo, a área paraolfatória, o epitálamo, o núcleo anterior do tálamo, porções dos núcleos da base, o hipocampo, a amígdala, o córtex orbitofrontal, o giro subcaloso, o giro cingulado, o giro para-hipocâmpico e o úncus são as principais estruturas cerebrais envolvidas no processo das emoções; constituem o sistema límbico. Joseph LeDoux (2001), contudo, questiona a existência deste, alegando que não há, anatômica ou funcionalmente, um sistema específico, único, para a emoção em geral. De acordo com esse autor, emoções diferentes estão relacionadas a circuitos cerebrais diferentes.

O hemisfério direito é o dominante para a emoção. Ele controla de forma bilateral as respostas autonômicas e a produção de cortisol, além de possuir maior conectividade com o sistema límbico.

Hipotálamo

A estimulação do hipotálamo, em animais, produz efeitos autonômicos, endócrinos e musculoesqueléticos semelhantes aos observados nos estados emocionais. A sua remoção provoca a abolição desses efeitos. As respostas emocionais periféricas preparam o corpo para a ação e servem como uma forma de comunicação do estado emocional de um indivíduo para os outros.

Em animais, a estimulação do hipotálamo, dependendo da região dessa estrutura, pode levar a comportamentos de raiva, medo ou tranquilidade. Já lesões hipotalâmicas podem ocasionar, também dependendo da região afetada, comportamentos de passividade ou raiva. Em humanos, distúrbios hipotalâmicos podem estar associados a incontinência afetiva.

O hipotálamo parece ter a função de integrar as respostas autonômicas, endócrinas e musculoesqueléticas, a partir das informações que recebe do córtex orbitofrontal, da amígdala e de partes da formação reticular.

Por meio de projeções para o tronco cerebral, o hipotálamo regula o sistema nervoso autônomo, que se subdivide em simpático e parassimpático. O simpático é ativado nas situações de alerta, relacionadas a perigos externos, e está envolvido na reação de luta ou fuga. O aumento do débito cardíaco, as alterações da temperatura corporal e da glicemia e a constrição pupilar propiciam respostas rápidas do organismo às ameaças.

O hipotálamo controla também a síntese e a liberação para a corrente sanguínea de hormônios, por meio de projeções para a hipófise anterior. Entre esses hormônios, destaca-se o adrenocorticotrópico (ACTH). Dessa maneira, o hipotálamo regula os níveis do cortisol e outros glicocorticoides. Estes são responsáveis pela transformação de não açúcares em açúcares e pela sua deposição no fígado, fornecendo ao organismo fontes de energia rapidamente mobilizáveis. O hipotálamo também induz a síntese, por parte da glândula pituitária, de endorfinas - que diminuem a sensação de dor - e de oxitocina - relacionada ao comportamento de apego.

Além de atuar no controle do sistema nervoso autônomo e do sistema hormonal, o hipotálamo participa de uma série de comportamentos emocionais, por meio de projeções para o tronco cerebral. Neste se encontram estruturas que controlam diversos músculos envolvidos na expressão facial das emoções (Brandão, 1995; Guyton & Hall, 1997: Kandel et al., 2014; Pally, 1998b).

Amígdala

A amígdala é provavelmente o centro da ansiedade e do medo. Em humanos, a sua remoção cirúrgica, bem como lesões no núcleo central, impedem o desenvolvimento de respostas condicionadas de medo. Na síndrome de Klüver-Bucy, causada pela retirada das amígdalas cerebrais, além da perda do medo, observam-se diminuição da agressividade, hiperoralidade, alterações dos hábitos alimentares e aumento do impulso sexual. A infusão direta de opiáceos ou benzodiazepínicos na amígdala reduz o medo e a ansiedade. A estimulação elétrica da amígdala produz reações de medo e de raiva, além de hiperatividade do sistema nervoso simpático.

Por outro lado, a amígdala também está envolvida em emoções positivas. Em primatas não humanos e roedores, ela é necessária para associar estímulos neutros a recompensas. Além disso, em estudos de neuroimagem funcional com humanos, ela é ativada quando são exibidas aos voluntários fotografias com conteúdos relacionados a comida, sexo ou dinheiro.

A amígdala conecta-se com o hipotálamo, o qual medeia as respostas periféricas desencadeadas por ela. São duas as entradas sensoriais principais para a amígdala: na primeira, a informação vai do tálamo direto para a amígdala, propiciando respostas emocionais rápidas a estímulos simples; na segunda, a informação vai do tálamo para o córtex e o hipocampo, seguindo depois para a amígdala, via esta relacionada a respostas mais lentas a estímulos mais complexos (Guyton & Hall, 1997; Kandel et al., 2014; Pally, 1998b).

De acordo com LeDoux (2001), as fobias representam sintomas "aprendidos" por condicionamento clássico (ver Capítulo 8, *Memória*), em um processo inconsciente, já que não passa pelo neocórtex, estando relacionado às vias entre o tálamo e a amígdala.

Hipocampo

A estimulação de diferentes áreas do hipocampo pode causar raiva, passividade ou hiperatividade sexual. A ligação do cortisol a receptores no hipocampo leva o hipotálamo a diminuir a liberação desse glicocorticoide. Durante eventos traumáticos, níveis muito elevados de cortisol podem destruir células hipocampais, ocasionando prejuízo da memória explícita (Brandão, 1995; Guyton & Hall, 1997; Kandel et al., 2014; Pally, 1998b).

Córtex orbitofrontal

A estimulação elétrica do córtex orbitofrontal produz respostas autonômicas. Já lesões nessa mesma região levam a redução da agressividade e da resposta autonômica. Estudos de neuroimagem demonstram aumento da atividade no lobo frontal direito na criança que é separada de sua mãe e em um adulto que reage negativamente a um filme (Kandel et al., 2014; Pally, 1998b).

O córtex orbitofrontal possui eferências para a amígdala e outras áreas límbicas primárias. Ele pode inibir uma resposta de medo condicionado, por meio de sua conexão com a amígdala (LeDoux, 2001).

O córtex orbitofrontal reage a estímulos mais complexos que a amígdala e está relacionado à tomada de decisões. Segundo a teoria do marcador somático, de António Damásio (2000), ele avalia os estímulos correntes e antecipa as consequências das várias possibilidades de reação a esses estímulos, levando em consideração as experiências emocionais prévias de toda a vida. Em outras palavras, o evento atual é associado a circunstâncias similares anteriores, as quais, por sua vez, ativam os registros mnêmicos das respostas autonômicas (somáticas) de emoção referentes a elas. Assim, por exemplo, quando a decisão do passado levou a resultados insatisfatórios, a emoção despertada agora, como antes, será negativa, e o comportamento de outrora tenderá a não se repetir.

Experiência consciente da emoção

O córtex cerebral certamente está envolvido nos componentes cognitivos da emoção. O córtex orbitofrontal e o córtex cingulado recebem informações de diversas estruturas relacionadas às emoções, como o tálamo, o hipotálamo e a amígdala. Além disso, as informações sobre as alterações viscerais e motoras são percebidas no córtex somatossensorial (Kandel et al., 2014).

De acordo com a teoria de James-Lange, que contraria o senso comum, a descarga autonômica causa a experiência subjetiva: "ficamos tristes porque choramos", "sentimos medo porque trememos". De fato, a percepção das alterações periféricas da emoção é importante para a experiência emocional, já que pacientes que sofrem secção da medula espinal apresentam redução da intensidade das emoções. Estados emocionais diferentes se acompanham de padrões diferentes de resposta autonômica e de atividade cerebral em estudos de neuroimagem funcional. Uma teoria oposta é a de Cannon-Bard, segundo a qual a experiência subjetiva precede a resposta fisiológica, sendo ambas desencadeadas paralelamente por estímulos ambientais. Além disso, as modificações corporais seriam basicamente as mesmas nas diversas emoções. Nesse sentido, comprovou-se que animais que sofrem lesões na medula cervical e aqueles que são simpatectomizados ainda manifestam reações emocionais. Além disso, considerando-se as diferentes emoções, parece haver muitas superposições quanto às alterações viscerais e às regiões cerebrais ativadas. Por fim, em humanos, as respostas periféricas e a experiência emocional podem ter durações diferentes (Brandão, 1995; Kandel et al., 2014).

Acredita-se que tenha que haver interação dos elementos centrais e periféricos para se dar a experiência emocional. Segundo a teoria dos dois fatores, ou teoria de Schachter-Singer, é possível que o cérebro, a partir das informações das respostas emocionais periféricas, *construa* a emoção, realizando em um segundo momento uma avaliação cognitiva, a qual leva em consideração o contexto – assim como *constrói* as imagens perceptivas a partir dos estímulos sensoriais, relacionando-os às imagens armazenadas na memória. Assim, por exemplo, se o nosso coração está acelerado, estamos suando, nossas mãos tremem e estamos andando em uma rua deserta no meio da madrugada, acreditamos estar com medo. Tal conclusão decorre da integração entre a percepção das respostas autonômicas e a avaliação de que estamos em uma situação de perigo (Kandel et al., 2014).

Magda Arnold (1969) elaborou uma teoria segundo a qual os estímulos externos são, em um primeiro momento, avaliados de forma inconsciente como perigosos ou como desejáveis. Essa avaliação, que para LeDoux (2001) é realizada pela amígdala, é seguida por uma *tendência à ação*. Esta, por sua vez, causa o sentimento, que é consciente e surge mesmo que não tenha ocorrido a ação motora ou mesmo as respostas fisiológicas.

Para LeDoux (2001), a experiência consciente do medo não é necessária para que sejam desencadeadas as reações de defesa (imobilização, fuga, ataque ou submissão). Essa experiência consciente, que está relacionada à memória de trabalho (ver Capítulo 8, *Memória*), só se dá em um segundo momento, quando chegam ao córtex as informações da amígdala, das vísceras e dos músculos, assim como as informações químicas. Assim, primeiro fugimos, e só depois sentimos medo.

Apego

Em experiências com animais, observou-se que substâncias endógenas, como a oxitocina e a vasopressina, induzem o comportamento de apego. A infusão de agonistas benzodiazepínicos diretamente na amígdala diminui o estresse de filhotes na separação, enquanto a de antagonistas benzodiazepínicos aumenta a ansiedade, mesmo sem ter havido separação. Já a infusão de naltrexona – um antagonista opioide – aumenta o comportamento de reunião tanto nos filhotes como nas mães, enquanto a morfina tem efeito contrário (Pally, 1998b).

Empatia

Empatia é a capacidade de compreender – ou sentir – o que o outro está sentindo. Estudos de neuroimagem funcional com humanos mostram que, quando um indivíduo observa outro que está sentindo dor ou nojo, ou que está sendo tocado, as mesmas áreas cerebrais são ativadas em ambos (Gallese, 2006).

Neuroquímica da ansiedade

Os sistemas gabaérgicos, noradrenérgicos e serotoninérgicos parecem estar relacionados à ansiedade. Essa suposição baseia-se, entre outras coisas, no fato de possuírem efeito ansiolítico os benzodiazepínicos – que aumentam a atividade do GABA (ácido gama-aminobutírico) –, os antidepressivos tricíclicos – que bloqueiam a recaptação da serotonina e da norepinefrina –, os inibidores seletivos da recaptação da serotonina e a buspirona – um agonista parcial dos receptores serotoninérgicos 5-HT_{1A}.

Neuroquímica da depressão

Praticamente todos os antidepressivos aumentam a atividade das vias noradrenérgicas, serotoninérgicas ou dopaminérgicas, em geral bloqueando a recaptação dessas monoaminas ou inibindo a sua degradação. Em função disso, foi formulada a hipótese de que a depressão estaria relacionada com deficiência de norepinefrina, serotonina ou dopamina. Todavia, essa hipótese tem se mostrado por demais simplista, e, hoje em dia, acredita-se que as alterações estejam no nível dos receptores e dos segundos mensageiros. Além disso, há uma substância, a tianeptina, que, apesar de aumentar a recaptação de serotonina, foi considerada eficaz no tratamento da depressão.

CAPÍTULO

18 Orientação Alopsíquica

INTRODUÇÃO

Orientação é a capacidade de se situar em relação a si mesmo e ao ambiente (Motta et al., 1995). Não é propriamente uma função psíquica, consiste, na verdade, no resultado dos rendimentos e da integração de diversas funções psíquicas – como a percepção, a atenção, a memória, o pensamento, a inteligência e o afeto (Paim, 1998).

A orientação resulta especialmente da atividade de apercepção (ou apreensão). A apercepção representa a capacidade de relacionar entre si as percepções para alcançar a significação do contexto. Por exemplo, na tela do televisor, vemos um extenso gramado com algumas marcações brancas e duas traves, além de uma bola e homens uniformizados correndo e, por meio da apercepção, concluímos que se trata de uma partida de futebol (Vallejo Nágera, 1944).

Tipos de orientação

Segundo Wernicke, a orientação divide-se em autopsíquica e alopsíquica (Paim, 1998). Os radicais *auto* e *alo* significam, respectivamente, *próprio* e *outro*. A orientação autopsíquica refere-se à própria pessoa e consiste em um dos elementos da consciência da identidade do eu (ver Capítulo 19, *Consciência do eu*). A orientação alopsíquica refere-se ao mundo externo e pode ser subdividida em: temporal, espacial, quanto às outras pessoas e situacional (Scharfetter, 1999).

Orientação no tempo

Estar orientado temporalmente significa saber o dia da semana, o dia do mês, o mês e o ano corrente. A orientação temporal é adquirida mais tardiamente que a espacial no desenvolvimento da criança (Dalgalarrondo, 2000).

Orientação no espaço

Estar orientado espacialmente significa saber exatamente onde se está. Por exemplo, se o paciente estiver internado, ele é capaz de informar que está em um hospital, o nome deste e o setor, além de sua localização, isto é, rua, bairro, cidade etc.

Orientação quanto às outras pessoas

Estar orientado quanto às outras pessoas significa poder reconhecê-las, identificá-las corretamente (Alonso-Fernández, 1976).

Orientação situacional

Estar orientado quanto à situação significa saber a razão pela qual se está em determinado lugar e que tipo de relação se tem com as pessoas ali presentes. Por exemplo, o indivíduo saber que está em um hospital como paciente e que está sendo examinado por um médico. A orientação situacional está estreitamente relacionada com as outras formas de orientação alopsíquica e também com a orientação autopsíquica (Scharfetter, 1999).

ALTERAÇÕES DA ORIENTAÇÃO ALOPSÍQUICA

Os componentes da orientação não são necessariamente afetados de maneira uniforme. A orientação autopsíquica pode estar alterada e a alopsíquica preservada, e vice-versa. Mesmo dentro da orientação alopsíquica, os distúrbios podem ser desiguais: a orientação espacial normal, com a orientação temporal prejudicada, por exemplo (Jaspers, 1987).

Um distúrbio da orientação pode ser parcial ou total. Na orientação temporal, por exemplo, o distúrbio é parcial se o paciente sabe o mês e o ano, mas não sabe o dia do mês ou o dia da semana. É total, e, em princípio, mais grave, se até o ano é desconhecido pelo indivíduo.

Em regra, a orientação no tempo altera-se mais precocemente que a espacial. A orientação no tempo é mais frágil, pois demanda uma adaptação que precisa ser constantemente renovada (Scharfetter, 1999).

Na prática, a orientação alopsíquica não se altera primariamente: os distúrbios da orientação alopsíquica são sempre o resultado do comprometimento de outras funções psíquicas (Vallejo Nágera, 1944).

As alterações da orientação alopsíquica podem ser divididas em quantitativas (desorientações) e qualitativas (falsas orientações).

Alterações quantitativas

A desorientação alopsíquica muitas vezes é acompanhada de perplexidade, de vivências de estranheza (de não familiaridade) em relação ao mundo externo, como acontece na síndrome de desrealização (Delgado, 1969). O indivíduo não consegue integrar plenamente as informações sensoperceptivas, e a atividade de apercepção está prejudicada.

As desorientações podem ser classificadas, de acordo com a alteração psicopatológica considerada primária, em: confusional, amnésica, apática, delirante, por déficit intelectivo e por estreitamento da consciência.

Desorientação confusional

A desorientação confusional está relacionada a rebaixamento do nível da consciência e, consequentemente, a prejuízo da atenção e das demais funções cognitivas. Ocorre no *delirium* (Jaspers, 1987).

Desorientação amnésica

A desorientação amnésica está relacionada a prejuízo da memória, principalmente da capacidade de fixação. Ocorre no transtorno amnésico e nas demências (Loyello, 1990), e ainda nos transtornos dissociativos (como a amnésia psicogênica) (Bleuler, 1985).

Desorientação apática

A desorientação apática está relacionada a prejuízo quantitativo do afeto ou da conação. O paciente não se situa em relação ao mundo externo em função de desinteresse. Ocorre nos quadros esquizofrênicos em que predominam os sintomas negativos e na depressão (Vallejo Nágera, 1944).

Desorientação delirante

Um exemplo de desorientação delirante é o da síndrome de Capgras (ver Capítulo 11, *Pensamento: Delírio*). Nesta, o paciente não reconhece um familiar ou amigo como tal, acreditando que ele foi substituído por um sósia, fisicamente idêntico. A síndrome de Capgras pode ser considerada uma forma de *jamais vu* (ver Capítulo 8, *Memória*). Ela ocorre na esquizofrenia e em outros psicóticos (Oyegode & Sargeant, 1996).

A desorientação amnésica, a apática e a delirante foram descritas por Kraepelin.

Desorientação por déficit intelectivo

Déficit intelectivo, como ocorre na demência e na deficiência intelectual, dificulta a apreensão do mundo externo e pode causar desorientação (Dalgalarrondo, 2000).

Desorientação por estreitamento da consciência

Na desorientação por estreitamento da consciência, a alteração qualitativa da atenção prejudica a apreensão do mundo externo. Isso é observado em estados crepusculares epilépticos e em transes dissociativos (Bleuler, 1985).

Alterações qualitativas

As falsas orientações são classificadas, de acordo com a alteração psicopatológica primária, em: confuso-oniroide, paramnésica, delirante e por estreitamento da consciência.

Falsa orientação confuso-oniroide

Na falsa orientação confuso-oniroide, que ocorre nos quadros de *delirium*, além do rebaixamento do nível de consciência, há distúrbios sensoperceptivos (Jaspers, 1987). Ilusões e pseudoalucinações, em geral visuais, levam o paciente, por exemplo, a acreditar que está em casa, quando na verdade se encontra no hospital, ou a confundir o médico com um familiar.

Falsa orientação paramnésica

A falsa orientação paramnésica decorre de uma falsa recordação – uma fabulação (ver Capítulo 8, *Memória*) –, que preenche uma lacuna de memória. É encontrada na demência e no transtorno amnésico.

Falsa orientação delirante

Na falsa orientação delirante, a orientação verdadeira é substituída por uma falsa, de natureza delirante. Por exemplo, o paciente desconhece que está no hospital e afirma que está no Céu.

Alternativamente, a falsa orientação pode coexistir com a verdadeira, o que constitui uma dupla orientação. Por exemplo, o paciente sabe que está no hospital, mas acredita que, ao mesmo tempo, se encontra no Céu. Esse fenômeno pode ser observado na esquizofrenia (Jaspers, 1987).

Um caso especial de falsa orientação delirante é a síndrome de Fregoli (ver Capítulo 11, *Pensamento: Delírio*). O paciente identifica incorretamente uma pessoa familiar em um estranho, embora reconhecendo que esse estranho é fisicamente diferente da pessoa que lhe é próxima. Ele julga que a pessoa que conhece está disfarçada, o que justificaria a aparência diferente. A síndrome de Fregoli parece estar relacionada ao fenômeno conhecido como *déjà vu* (ver Capítulo 8, *Memória*) (Oyegode & Sargeant, 1996). A título de curiosidade, Fregoli não era psiquiatra, mas sim um ator italiano, famoso por sua capacidade de mudar rapidamente de maquiagem e roupas durante suas apresentações.

Falsa orientação por estreitamento da consciência

Na falsa orientação por estreitamento da consciência, o paciente está tão aderido a determinadas vivências internas, em detrimento da percepção do mundo externo, que essas vivências podem ser utilizadas, erroneamente, como referência para a orientação alopsíquica. Um exemplo particular é o do fenômeno da ecmnésia (ver Capítulo 8, *Memória*), em que o paciente se comporta como se estivesse em outro local ou em outra época de sua vida. Ocorre nos estados crepusculares epilépticos e no transe dissociativo (Nobre de Melo, 1981).

EXAME DA ORIENTAÇÃO ALOPSÍQUICA

Interrogatório

A orientação alopsíquica é facilmente avaliada solicitando-se ao paciente que nos diga a data corrente, que identifique o local da entrevista e as pessoas presentes, e que nos fale a razão de ele estar ali. Essas perguntas podem tornar-se desnecessárias se o seu comportamento durante a entrevista e o modo como ele faz o relato de sua história indicarem, de forma clara, que ele está plenamente orientado (MacKinnon & Michels, 1988). Pacientes que vão sozinhos à consulta médica e chegam no horário certo provavelmente estão bem orientados.

Expressão fisionômica

Uma fácies que expressa perplexidade indica desorientação.

Orientação temporal

O fato de o paciente conseguir ordenar cronologicamente as informações que presta, especialmente as mais recentes, indica preservação da orientação no tempo. Um erro de 1 ou 2 dias quanto à data é considerado normal, mas um erro grosseiro quanto à própria idade pode significar desorientação no tempo. Ao fim da entrevista, pode-se pedir ao paciente que faça uma estimativa de quanto tempo se passou desde o seu início (Delgado, 1969; Roth et al., 1986).

Orientação espacial

Para uma avaliação mais precisa da orientação espacial, pergunta-se, por exemplo, que caminho o paciente faria para voltar do hospital para a sua casa (MacKinnon & Michels, 1988). Deve-se considerar se o local onde se encontra o paciente era previamente conhecido por ele. Estar espacialmente desorientado na própria casa é bem mais grave do que em uma enfermaria em que ele está chegando pela primeira vez.

Orientação quanto à situação e às outras pessoas

É importante observar se o paciente parece entender o que se passa à sua volta e como ele se relaciona com seus familiares e com o examinador, se os reconhece como tais.

A ORIENTAÇÃO ALOPSÍQUICA NOS PRINCIPAIS TRANSTORNOS MENTAIS

DEMÊNCIA. Na demência, a orientação temporal é, na maioria das vezes, a mais precocemente perdida. Com o avanço do quadro, são sucessivamente atingidas a orientação situacional, a espacial e, por último, a autopsíquica. Podem ocorrer falsas orientações paramnésicas. A desorientação deve-se basicamente aos déficits mnêmico e intelectivo. Há dificuldade em avaliar a passagem do tempo (Paim, 1998).

TRANSTORNO AMNÉSICO. No transtorno amnésico, ocorre desorientação amnésica e falsas orientações paramnésicas. Está prejudicada a orientação alopsíquica, com preservação da autopsíquica (Paim, 1998).

***DELIRIUM*.** No *delirium*, há desorientação confusional ou falsas orientações confuso-oniroides. Está prejudicada a orientação alopsíquica, com preservação da autopsíquica (Paim, 1998).

ESQUIZOFRENIA. Nos quadros paranoides da esquizofrenia, pode haver falsas orientações delirantes, dupla orientação delirante – uma dupla cronologia ou uma dupla localização no espaço (Paim, 1998) – e, mais raramente, a síndrome de Capgras. Nos quadros apático-abúlicos, observa-se desorientação apática. Pode haver ainda reificação do tempo, isto é, este é tratado não como um conceito, mas como uma entidade concreta (Delgado, 1969).

MANIA. A passagem do tempo é percebida como acelerada na mania (Alonso Fernández, 1976).

DEPRESSÃO. O paciente sente o tempo passar vagarosamente na depressão (Sims, 2001). Ocorre desorientação apática.

INTOXICAÇÃO POR PSICODISLÉPTICOS. Substâncias como o LSD e a mescalina podem alterar a sensação da passagem do tempo, que parece mais acelerada ou então alentecida (Scharfetter, 1999).

DEFICIÊNCIA INTELECTUAL. Na deficiência intelectual, ocorre desorientação por déficit intelectivo. O paciente pode não ser capaz de compreender conceitos simples como *tempo*, *ontem*, *amanhã*, *mês*, *ano* etc. (Dalgalarrondo, 2000).

TRANSTORNOS DISSOCIATIVOS. Nos quadros de amnésia e transe psicogênicos podem ocorrer tanto alterações quantitativas como qualitativas da orientação alopsíquica. O padrão pode ser bem diferente do que se encontra nos quadros demenciais: por exemplo, desorientação autopsíquica com preservação da orientação alopsíquica (Sims, 2001).

EPILEPSIA. Nos estados crepusculares epilépticos, costuma haver desorientação alopsíquica. Falsas orientações podem estar presentes, especialmente se ocorrerem vivências delirantes ou alucinatórias (Paim, 1998).

CONTRIBUIÇÕES DAS NEUROCIÊNCIAS

Córtex parietal e parietoccipital

A área associativa terciária do lobo parietal (posterior) e o córtex parietoccipital, especialmente do hemisfério direito, permitem a localização no espaço de todas as partes do corpo, assim como do que o cerca (Duus, 1985; Guyton & Hall, 1997). Lesões nessas áreas podem levar a desorientação exclusivamente espacial (Alonso Fernández, 1976).

Reconhecimento de faces

A capacidade para reconhecer faces (prosopognosia) está relacionada ao hemisfério direito, particularmente a uma área que compreende as superfícies inferomediais dos lobos occipitais e as superfícies ventromediais dos lobos temporais (Guyton & Hall, 1997).

Ritmos biológicos

Várias modificações dos nossos organismos ocorrem de acordo com períodos definidos: ritmos circadianos (a variação diária da temperatura corporal e da secreção do hormônio adrenocorticotrópico e o ciclo sono-vigília), ciclos mensais (o ciclo menstrual), variações sazonais (as estações do ano) e as diversas etapas da vida (da infância à velhice). O núcleo supraquiasmático do hipotálamo está envolvido na regulação dos ritmos circadianos (Brandão, 1995; Sims, 2001).

Os ritmos biológicos parecem ser importantes para a saúde mental e estar relacionados a algumas formas de adoecimento. Por exemplo, na depressão, os sintomas pioram de manhã, há insônia terminal e redução da latência do sono REM. Além disso, em alguns pacientes, os episódios depressivos são mais comuns no inverno, e, particularmente nas mulheres, tendem a surgir ou se agravar no período pré-menstrual e são mais frequentes durante os anos férteis.

CAPÍTULO

19 Consciência do Eu

INTRODUÇÃO

A consciência do eu contrapõe-se à consciência dos objetos, representa a propriedade psíquica por meio da qual "o eu se faz consciente de si mesmo" (Jaspers, 1987). Pode ser definida ainda como a capacidade de vincular ao eu as próprias vivências (Pio Abreu, 1997). Abrange tanto um *eu psíquico* como um *eu corporal*, que na verdade são inseparáveis e integram um único e autêntico eu (Cabaleiro Goas, 1966).

Características da consciência do eu

Jaspers (1987) descreveu quatro características da consciência do eu: a consciência da atividade do eu, a consciência da unidade do eu, a consciência da identidade do eu e a consciência do eu em oposição ao exterior e aos outros (ou consciência dos limites do eu). K. Schneider (1978) acrescentou uma quinta característica, a consciência da existência do eu, que Jaspers incluiu como um subtipo da consciência da atividade do eu.

Consciência da atividade do eu

A consciência da atividade do eu – também chamada *consciência da autonomia do eu* ou *consciência de execução do eu* – é a consciência de que todas as próprias vivências – pensamentos, sentimentos, ações, juízos, percepções, recordações etc. – pertencem ao eu, emanam do eu e são realizadas pelo próprio eu. É a consciência de ser o sujeito das próprias vivências (Cabaleiro Goas, 1966).

Consciência da existência do eu

A consciência da existência do eu – denominada por Scharfetter (1999) *consciência da vitalidade do eu* – é a consciência de estar vivo, de existir plenamente, de estar fisicamente presente. Está relacionada aos sentimentos vitais, da classificação de Max Scheler (ver Capítulo 17, *Afetividade*).

Consciência da unidade do eu

A consciência da unidade do eu é a consciência de que, em determinado momento, o eu é único, inteiro e indivisível. Está relacionada a uma qualidade de coerência e de coordenação exercida pelo eu: aquilo que faço é resultado do que pensei ou desejei (Cabaleiro Goas, 1966).

Consciência da identidade do eu

A consciência da identidade do eu é a consciência de ser o mesmo na sucessão do tempo. É o sentimento de, durante toda a vida e nas mais diversas situações, ter sido sempre idêntico a si próprio, apesar das incessantes e naturais mudanças de muitos aspectos da personalidade. Está relacionada a uma qualidade de continuidade (Dalgalarrondo, 2000). Abarca a orientação autopsíquica, isto é, a capacidade de se situar em relação a si próprio: saber o próprio nome, idade, profissão, estado civil, endereço etc. (Scharfetter, 1999).

Consciência dos limites do eu

A consciência dos limites do eu é a consciência da distinção entre o eu e o não eu, da separação entre o eu e o ambiente. Consiste em estabelecer uma clara demarcação entre o próprio corpo e os objetos do mundo externo, e entre as próprias vivências e as vivências das outras pessoas (Motta et al., 1995).

ALTERAÇÕES DA CONSCIÊNCIA DO EU

Na prática, é frequente que um mesmo sintoma envolva mais de uma das características da consciência do eu. Portanto, a subdivisão em alterações da consciência da existência, da atividade, da unidade, da identidade e dos limites do eu atende basicamente a finsdidáticos (Hamilton, 1974).

Os pacientes vivenciam as alterações da consciência do eu como algo concreto e real. Eles não se expressam em um sentido meramente metafórico ("como se").

ALTERAÇÕES QUANTITATIVAS

Alterações da consciência da existência do eu

A consciência da existência do eu pode estar diminuída, abolida ou aumentada.

A diminuição da consciência da existência do eu consiste na vivência de prostração ou desânimo, falta de energia ou de disposição, ou redução do sentimento de vivacidade. Representa a tristeza vital e corresponde à hipobulia, alteração da conação (ver Capítulo 14, *Conação*). Ocorre na depressão (Cabaleiro Goas, 1966).

A abolição da consciência da existência do eu se caracteriza pela convicção quanto a não mais existir ou estar morto. Esse fenômeno está relacionado a um delírio de negação, encontrado na síndrome de Cotard, que ocorre na depressão e na esquizofrenia (Schneider, 1978).

No aumento da consciência da existência do eu, há exacerbação do sentimento de vigor, ânimo, energia ou vivacidade. O sentimento vital está mais intenso, o que corresponde à hiperbulia. Isso é típico da síndrome maníaca (Cabaleiro Goas, 1966).

Desorientação autopsíquica

A desorientação autopsíquica consiste em diminuição ou perda da consciência da identidade do eu. Na desorientação autopsíquica total, o paciente não sabe mais quem é, desconhece até o próprio nome. Isso ocorre na amnésia dissociativa, e ainda em quadros demenciais extremamente avançados. Na desorientação autopsíquica parcial, o paciente pode, por exemplo, lembrar-se do próprio nome, mas não saber sua idade. Tal situação pode ser encontrada na amnésia dissociativa, na demência, no *delirium* e na deficiência intelectual (Nobre de Melo, 1981).

ALTERAÇÕES QUALITATIVAS

Alterações da consciência da atividade do eu

Quando a consciência da atividade do eu está alterada, o paciente torna-se um mero observador passivo de suas vivências psíquicas, as quais não reconhece como próprias. O que pensa, sente, faz ou quer é vivenciado como imposto ou controlado por outras pessoas ou por alguma força externa, o que caracteriza os delírios de influência (ver Capítulo 11, *Pensamento: Delírio*).

O paciente sente-se como um fantoche, acredita estar sendo teleguiado. Sente ter perdido a autonomia sobre seu corpo e sua mente. Há comumente uma ideação delirante persecutória associada: o paciente em geral julga-se vítima da ação maligna de outros, por meio de hipnose, telepatia, macumba, magia, ondas eletromagnéticas (satélites, televisão) etc. (Jaspers, 1987).

São exemplos de alterações da consciência da atividade do eu: imposição (ou inserção) do pensamento, roubo (ou subtração) do pensamento, sensações corporais impostas, interceptação cinética e interceptação da atenção (ou frustração do objetivo), além de sentimentos, desejos e ações motoras impostos ou controlados.

Na imposição do pensamento, há a vivência de pensamentos "feitos" ou "fabricados", isto é, colocados na mente do indivíduo independentemente de sua vontade (Cabaleiro Goas, 1966). O pensamento é experimentado como um "corpo estranho" – está em sua mente, mas não é dele –, da mesma forma que um espinho que atravessa a pele. No roubo do pensamento, o paciente acredita que seus pensamentos foram retirados de sua mente (Bastos, 1987), deixando um vazio, e, como consequência, pode subitamente parar de falar (bloqueio ou interrupção do curso do pensamento). As sensações corporais impostas consistem em uma forma especial de alucinações cenestésicas: por exemplo, sentir o coração ser esmagado pela força maligna do demônio. Na interceptação cinética, um movimento corporal ou gesto é interrompido, de forma brusca e incompreensível, e o paciente tem a vivência de que uma força externa o impediu de completá-lo (Nobre de Melo, 1981). Por fim, na interceptação da atenção, há incapacidade de manter a atenção em determinado objeto ou estímulo, o que é atribuído a ação ou influência direta sobre a mente do indivíduo por parte de outra pessoa ou força externa.

Esses fenômenos ocorrem principalmente na esquizofrenia, sobretudo nos catatônicos (Scharfetter, 1999), e em estados de possessão de natureza dissociativa. Em alguns casos de transe dissociativo, o eu normal como que se retira, deixando o posto para o "invasor": um espírito, o demônio etc. (Delgado, 1969).

Alterações da consciência da unidade do eu

Quando a consciência da unidade do eu está comprometida, o indivíduo vivencia uma divisão do seu eu em duas ou mais partes, as quais existem de forma simultânea, porém conflituosa, não harmônica; ou então ele sente ser duas ou mais pessoas ao mesmo tempo (Cabaleiro Goas, 1966). Um exemplo do primeiro caso é o de um paciente que, ao ser perguntado sobre como estava passando, respondeu: "O meu lado direito está feliz, mas o esquerdo está triste."

No fenômeno da autoscopia (alucinação visual da própria imagem), só há alteração da consciência da unidade do eu se o indivíduo tem, além do fenômeno perceptivo, a vivência de um desdobramento do seu eu (Cabaleiro Goas, 1966).

Outros fenômenos que expressam uma alteração da consciência da unidade do eu são: a dupla orientação autopsíquica (p. ex., o paciente diz ser João da Silva e também Jesus Cristo) (Mayer-Gross et al., 1969), a dupla orientação alopsíquica (estar em dois lugares ao mesmo tempo), a paratimia (discordância entre pensamento e afeto), a ambivalência afetiva (sentimentos opostos simultâneos relacionados a um mesmo objeto) (Nobre de Melo, 1981) e a ambitendência (intenções contraditórias que são concomitantes) (Pio Abreu, 1997).

Alterações da consciência da unidade do eu são encontradas basicamente na esquizofrenia (Scharfetter, 1999). Nos estados dissociativos de possessão, pode haver alterações da consciência da unidade do eu, desde que o "invasor" não substitua o verdadeiro eu, mas fique ao lado dele (Hamilton, 1974).

Alterações da consciência da identidade do eu

Em alguns casos em que a consciência da identidade do eu está alterada, o paciente vivencia uma profunda transformação de sua personalidade ou do seu corpo. Sente-se como se não fosse mais a mesma pessoa, especialmente em comparação à pessoa que era antes do primeiro surto psicótico. Ele pode acreditar, em alguns casos, que a sua existência anterior foi na verdade vivida por outro (Alonso-Fernández, 1976). Acontece também de o paciente, em função de um delírio, assumir nova identidade, em substituição à anterior: nega ser ainda João da Silva e afirma que agora é Jesus Cristo. Isso constitui uma falsa orientação (autopsíquica) delirante (Motta et al., 1995). Esses fenômenos são observados especialmente na esquizofrenia (Hamilton, 1974).

No transtorno dissociativo de identidade, antigamente denominado *transtorno da personalidade múltipla*, há alteração da consciência da identidade do eu. Duas ou mais personalidades se alternam na consciência do indivíduo, como se fossem identidades diferentes (Cabaleiro Goas, 1966). E, em estados de transe e possessão, outro quadro dissociativo, o doente pode assumir transitoriamente outra identidade, como a de um espírito.

O termo *despersonalização* refere-se a um estado de perplexidade em relação ao próprio eu, um estado no qual as vivências de transformação do eu se acompanham de sentimentos de estranheza, de não familiaridade, de irrealidade em relação a si mesmo. A despersonalização pode estar associada à desrealização, quando esses mesmos sentimentos estão relacionados ao mundo externo (Bastos, 1987). A despersonalização é encontrada na esquizofrenia – especialmente no trema –, na depressão grave, na crise de pânico, no estado crepuscular epiléptico e na intoxicação por psicodislépticos. Graus leves ocorrem em pessoas normais, principalmente na adolescência (Alonso-Fernández, 1976).

Alterações da consciência dos limites do eu

Um comprometimento da consciência dos limites do eu caracteriza-se por fusão do eu com o mundo externo: o enfermo identifica-se com os objetos do mundo externo e não se distingue deles (Cabaleiro Goas, 1966). Há três formas de alteração da consciência dos limites do eu: apropriação, transitivismo e divulgação do pensamento.

Na *apropriação*, o que acontece com os objetos inanimados ou com outra pessoa é experimentado como uma vivência própria: por exemplo, se cortam um galho de árvore, o paciente sente dor (Pio Abreu, 1997). Um paciente esquizofrênico que estava fazendo um curso de informática não queria deixar que desligassem o computador, porque acreditava que isso iria fazer com que ele morresse. No *transitivismo* – termo criado por Wernicke –, o enfermo atribui vivências que na verdade são suas a outras pessoas: ações, sentimentos, pensamentos, alucinações etc. (Bleuler, 1985). Por exemplo, o paciente se sente triste e acredita que todas as demais pessoas estão tristes também. Alguns autores, contudo, empregam o termo *transitivismo* de forma mais ampla, representando as alterações da consciência dos limites do eu de maneira geral (Paim, 1998). No fenômeno da divulgação (ou difusão, ou publicação) do pensamento, o paciente tem a vivência de que seus pensamentos extravasam de sua mente: mal acaba de pensar e todos já sabem o que pensou (Nobre de Melo, 1981).

Há também um distúrbio da consciência dos limites do eu quando o indivíduo se sente capaz de ler o pensamento das outras pessoas, ou acredita que possa influir diretamente sobre o mundo externo através apenas do poder de sua mente (Alonso-Fernández, 1976).

As alterações da consciência dos limites do eu ocorrem na esquizofrenia e na intoxicação por psicodislépticos (Scharfetter, 1999).

EXAME DA CONSCIÊNCIA DO EU

Entrevista psiquiátrica

A consciência do eu é avaliada logo no início do interrogatório, quando se pergunta ao paciente o seu nome e os demais dados de identificação. Podem ser formuladas perguntas diretas abordando os fenômenos relacionados às alterações da consciência do eu mais comuns.

Fácies

Uma expressão fisionômica de perplexidade pode estar indicando uma síndrome de despersonalização.

Sinal do espelho

Na vivência de despersonalização, na fase inicial da esquizofrenia, o paciente costuma recorrentemente se observar no espelho, para verificar se seu rosto está se transformando. É comum também o paciente ficar olhando para as próprias mãos, ou outra parte do corpo, repetidas vezes.

Divulgação do pensamento

O paciente que está apresentando esse sintoma frequentemente se recusa a responder às perguntas do examinador, alegando que este já sabe tudo sobre ele.

A CONSCIÊNCIA DO EU NOS PRINCIPAIS TRANSTORNOS MENTAIS

ESQUIZOFRENIA. No *trema*, síndrome que muitas vezes precede a esquizofrenia, é frequente a despersonalização. A partir do primeiro episódio psicótico, a consciência do eu pode alterar-se em todas as suas cinco características, especialmente nas formas catatônica e paranoide. Várias alterações da consciência do eu foram incluídas por K. Schneider (1957) entre os sintomas de primeira ordem para o diagnóstico de esquizofrenia: sensações corporais impostas; roubo, imposição e divulgação do pensamento; e sentimentos, impulsos e vontades impostos ou controlados.

MANIA. Há exacerbação da consciência de existência do eu na síndrome maníaca (Cabaleiro Goas, 1966).

DEPRESSÃO. Na síndrome depressiva, observa-se diminuição da consciência de existência do eu, chegando à abolição na síndrome de Cotard. A depressão pode cursar também com despersonalização (Cabaleiro Goas, 1966).

TRANSTORNOS DE ANSIEDADE. Nos ataques de pânico, eventualmente há vivências de despersonalização (Dalgalarrondo, 2000).

TRANSTORNOS DISSOCIATIVOS. Na amnésia dissociativa, pode estar alterada a orientação autopsíquica. Nos estados de possessão, ocorrem alterações da consciência da atividade, da identidade ou da unidade do eu. No transtorno dissociativo de identidade, há distúrbio da consciência da identidade do eu.

INTOXICAÇÃO POR PSICODISLÉPTICOS. O LSD, a mescalina e outras substâncias semelhantes podem causar experiências de alteração da imagem corporal. O corpo é sentido como excessivamente leve ou pesado, e partes dele parecem aumentadas ou deformadas, separadas do resto do corpo, ou fundidas com o ambiente – o que constitui alterações da consciência da identidade, (despersonalização) e dos limites do eu (Sims, 2001).

CONTRIBUIÇÕES DA PSICANÁLISE

Sigmund Freud

Nas primeiras semanas de vida, o bebê não é capaz de distinguir os estímulos do seu próprio corpo dos estímulos do meio externo. As (inevitáveis) experiências de frustração possibilitam que ele desenvolva o sentido de realidade. Aos poucos, o bebê percebe que, por exemplo, o seio da mãe nem sempre está presente, por mais que ele, quando está com fome, deseje a sua presença. Portanto, conclui ele, o seio da mãe não faz parte do ego, está fora. Por outro lado, outros estímulos, desagradáveis (como uma dor de estômago), não desaparecem por mais que o bebê queira livrar-se deles. Portanto, a fonte desses estímulos deve pertencer ao seu corpo, não está fora do ego.

O desenvolvimento do ego compreende três etapas: o *autoerotismo*, o *narcisismo* e a *fase objetal*. No autoerotismo, o bebê não distingue o eu do não eu, há uma identificação primária com a mãe: o ego real e o ego ideal (poderoso) são uma só coisa. No narcisismo primário, já há a distinção eu/não eu, o que corresponde à separação entre o ego ideal e o ego real. A percepção da fraqueza do ego real gera uma *ferida narcísica*. Nessa fase, toda a libido concentra-se no ego. A partir da fase objetal, parte da libido é investida nos objetos. Agora, um objeto (a mãe) é que representa o ego ideal. Para recuperar a potência narcísica primária, a mãe é introjetada (identificação secundária), e o ego ideal passa a fazer parte do ego real.

Na esquizofrenia e na melancolia, há uma regressão ao autoerotismo ou ao narcisismo primário (Andrade, 1993; Brenner, 1975).

Melanie Klein

Klein (1982) elaborou os conceitos de *posição esquizoparanoide* e de *posição depressiva*.

A posição esquizoparanoide constitui uma modalidade de relações objetais característica dos primeiros 4 meses de vida. De acordo com a visão kleiniana, já existe um ego incipiente desde o nascimento. Na posição esquizoparanoide, os objetos são parciais: há uma cisão do objeto em *objeto bom* (idealizado) – o seio materno que gratifica as necessidades do bebê – e *objeto mau* (persecutório) – o seio que, ausente, frustra. Os mecanismos de defesa predominantes são a introjeção e a projeção. Há ansiedade persecutória: medo de ser destruído pelo *objeto mau*. A posição esquizoparanoide reaparece, no adulto, na esquizofrenia e na paranoia.

A posição depressiva representa uma modalidade de relações objetais que surge a partir dos 4 meses de idade, superada ao longo do primeiro ano de vida. Os objetos agora são totais: a mãe tem ao mesmo tempo aspectos bons e aspectos maus. As pulsões libidinais e agressivas referem-se ao mesmo objeto. O bebê experimenta um sentimento de culpa, pois teme ter destruído o objeto amado com suas pulsões agressivas. O mecanismo de defesa principal é a reparação. A posição depressiva reaparece na melancolia.

René Spitz

Spitz (1996) descreveu três etapas no desenvolvimento do bebê: o *estágio não objetal*, o *estágio pré-objetal* e o *estabelecimento do objeto libidinal*.

No estágio não objetal, o comportamento do bebê é inteiramente passivo em relação ao mundo. O início do estágio pré-objetal é marcado pela *reação do sorriso*: o bebê sorri ao ver o rosto de um adulto. Essa fase representa o início de um comportamento ativo.

O estabelecimento do objeto libidinal é marcado pela *ansiedade dos oito meses*: entre o sexto e o oitavo mês, o bebê, diante de uma pessoa estranha, mostra-se ansioso e a rejeita. Presume-se que seja uma reação de desprazer à ausência da mãe. A aquisição dessa capacidade de distinguir a mãe de um estranho representa que há uma verdadeira relação objetal, e a mãe tornou-se o objeto libidinal do bebê.

Margaret Mahler

Mahler et al. (1993) descreveram as fases de *autismo*, de *simbiose* e de *separação–individuação*. O autismo corresponde aos dois primeiros meses de vida. Nessa fase, o bebê preocupa-se apenas com as próprias questões fisiológicas. A simbiose, por sua vez, vai dos 2 aos 6 meses de vida. Representa um estágio de indiferenciação do ego do bebê, que está fundido à mãe. O bebê e a mãe formam uma *unidade dual onipotente*. Já a separação–individuação estende-se dos 6 aos 36 meses, e envolve o nascimento psicológico da criança, como uma pessoa separada da mãe.

CONTRIBUIÇÕES DAS NEUROCIÊNCIAS

Lobo parietal

No córtex sensorial primário, localizado no giro pós-central, no lobo parietal anterior, existe um mapa da representação neural (contralateral) do corpo.

O córtex parietal posterior integra as informações das áreas sensoriais primária e secundária, bem como dos sistemas visual e auditivo (Kandel et al., 2014).

Algumas síndromes clínico-neurológicas nos ajudam a compreender o papel do lobo parietal na consciência do eu – como a síndrome do *membro-fantasma*, a síndrome de Anton-Babinski e a síndrome de Gertsmann.

Muitos amputados referem a percepção de movimentos, parestesias e dores que associam ao membro que foi retirado: a síndrome do *membro-fantasma*. Isso acontece porque as vias aferentes que normalmente ocupam áreas próximas se expandem e invadem a área de representação desse membro no córtex sensorial primário (Kandel et al., 2014).

Na síndrome de Anton-Babinski, que ocorre em casos de lesão do lobo parietal posterior não dominante, o paciente passa a ignorar a existência do lado esquerdo do corpo: heminegligência ou hemiassomatognosia. Alternativamente, ele pode não perder a consciência da existência de seu hemicorpo esquerdo, mas não reconhece que este se encontra parético ou plégico – hemianosognosia esquerda (Cabaleiro Goas, 1966).

A síndrome de Gertsmann, relacionada a lesões na circunvolução angular do hemisfério dominante, no lobo parietal posterior, caracteriza-se por agnosia digital – incapacidade para distinguir, mostrar, escolher e nomear os diferentes dedos –, além de acalculia, agrafia e ausência de discriminação entre direita e esquerda (Cabaleiro Goas, 1966).

Modelo cognitivista

Para Frith et al. (1998), existiria um sistema cerebral de automonitoramento que permitiria ao indivíduo distinguir as experiências do *self* dos fenômenos do meio externo.

A hipótese é que, ao tempo em que é efetuado um comando motor, o sistema nervoso faz uma previsão das consequências sensoriais da ação. Diferenças entre o retorno sensorial esperado e o retorno sensorial efetivo vão indicar que ocorreram influências externas.

Na esquizofrenia, haveria uma falha nesse sistema de automonitoramento: ocorreriam discrepâncias entre o retorno sensorial esperado e o efetivo, mesmo na ausência de influência externa. Assim, o enfermo iria erroneamente atribuir a influências externas sensações geradas pelo seu próprio *self*.

Em um estudo, pacientes esquizofrênicos tinham que fazer um desenho simples, mas sem poderem ver o que estavam desenhando. Em seguida, cada um tinha que reconhecer visualmente o seu próprio desenho, com base apenas na recordação de seus movimentos manuais. Aqueles pacientes que estavam apresentando experiências de passividade (alterações da consciência da atividade do eu) cometeram mais erros de reconhecimento.

CAPÍTULO

20 Prospecção

A prospecção consiste no planejamento que o indivíduo faz quanto à própria vida, seus objetivos, ambições e expectativas (Portella et al., 1996).

O exame da prospecção se faz perguntando-se diretamente ao paciente o que ele planeja fazer, por exemplo, quando tiver alta hospitalar – se estiver internado –, ou mesmo em um futuro mais distante.

Os planos para o futuro podem estar ausentes ou presentes. Se estiverem presentes, podem ser adequados e exequíveis ou, alternativamente, inadequados e inexequíveis – incompatíveis com a realidade do paciente.

Pacientes delirantes costumam formular planos absurdos e inexequíveis: por exemplo, eliminar todas as doenças do mundo. Os deprimidos, em geral, são pessimistas e nada esperam do futuro, ou só esperam coisas ruins. Os maníacos, ao contrário, são muito otimistas e, muitas vezes, formulam planos cuja execução está além de suas possibilidades. Em alguns indivíduos com demência ou deficiência intelectual, em função do prejuízo intelectivo, noções abstratas como a de tempo podem estar ausentes, e a vida psíquica se limita à realidade imediata, sendo impossível a prospecção.

CAPÍTULO

21 Consciência de Morbidez

INTRODUÇÃO

A consciência de morbidez (ou consciência do estado mórbido, ou *insight*) se refere ao entendimento que o indivíduo tem sobre o seu próprio estado de saúde. As suas dimensões se referem ao reconhecimento, por parte do paciente, de que: (1) determinadas vivências ou comportamentos seus são anormais; (2) uma doença o está acometendo; e (3) sua doença é mental e não física (Mackinnon & Yudofsky, 1988).

Uma plena consciência de morbidez é de grande importância para a adesão ao tratamento. É natural que quem julga que esteja normal não queira se submeter a acompanhamento médico. Todavia, nem sempre há uma relação direta entre consciência de morbidez e adesão ao tratamento. Pacientes que não se acham doentes podem aceitar os medicamentos em função de pressões de familiares ou de instituições, ou em razão de atribuírem a eles um significado falso, eventualmente delirante – por exemplo, acreditar que o remédio possui o poder mágico de proteção contra a influência maligna de espíritos. Em contrapartida, pacientes que reconhecem estar doentes podem deixar de seguir o tratamento por falta de eficácia, intolerância aos efeitos colaterais dos medicamentos, falta de confiança no médico, ou dificuldades financeiras.

A ausência de consciência de morbidez é uma condição relativamente comum na psiquiatria. No entanto, ocorre também em alguns distúrbios neurológicos: hemiplegias, geralmente no lado esquerdo, afasia sensorial, cegueira e surdez cortical etc. É o que se chama de anosognosia (Kräupl Taylor, 1983). A ausência de consciência de morbidez é observada ainda em outras condições médicas: o paciente, diante do diagnóstico de uma doença grave ou incurável, *nega* (no sentido psicanalítico) para si próprio que esteja doente.

Ter ou não consciência de morbidez talvez não seja algo absoluto. Em estudos com pacientes com demência ou hemiplegia que apresentavam anosognosia, observou-se que eles, apesar de não admitirem a presença dos sintomas, demonstravam de forma indireta algum nível de conhecimento sobre a doença, o que foi denominado *insight implícito*. O *insight implícito* se expressa naturalmente no comportamento e em reações emocionais, mas também em situações experimentais; diminuição do tempo de reação diante de palavras relacionadas à deficiência e aumento da latência para a realização de determinadas tarefas. Acredita-se que, nos pacientes anosognósicos, as informações relativas ao adoecimento sofram um processamento cerebral paralelo, o que as manteria fora da consciência (Mograbi & Morris, 2013). Isso explicaria o fato de diversos pacientes que estão psicóticos e não se acham doentes paradoxalmente seguirem o tratamento médico de livre e espontânea vontade. Alguns, por exemplo, afirmam que as *vozes* que somente eles ouvem são reais, porém, ao mesmo tempo, reconhecem quem elas ficam menos frequentes quando tomam seus medicamentos.

ALTERAÇÕES NA CONSCIÊNCIA DE MORBIDEZ

A consciência de morbidez não é uma questão de tudo ou nada. Entre a plena consciência de morbidez e a sua total ausência, pode haver uma consciência parcial.

EXAME DA CONSCIÊNCIA DE MORBIDEZ

Quando indagamos o paciente, no início da entrevista, quanto à sua queixa principal, muitas vezes já temos uma ideia precisa quanto à sua consciência de morbidez. Quando isso não está evidente, deve-se perguntar diretamente a ele se se considera doente e em que exatamente consistiria a sua enfermidade.

Nas últimas décadas, algumas escalas foram elaboradas para a avaliação do *insight*. Elas, em geral, rejeitam uma abordagem binária do *insight* (estar ou não doente) e, assim, incluem medidas multimensionais. Entre essas escalas, algumas são específicas em relação a transtornos psicóticos, como a *Scale to Assess Unawareness of Mental Disorder* (Amador et al., 1993), e outras, a transtornos do humor, como a *Insight Scale for Affective Disorders* (Silva et al., 2015). Esta última tem quatro dimensões: consciência de sofrer de um transtorno do humor, consciência da eficácia do tratamento, consciência das consequências da doença (complicações sócio-ocupacionais) e consciência de cada um dos sintomas presentes.

A CONSCIÊNCIA DE MORBIDEZ NOS PRINCIPAIS TRANSTORNOS MENTAIS

TRANSTORNOS PSICÓTICOS. Nos transtornos mentais com sintomas psicóticos, a consciência de morbidez costuma estar seriamente comprometida (Motta et al., 1995). Para o indivíduo que está apresentando alucinações auditivas, as *vozes* são, em geral, tidas como reais; para o delirante, por sua vez, a sua crença é verdadeira. Na depressão psicótica, o paciente pode acreditar, por exemplo, que está com câncer ou AIDS e que sua doença é um merecido castigo divino pelos seus terríveis pecados.

TRANSTORNO OBSESSIVO-COMPULSIVO (TOC). Nos casos mais graves de TOC, pode não haver plena consciência quanto ao absurdo de suas ideias obsessivas ou à inadequação do comportamento compulsivo, apesar da ausência de sintomas psicóticos.

MANIA. Na mania, o indivíduo não se acha doente e, ao contrário, pode estar se sentindo extremamente bem, como nunca esteve em toda a vida. No transtorno bipolar, o comprometimento da consciência de morbidez costuma ser bem maior na mania do que na depressão (Silva et al., 2014).

TRANSTORNO DA PERSONALIDADE ANTISSOCIAL. As manifestações do sociopata são egossintônicas: ele não sofre com a sua anormalidade.

TRANSTORNOS SOMATOFORMES. Na hipocondria (transtorno de ansiedade de doença) e na somatização (transtorno de sintomas somáticos), o paciente acredita estar sofrendo de uma doença física, e não mental.

DEMÊNCIA. Em geral, na demência, não há por parte do doente plena consciência quanto às suas dificuldades de memória e aos outros distúrbios cognitivos. Contudo, alguns doentes apresentam uma reação colérica ao fracassarem na realização de tarefas que antes dominavam: a *reação catastrófica de Goldstein* (Kräupl Taylor, 1983).

CAPÍTULO

22 Principais Síndromes Psiquiátricas

SÍNDROME DE ANSIEDADE

A ansiedade é definida como uma sensação vaga e difusa, desagradável, de apreensão ou tensão expectante (o componente subjetivo), associada a diversas manifestações físicas, tais como dispneia, taquicardia, tensão muscular, sudorese, tremor etc. (o componente objetivo). Distingue-se do medo por não estar ligada a um objeto ou situação específica.

A ansiedade representa um estado de humor normal, que é bastante útil, pois faz com que o indivíduo fique atento a um perigo iminente e tome as medidas adequadas para lidar com a situação. Assim como a dor, a ansiedade nos diz que algo está errado e leva a aumento das chances de sobrevivência do indivíduo.

No entanto, a ansiedade pode se tornar patológica em determinadas condições: quando é excessiva, quando leva a um sofrimento subjetivo intenso, ou quando causa algum prejuízo significativo nas atividades sócio-ocupacionais ou na saúde física.

Na síndrome de ansiedade, há basicamente hiperexcitabilidade afetiva, mas, além da afetividade, outras funções psíquicas podem se alterar. Observam-se, muitas vezes, labilidade da atenção; hipomnésia anterógrada (alteração da memória); logorreia e diminuição da latência da resposta (linguagem); aceleração do curso do pensamento; insônia inicial ou intermediária; aumento ou diminuição do apetite; aumento da sede e impulsividade (conação); e hipercinesia (psicomotricidade).

A síndrome de ansiedade é encontrada principalmente no transtorno de ansiedade generalizada e no transtorno de pânico, mas pode ocorrer também nos outros transtornos de ansiedade e em diversos outros transtornos mentais, como a esquizofrenia e a depressão. Outras causas da síndrome de ansiedade são: abstinência de nicotina, benzodiazepínicos ou opioides; intoxicação por cafeína, simpaticomiméticos ou estimulantes; hipertireoidismo; hipoxia; hipoglicemia; epilepsia do lobo temporal; e isquemia cerebral.

No transtorno de ansiedade generalizada, a ansiedade é crônica e praticamente contínua, mas não atinge grandes picos de intensidade. Entre as manifestações físicas no transtorno de ansiedade generalizada, observam-se tremor, dores musculares, cefaleia tensional, aumento da frequência urinária, palpitação, falta de ar, sudorese, entre outras. No transtorno de pânico, há episódios recorrentes de ansiedade, que são de grande intensidade e que duram apenas alguns minutos (ataques de pânico). Nesses episódios, há grande riqueza de sinais e sintomas físicos, como palpitação, dor no peito, falta de ar, vertigem, sensação de desmaio, tremor, ondas de calor ou calafrios, náuseas e formigamento. Pode ocorrer, ainda, despersonalização, que é uma alteração da consciência da identidade do eu. Os ataques de pânico são tão intensos que o indivíduo apresenta medo de morrer, de enlouquecer ou de perder o controle sobre seus atos. Em função das alterações cardiorrespiratórias, muitas vezes ele acredita que está tendo um ataque cardíaco.

SÍNDROME FÓBICA

A síndrome fóbica representa uma forma especial de síndrome de ansiedade. Fobia consiste em um medo exagerado ou irracional, que, embora reconhecido como tal pelo paciente, leva a comportamento de esquiva.

A agorafobia é uma forma de fobia. Nesse quadro, o medo está relacionado a situações de desamparo. Consiste em um comportamento de esquiva em relação a lugares ou situações em que a fuga seria difícil ou embaraçosa, ou nas quais o socorro poderia não estar disponível no caso do surgimento de sintomas incapacitantes ou extremamente embaraçosos: ataque de pânico, tontura ou queda, perda do controle da urina ou fezes, vômitos, distúrbio cardíaco, despersonalização ou desrealização. O paciente evita passar por túneis ou pontes; andar de trem, metrô ou avião; estar no meio de uma multidão ou em uma fila. Em casos mais graves, recusa-se a ficar sozinho ou não sai mais de casa.

Outra forma de fobia é a fobia social, que está relacionada à exposição social. Ela se caracteriza por um medo persistente, excessivo e incapacitante de agir de maneira ridícula ou inadequada diante de outras pessoas. O indivíduo tem a expectativa de que será avaliado negativamente em situações nas quais tenha que desempenhar alguma atividade e teme ser humilhado ou demonstrar embaraço. A exposição a essas situações sociais produz uma reação imediata de ansiedade, o que faz com que elas sejam invariavelmente evitadas. A situação mais comumente temida por pacientes que sofrem de fobia social é a de falar em público.

Em outros quadros fóbicos, a ansiedade pode estar relacionada com elementos da natureza, como tempestades, altura (acrofobia) ou água (medo de se afogar); animais; sangue, ferimentos ou injeção; ou ainda lugares fechados (claustrofobia).

A síndrome fóbica ocorre no transtorno de pânico, na agorafobia, na fobia específica e no transtorno de ansiedade social. Pode ser encontrada também no transtorno obsessivo-compulsivo e no transtorno de estresse pós-traumático. No transtorno obsessivo-compulsivo, em função do medo de se contaminar, o indivíduo evita usar banheiros públicos e tocar em maçanetas ou cédulas de dinheiro. Além disso, se apresenta pensamentos obsessivos relacionados com impulsos agressivos, tenta se manter afastado de objetos cortantes ou pontiagudos. No transtorno de estresse pós-traumático, a esquiva se refere a pensamentos, atividades ou situações de alguma forma vinculadas ao evento traumático.

SÍNDROME OBSESSIVO-COMPULSIVA

Na síndrome obsessivo-compulsiva, há ideias obsessivas (alteração do pensamento) e comportamentos compulsivos (alteração da conação).

As ideias obsessivas se apresentam de forma recorrente (há perseveração do pensamento) e são vivenciadas como absurdas, irracionais, sem sentido, repulsivas, desagradáveis ou ansiogênicas. Invadem a consciência do indivíduo contra a sua vontade, produzindo, assim, uma luta interna ou resistência contra elas. Embora sejam intrusivas, são reconhecidas pelo indivíduo como produto da sua própria mente, e não impostas a partir do exterior. São exemplos de ideias obsessivas: dúvidas (se trancou a casa, se desligou o gás, se executou uma tarefa de maneira completa ou perfeita), preocupação com contaminação (maçanetas, banheiros, dinheiro), impulsos agressivos (imaginar matar alguém), imagens assustadoras, presságios quanto a tragédias, pensamentos ou imagens obscenas (imaginar em uma igreja os santos despidos), impulsos sem sentido (gritar, despir-se em público) e pensamentos ou imagens sem sentido (números, letras, músicas).

Os atos compulsivos são comportamentos repetitivos e intencionais, muitas vezes realizados em resposta a uma ideia obsessiva. Ocorrem de acordo com certas regras ou de maneira estereotipada. O comportamento objetiva neutralizar ou prevenir desconforto, ou evitar algum evento ou situação pavorosa. Contudo, o comportamento não está realisticamente relacionado com o seu objetivo ou é claramente excessivo. O indivíduo reconhece que seu comportamento é irracional ou exagerado e, pelo menos no início, tenta resistir à execução do ato compulsivo. As compulsões mais comuns são: contar; verificar; limpar; tocar; arrumar; repetir mentalmente palavras, frases ou orações; e praticar atos ritualísticos.

Algumas ideias obsessivas e atos compulsivos estão frequentemente associados. Por exemplo, o medo de germes leva a lavagens frequentes das mãos; a preocupação quanto à possibilidade de ter deixado a porta de casa destrancada faz o indivíduo voltar várias vezes para casa para confirmar se a fechou adequadamente; presságios quanto a tragédias ocasionam a repetição mental de frases como "Deus é bom, nenhuma desgraça vai acontecer".

Outras alterações que podem estar presentes em um quadro obsessivo-compulsivo são: rigidez da atenção (o foco da consciência fica aderido à ideia obsessiva), minuciosidade (alteração da forma do pensamento) e ambitendência (alteração da conação). Em geral, a consciência de morbidez está preservada, mas em alguns pacientes pode haver prejuízo importante nesse aspecto.

A síndrome obsessivo-compulsiva é encontrada principalmente no transtorno obsessivo-compulsivo e no transtorno de Tourette, mas eventualmente aparece na depressão e na esquizofrenia.

Por outro lado, compulsões também podem ser independentes em relação a obsessões. Nesse sentido, determinados comportamentos como consumir álcool ou outra substância psicoativa, comer, comprar, roubar, apostar ou copular possuem, muitas vezes, um caráter compulsivo. Nessa situação, ocorre avidez (por realizar a ação), pensamentos recorrentes (sobre a ação), negação da dependência, sintomas de abstinência (quando a ação é adiada) e a ocorrência de prejuízos psicossociais significativos (Kräupl Taylor, 1983).

SÍNDROME DE CONVERSÃO

A conversão se caracteriza pela presença de alterações pseudoneurológicas, de natureza motora ou sensorial. Ocorrem paralisias, movimentos anormais, pseudocrises convulsivas, tremores, afonia, mutismo, amaurose, surdez ou anestesias, entre outros, na ausência de lesão neuroanatômica ou disfunção neurofisiológica que explique os sinais ou sintomas. Essas alterações se apresentam de forma atípica no que se refere às doenças neurológicas verdadeiras. Assim, por exemplo, uma pseudocrise convulsiva, em contraste com a crise tônico-clônica, pode cursar sem incontinência urinária, ter duração longa demais e apresentar movimentos bizarros e assimétricos; e uma paralisia ou anestesia pode ser "em bota" ou "em luva".

As manifestações conversivas estão comumente associadas a atitude teatral, dramática e manipuladora, ou de surpreendente indiferença. Muitas vezes, as crises surgem em resposta a um evento de estresse. Tanto o início como a remissão do quadro são tipicamente abruptos. A (auto-) sugestionabilidade patológica (alteração da conação) representa a essência dos quadros conversivos.

A síndrome de conversão é encontrada no transtorno conversivo, que corresponde à clássica histeria de conversão.

SÍNDROME DISSOCIATIVA

Nos quadros dissociativos há prejuízo na capacidade de integração dos diversos elementos e funções mentais. As alterações envolvem basicamente a consciência (ou vigilância), a consciência da identidade do eu ou a memória.

No transtorno de transe dissociativo, o indivíduo se comporta como se estivesse imerso em um sonho. Há estreitamento da consciência, rigidez da atenção, ecmnésia (memória), desorientação ou falsa orientação alopsíquica e glossolalia (linguagem), além de hiperexcitabilidade afetiva e agitação ou estupor (psicomotricidade). Quando há vivência de possessão (o indivíduo se sente invadido por um espírito), encontram-se ainda alterações da consciência do eu. Já quando a vivência é de êxtase, há neotimias (afetividade) e, muitas vezes, alterações da consciência dos limites do eu.

Na fuga dissociativa e no transtorno dissociativo de identidade (antigo transtorno da personalidade múltipla), está alterada a consciência da identidade do eu. Na fuga dissociativa, o indivíduo aparece em um lugar distante de onde vivia, lá assumindo nova identidade pessoal, esquecendo-se por completo da anterior (amnésia retrógrada). No transtorno dissociativo de identidade, personalidades distintas se sucedem no controle das funções mentais e do comportamento do paciente. Se a personalidade assumida é a de uma criança, observa-se pedolalia (alteração da linguagem).

Nos quadros dissociativos, as alterações de memória são bem diferentes das observadas na demência ou na síndrome amnésica, pois se iniciam abruptamente, apresentam completa e súbita remissão e são reconhecidas pelo próprio paciente. Na síndrome dissociativa, a amnésia pode ser seletiva, lacunar ou generalizada; e ainda retrógrada ou retroanterógrada. A amnésia dissociativa e a fuga dissociativa são os transtornos dissociativos em que as alterações da memória são as mais importantes.

Uma forma especial de síndrome dissociativa é a síndrome de Ganser. Nesse quadro, que grosseiramente simula uma demência, o indivíduo sistematicamente comete erros nas situações mais corriqueiras, o que o faz parecer mentalmente perturbado. Na síndrome de Ganser são observadas respostas aproximadas (alteração da linguagem).

As síndromes de conversão e dissociativa apresentam vários elementos em comum: as características da atitude (dramática etc.), a sugestionabilidade patológica (alteração da conação), o início e o desaparecimento súbitos dos sintomas e a relação temporal com um evento de estresse.

A síndrome dissociativa está presente não apenas nos transtornos dissociativos, mas também no transtorno de estresse agudo, no transtorno de estresse pós-traumático e, eventualmente, no transtorno da personalidade *borderline*.

SÍNDROME HIPOCONDRÍACA

Na síndrome hipocondríaca, há preocupação excessiva com a saúde e medo intenso de contrair uma doença grave, o que acarreta constante procura por ajuda médica e a submissão a diversos exames complementares.

O indivíduo, muitas vezes, acredita estar sofrendo de uma doença física, mas essa convicção não tem a intensidade de uma ideia delirante, representando no máximo uma ideia prevalente (alteração do conteúdo do pensamento). Tal convicção pode se basear em exacerbação das sensações corporais (hiperestesia; alteração da sensopercepção), que falsamente indicariam alguma anormalidade em um órgão. O paciente pode ter dificuldade em desviar sua atenção dessas sensações corporais, constituindo, assim, um estado de rigidez da atenção. Por fim, a consciência de morbidez é parcial ou ausente, pois o indivíduo não reconhece estar apresentando um transtorno mental.

A hipocondria é o que caracteriza o transtorno de ansiedade de doença.

SÍNDROME DEPRESSIVA

As características centrais da síndrome depressiva são a tristeza (hiperexcitabilidade afetiva), a hipobulia ou abulia (alteração da conação) e a inibição do curso do pensamento. No entanto, para autores clássicos, a inibição psicomotora (ou hipocinesia), que consiste na expressão objetiva da hipobulia, seria a alteração mais importante da depressão (Cheniaux et al., 2017). Por outro lado, em casos mais graves, com características catatônicas, o humor pode se tornar indiferente, e o afeto fica embotado.

Muitas outras alterações podem estar presentes na síndrome depressiva: aparência descuidada; atitude lamuriosa ou indiferente; rigidez afetiva; diminuição da libido, insônia ou hipersonia, diminuição ou aumento do apetite, negativismo e ideação e comportamento suicida (alterações da conação); hipoprosexia ou rigidez da atenção; hipoestesia (sensopercepção); hipomnésia anterógrada e retrógrada, hipermnésia seletiva e alomnésias (memória); oligolalia ou mutismo, bradilalia, hipofonia, hipoprosódia ou aprosódia, aumento da latência de resposta (linguagem); pensamento perseverante e ideias deliroides de ruína (pensamento); diminuição do desempenho intelectivo; diminuição da criatividade (imaginação); desorientação alopsíquica apática; diminuição da consciência de existência do eu; despersonalização (alteração da consciência da identidade do eu); e pessimismo (prospecção). Muitas vezes, a consciência de morbidez está prejudicada, pois o indivíduo acredita que esteja sofrendo de uma doença física e não mental.

A síndrome depressiva é encontrada no transtorno depressivo maior, no transtorno bipolar e no transtorno esquizoafetivo. Ela também pode ser causada por diversas condições médicas gerais, como hipotireoidismo, carcinoma de pâncreas, infecção pelo vírus *influenza* etc., e por várias substâncias, como anti-hipertensivos, neurolépticos, cinarizina (medicamento para o tratamento de labirintite) etc.

SÍNDROME MANÍACA

A síndrome maníaca caracteriza-se principalmente por euforia ou irritabilidade (hiperexcitabilidade afetiva), fuga de ideias (alteração da forma do pensamento) e agitação psicomotora. Contudo, segundo estudos de análise fatorial, o aumento da atividade motora e da sensação subjetiva de energia vital são as alterações cardinais da mania, mais importantes até do que as alterações do humor (Cheniaux et al., 2014).

Outras alterações que podem estar presentes na síndrome maníaca são: aparência bizarra (roupas muito coloridas e chamativas, excesso de maquiagem, perfume em demasia, muitos enfeites, unhas e cabelo pintados com cores diferentes), exibicionista (roupas muito curtas e decotadas) ou descuidada; atitude expansiva, desinibida e jocosa, ou então irônica, arrogante e hostil; labilidade ou incontinência afetiva; hiperbulia, aumento da libido, diminuição da necessidade de sono e impulsividade (alterações da conação); labilidade da atenção; hiperestesia (sensopercepção); hipermnésia retrógrada, hipomnésia anterógrada, hipomnésia lacunar *a posteriori* e alomnésias (memória); logorreia, taquilalia, hiperfonia, hiperprosódia, diminuição da latência de resposta e coprolalia (linguagem); aceleração do curso do pensamento e ideias deliroides de grandeza (pensamento); melhora no desempenho intelectivo (só na hipomania); aumento da criatividade (só na hipomania; alteração da imaginação); aumento da consciência de existência do eu; otimismo (prospecção); consciência de morbidez diminuída ou ausente.

A síndrome maníaca é encontrada no transtorno bipolar do humor e no transtorno esquizoafetivo (tipo bipolar). Pode ser provocada por condições médicas gerais, como neurossífilis, lúpus eritematoso sistêmico e síndrome de Cushing, assim como por diversas substâncias, como cocaína, corticosteroides e L-dopa.

ESTADO MISTO

O estado misto é caracterizado pela superposição de sintomas maníacos e depressivos. Pode assumir diversas formas, como, por exemplo, euforia (hiperexcitabilidade afetiva) e, ao mesmo tempo, alentecimento do pensamento e abulia (alteração da conação); ou então humor triste (hiperexcitabilidade afetiva) em associação a fuga de ideias (pensamento) e agitação psicomotora. Ocorre no transtorno bipolar do humor e no transtorno esquizoafetivo do tipo bipolar. Essa síndrome está particularmente associada a um risco maior de suicídio (Lage et al., 2019).

SÍNDROME DELIRANTE-ALUCINATÓRIA

A síndrome delirante-alucinatória caracteriza-se pela presença de um ou mais delírios (alteração do conteúdo do pensamento) e de alucinações (alteração da sensopercepção). O delírio pode ser definido como um juízo falso, de conteúdo impossível e incorrigível ou, ainda, como uma crença absurda que não se submete às evidências que a realidade impõe. A alucinação, por sua vez, representa uma falsa percepção, a percepção de um objeto cujos estímulos externos correspondentes na verdade estão ausentes.

Delírios e alucinações frequentemente ocorrem de forma concomitante. Ambos são classificados como sintomas psicóticos, isto é, sintomas que representam perda do juízo de realidade. Embora delírios possam ser secundários a alucinações – por exemplo, uma ideia de perseguição que se baseia no que disseram as "vozes" –, delírios e alucinações podem ser manifestações independentes entre si.

Quadros delirante-alucinatórios podem se acompanhar de rigidez ou labilidade da atenção; alomnésias, paramnésias ou hipermnésia seletiva (alterações da memória); perseveração do pensamento; ansiedade intensa (hiperexcitabilidade afetiva); e uma falsa orientação autopsíquica ou alopsíquica. A consciência de morbidez costuma estar prejudicada. Dependendo do tipo de delírio, outras alterações psicopatológicas podem estar presentes: por exemplo, um delírio de influência, por definição, implica necessariamente uma alteração da consciência da atividade do eu.

A síndrome delirante-alucinatória está presente na esquizofrenia, no transtorno esquizofreniforme, no transtorno esquizoafetivo e no transtorno psicótico breve. Pode ocorrer, ainda, nos transtornos do humor, no *delirium*, na demência, na epilepsia do lobo temporal e na intoxicação por cocaína ou anfetamina.

A atividade delirante pode ocorrer na ausência de alucinações, o que configura a *síndrome paranoide*, ou delirante. Essa síndrome é encontrada principalmente no transtorno delirante, podendo ser observada também no transtorno psicótico induzido e, eventualmente, nos transtornos do humor, na demência e na deficiência intelectual.

A *síndrome alucinatória*, em sua forma pura, não está associada a atividade delirante. Ela pode ocorrer na intoxicação por psicodislépticos, na alucinose alcoólica, em crises epilépticas focais, em tumores no lobo occipital, no *delirium* e em estados crepusculares epilépticos.

SÍNDROME HEBEFRÊNICA

Na síndrome hebefrênica, encontram-se basicamente desagregação do pensamento e embotamento afetivo ou paratimia (alterações da afetividade). Há ainda aparência descuidada ou bizarra; atitude tola ou pueril; hipobulia (alteração da conação); deterioração intelectiva; e maneirismos (psicomotricidade). A síndrome hebefrênica é marcada por profunda desorganização do comportamento, podendo ser encontrada na esquizofrenia.

SÍNDROME CATATÔNICA

A síndrome catatônica caracteriza-se por basicamente alterações na conação e na psicomotricidade. Ocorrem negativismo, reação do último momento, sugestionabilidade patológica, ambitendência, impulsividade e obediência automática (alterações da conação); e, ainda, hipocinesia, estupor (incluindo catalepsia), hipercinesia – uma agitação despropositada, caótica, desorganizada e independente dos estímulos externos –, ecopraxia, ecomimia, estereotipias, flexibilidade cerácea, maneirismos, interceptação cinética e perseveração motora (alterações da psicomotricidade). Podem ser observados também atitude de oposição ou indiferente; mutismo, ecolalia e estereotipia verbal (linguagem); e aprosexia (atenção) (Nunes & Cheniaux, 2012).

Karl Kahlbaum, em 1874, usou o termo *catatonia* para descrever o que ele chamou de *loucura da tensão*. Ele a considerava uma entidade nosológica distinta; porém, mais tarde, a catatonia foi incorporada por Kraepelin à demência precoce. A síndrome pode ser encontrada na esquizofrenia, mas, ao contrário do que se pensava, não é exclusiva desse transtorno mental. Ocorre também em transtornos do humor (tanto na mania como na depressão), síndrome neuroléptica maligna, mal de Parkinson, síndrome serotoninérgica, autismo, deficiência intelectual, transtorno de Tourette, epilepsia, neoplasias, encefalites, traumatismos cranioencefálicos, diabetes, intoxicação por monóxido de carbono, encefalopatia hepática e hipercalcemia (Fink et al., 2010).

SÍNDROME APÁTICO-ABÚLICA

Na síndrome apático-abúlica há empobrecimento da afetividade (embotamento afetivo) e da conação (hipobulia ou abulia). A aparência é descuidada e a atitude, indiferente. Pode ocorrer desorientação alopsíquica.

Essa síndrome é encontrada na esquizofrenia, no transtorno da personalidade esquizotípica, no transtorno da personalidade esquizoide, no *delirium* hipoativo e, algumas vezes, na deficiência intelectual, na demência e no transtorno de estresse pós-traumático. O acometimento do lobo frontal – por traumatismo, cirurgia, distúrbios vasculares, infecções ou neoplasia – pode cursar também com a síndrome apático-abúlica.

DEFICIÊNCIA INTELECTUAL

O que caracteriza a deficiência intelectual é um funcionamento intelectivo significativamente inferior à média das outras pessoas. Houve na infância um desenvolvimento mental incompleto ou interrompido, o que impediu a aquisição normal das habilidades cognitivas, linguísticas, motoras ou sociais. O nível de inteligência abaixo do normal se expressa por meio de reduzida capacidade de abstração, raciocínio, julgamento e planejamento, e por meio de maior dificuldade na realização de tarefas que exijam habilidades visuoespaciais, como montar um quebra-cabeça, por exemplo.

Além da inteligência, outras funções psíquicas costumam estar afetadas em indivíduos que apresentam deficiência intelectual. Podem ser observados: atitude pueril; pensamento pobre, concreto, perseverante e prolixo; hiperexcitabilidade e labilidade ou incontinência afetiva (episódios coléricos), ou então embotamento afetivo; inibição ou agitação psicomotora, ecopraxia, maneirismos e perseveração motora (alterações da psicomotricidade); hipobulia ou hiperbulia, impulsividade, automutilação e alotriofagia (conação); hipoprosexia ou labilidade da atenção; desorientação alopsíquica, desorientação autopsíquica parcial; hipomnésia anterógrada ou, mais raramente, hipermnésia anterógrada (memória); diminuição da capacidade imaginativa; e, eventualmente, delírios de grandeza (pensamento).

São inúmeras as causas possíveis para um quadro de deficiência intelectual. Elas são classificadas em: pré-natais, perinatais e pós-natais. Entre as pré-natais, podem ser citadas infecções (como rubéola), complicações obstétricas (como descolamento prematuro de placenta), aberrações cromossômicas (como a síndrome de Down) e doenças hereditárias (como fenilcetonúria). Entre as causas perinatais, incluem-se prematuridade, tocotraumatismos, infecções e asfixia. Por fim, entre as causas pós-natais estão desnutrição, cretinismo endêmico, encefalites, traumatismo craniano e falta de estimulação ambiental.

AUTISMO

O autismo caracteriza-se por comprometimento global no desenvolvimento infantil. Há grave prejuízo na interação social e na comunicação, além de padrão de comportamento bastante restrito e repetitivo. Observam-se: embotamento afetivo e incontinência afetiva; ecolalia, hipoprosódia e neologismos (alterações da linguagem); hipomimia, maneirismos, estereotipias e agitação (psicomotricidade); e impulsividade e comportamentos autolesivos (conação). A resposta a estímulos sensoriais pode estar exacerbada (hiperestesia) ou diminuída (hipoestesia). É comum o paciente referir-se a si próprio usando o pronome na terceira pessoa ("ele" ou "ela"), o que indica alteração da consciência do eu. Na maioria dos casos, o nível de inteligência está abaixo do normal. No entanto, paradoxalmente, alguns raros indivíduos apresentam "ilhas de genialidade", isto é, habilidades cognitivas extremamente desenvolvidas, relacionadas a música, arte, cálculos matemáticos, orientação visuoespacial e memória (hipermnésia anterógrada). Sintomas autistas são encontrados no transtorno do espectro autista.

DELIRIUM

O *delirium* é uma síndrome que se caracteriza pelo rebaixamento do nível da consciência (ou obnubilação), prejuízo global da cognição e curso agudo. Todas as demais alterações psicopatológicas nesse quadro são decorrentes da alteração da consciência. Há desorientação alopsíquica; dificuldade de concentração; hipomnésia anterógrada e retrógrada, alomnésias e hipomnésia lacunar *a posteriori* (memória); empobrecimento do pensamento; e déficit intelectivo.

Os quadros de *delirium* podem ser classificados em hipoativos e hiperativos, em função de como se encontra a psicomotricidade. No *delirium* hipoativo, além das alterações citadas, podem se encontrar: atitude indiferente; inibição ou abolição da psicomotricidade, hipobulia ou abulia e hipersonia (conação); embotamento afetivo; inibição do pensamento; mutismo (linguagem); hipoprosexia (atenção); hipoestesia (sensopercepção); e diminuição da capacidade imaginativa. No *delirium* hiperativo, pode haver: agitação psicomotora e ecopraxia (psicomotricidade); impulsividade e insônia (conação); micropsias, macropsias, dismegalopsias, ilusões e pseudoalucinações predominantemente visuais (sensopercepção); ideias deliroides (pensamento); hiperexcitabilidade e labilidade afetiva; labilidade da atenção; falsa orientação alopsíquica; *déjà vu*, hipermnésia retrógrada e ecmnésia (memória); e aceleração do curso, perseveração e desagregação do pensamento.

Há muitas causas possíveis para um quadro de *delirium*, as quais afetam de forma difusa o metabolismo cerebral. Podem ser citados: intoxicação por substâncias (p. ex., barbitúricos), abstinência de substâncias psicoativas (como álcool; o *delirium tremens*), meningoencefalites, septicemia, distúrbios metabólicos (como a cetoacidose diabética), traumatismos cranianos, insuficiência respiratória ou cardíaca, distúrbios vasculares, entre outras.

SÍNDROME AMNÉSICA

Na síndrome amnésica, a alteração da memória – particularmente hipomnésia ou amnésia anterógrada – é a principal manifestação clínica, da qual decorrem as demais. Por definição, não há prejuízo global da cognição. Encontram-se desorientação ou falsa orientação alopsíquica, além de alomnésias ou paramnésias (alterações de memória).

A síndrome amnésica pode ser causada por: alcoolismo crônico – condição clínica denominada *síndrome de Korsakoff* –, epilepsia do lobo temporal, eletroconvulsoterapia, traumatismo cranioencefálico, tumor cerebral e uso de benzodiazepínicos.

DEMÊNCIA

Na síndrome demencial, assim como na síndrome amnésica, a memória está significativamente afetada; no entanto, o prejuízo cognitivo é global. Diferentemente do *delirium*, não há rebaixamento do nível da consciência.

Observam-se na demência: hipomnésia anterógrada, principalmente, e retrógrada, além de alomnésia ou paramnésia (alterações da memória); desorientação ou falsa orientação alopsíquica; diminuição da capacidade de abstração, raciocínio, julgamento e planejamento, além de perda das habilidades visuoespaciais (inteligência); dificuldade de concentração; pensamento empobrecido, prolixo e perseverante; afasia (linguagem); e agnosia (sensopercepção).

Além dessas alterações, algumas vezes ocorrem: aparência descuidada; atitude indiferente; apraxia, ecopraxia e perseveração motora (psicomotricidade); hipobulia ou impulsividade (conação); e embotamento, labilidade, incontinência ou rigidez afetiva.

Eventualmente, são encontrados hipoprosexia ou labilidade da atenção; inibição do pensamento, desagregação do pensamento e ideias deliroides (alterações do pensamento); ecmnésia (memória), ecolalia, estereotipia verbal, palilalia ou logoclonia, pararrespostas e hipoprosódia (linguagem); negativismo ou sugestionabilidade patológica e alotriofagia (conação); agitação ou inibição psicomotora; desorientação autopsíquica parcial; e diminuição da capacidade imaginativa.

São causas de demência: as doenças de Alzheimer, Huntington e Parkinson; distúrbios vasculares; alcoolismo crônico; tumores cerebrais; traumatismos cranioencefálicos; meningoencefalites; hidrocefalia de pressão normal; distúrbios metabólicos, endócrinos e nutricionais etc.

Dependendo das áreas cerebrais mais afetadas, os sintomas variam. Nas demências corticais temporoparietais, como na doença de Alzheimer, predominam hipomnésia anterógrada, afasia, agnosia, apraxia e distúrbios visuoespaciais, com maior preservação da personalidade. Nas corticais frontotemporais, como na doença de Pick, há alterações precoces da personalidade, da linguagem e da atenção, mas a memória e as habilidades visuoespaciais estão relativamente preservadas. Por fim, nas subcorticais, como nas doenças de Parkinson e de Huntington, encontram-se hipomnésia de evocação, apatia, dificuldade de concentração e de raciocínio, além de distúrbios motores, tremores, parkinsonismo, ataxia e incontinência urinária.

SÍNDROME ANORÉXICA

Na síndrome anoréxica, há uma preocupação excessiva com a forma física e a aparência, que leva o indivíduo a uma perda deliberada de peso. A perda de peso se dá por meio de dietas, exercícios físicos, autoindução de vômito ou do uso de inibidores do apetite, laxativos ou diuréticos. Há intenso emagrecimento, e o peso fica abaixo do normal para a idade ou a altura do indivíduo.

Só em um segundo momento observa-se diminuição do apetite (hiporexia ou anorexia; alteração da conação). No início, a restrição alimentar ocorre mesmo com o apetite normal. Há ideias prevalentes (alteração do pensamento): estar gordo, precisar emagrecer. Em casos graves, a autoimagem corporal está distorcida: o indivíduo, mesmo muito emagrecido, se vê como gordo (macropsia; alteração da sensopercepção). Frequentemente, a libido está diminuída (alteração da conação). Em geral, a consciência de morbidez está ausente.

A síndrome anoréxica ocorre na anorexia nervosa, um transtorno da alimentação.

SÍNDROME BULÍMICA

A síndrome bulímica caracteriza-se por ataques de hiperingestão alimentar, que são seguidos por comportamento compensatório. Há, como na síndrome anoréxica, uma preocupação excessiva com o peso e a forma física. Nesses ataques de hiperingestão alimentar, o indivíduo apresenta exacerbação do apetite (bulimia; alteração da conação) acompanhada da sensação de perda de controle, o que configura um comportamento impulsivo (alteração da conação). Não há aumento de peso, em função dos comportamentos compensatórios, que incluem: autoindução de vômito; uso de laxativos, diuréticos, anorexígenos, hormônios tireoidianos ou enemas; a prática de jejum ou dietas; e a realização de exercícios físicos.

A síndrome bulímica é encontrada em um transtorno da alimentação denominado *bulimia nervosa*.

SÍNDROME DE DESPERSONALIZAÇÃO-DESREALIZAÇÃO

Despersonalização consiste em uma alteração da consciência da identidade do eu, que se caracteriza por sentimentos persistentes de irrealidade, distanciamento ou estranheza em relação a si mesmo ou ao próprio corpo. Na desrealização, os mesmos sentimentos se referem ao ambiente. Muitas vezes, a síndrome de despersonalização-desrealização está associada a neotimias (alteração da afetividade). Essa síndrome é encontrada no transtorno de despersonalização/desrealização, no transtorno de pânico (durante os ataques de pânico), no transtorno depressivo maior, na esquizofrenia (em uma fase pré-psicótica conhecida como trema) e no transtorno de estresse pós-traumático.

APÊNDICE

1 Psicopatologia Descritiva: Existe uma Linguagem Comum?*

INTRODUÇÃO

Os sistemas classificatórios atuais dos transtornos mentais não nos levaram a um grande avanço quanto à validade das categorias nosológicas, porém trouxeram algumas vantagens no que se refere à fidedignidade do diagnóstico e ao desenvolvimento de uma linguagem comum. Por exemplo, quando se diz que determinado paciente sofre de esquizofrenia de acordo com os critérios da CID-10,[1] isso é compreendido pelos psiquiatras do mundo inteiro, mesmo que se discorde desses critérios ou que se conteste a própria existência desse transtorno mental.

Por outro lado, na CID-10[1] – assim como no DSM-IV[2] –, embora sejam listados os critérios diagnósticos para cada categoria nosológica, não há uma preocupação em se definir precisamente os sinais e sintomas, nem em se explicar como eles devem ser reconhecidos na prática. Em se tratando das alterações psicopatológicas, a utilização de uma linguagem comum constitui uma precondição para que se alcance um nível satisfatório de fidedignidade do diagnóstico psiquiátrico. A definição de delírio no Brasil, por exemplo, não deveria ser diferente da adotada no Japão.

A psicopatologia descritiva é a disciplina que se ocupa da descrição, da definição e da classificação dos sinais, dos sintomas e das síndromes mentais. Ela floresceu no século XIX e, no início do século XX, recebeu a importante contribuição de Karl Jaspers, com sua abordagem fenomenológica.[3]

Mas até que ponto há na psicopatologia descritiva uma uniformidade no que se refere à terminologia e à conceituação? Para responder a esta pergunta, realizou-se uma revisão dos textos de psicopatologia descritiva de vários dos mais importantes autores nacionais e internacionais nessa área.

Foram consultados os acervos da biblioteca do Instituto de Psiquiatria da Universidade Federal do Rio de Janeiro e da biblioteca biomédica da Universidade do Estado do Rio de Janeiro. Estudaram-se apenas os livros dedicados à psicopatologia descritiva ou que contivessem ao menos um capítulo completo sobre o tema. Não foram considerados os periódicos nem outros tipos de publicação.

Esses textos foram comparados entre si e mostraram-se predominantemente congruentes. No entanto, foram observados diversos pontos bastante significativos de divergência. Alguns deles considerados como os de discordâncias mais evidentes e relevantes, são a seguir apresentados. Procurou-se abordar pelo menos uma questão relativa a cada uma das principais funções mentais.

*Publicado originalmente como artigo em: Revista Brasileira de Psiquiatria. 2005;27(2):157-62; republicado com permissão dos editores.

EXEMPLOS DE DIVERGÊNCIAS ENTRE OS AUTORES QUANTO A ALGUMAS ALTERAÇÕES PSICOPATOLÓGICAS

Consciência

Para designar quadros em que há um rebaixamento do nível da consciência são empregados termos tão diferentes quanto obnubilação,[4-19] embotamento,[5,8,15] entorpecimento,[5,13,15] ofuscamento,[4] turvação,[4,7,10-12,14,15,17-21] perturbação[12] e obtusão[9] da consciência; embriaguez;[5] torpor;[11,14,16,18,21,22] sonolência;[5-7,12,14,16,17,20] sopor;[5,10,19] pré-coma;[7] estados parassônico,[7] onírico[14] e oniroide;[4,5,14,20,22] confusão mental;[5,8,9,11,16,20] onirismo;[4,17] alucinose aguda;[5] e amência.[4,5,18] Estupor,[4,7] estado crepuscular[5,8] e delírio (*delirium*)[4-6,16] também são usados, apesar de representarem, para a maioria dos autores, abolição da psicomotricidade,[15] estreitamento da consciência[10] e uma síndrome,[20] respectivamente.

Vários autores empregam termos diferentes para designar diferentes níveis de rebaixamento de consciência, só que o fazem de forma não uniforme. Entre a lucidez e o coma, de um grau menor para um maior de rebaixamento, teríamos: embotamento, sonolência e sopor;[5] sonolência, obnubilação e *delirium*;[6] obnubilação, sonolência, estupor e pré-coma;[7] embotamento (ou obnubilação simples), estado crepuscular e confusão;[8] obnubilação e sopor;[10,19] obnubilação, confusão mental e torpor;[11] turvação e sonolência;[20] obnubilação, sonolência e torpor;[14,16] obnubilação e sonolência;[12,17] ou leve, moderado, intenso e estuporoso.[4]

Também se encontra com frequência, nos livros de psicopatologia, uma classificação qualitativa, considerando se, paralelamente ao rebaixamento da consciência, há ou não sintomas psicóticos, como delírios e alucinações. No primeiro caso, ou seja, quando ocorre sintomatologia produtiva, são utilizadas as seguintes expressões: obnubilação,[5,13,15] obnubilação acompanhada de onirismo,[4] obnubilação delirante,[12] estado confusional,[9] turvação,[15,21] delírio,[16] turvação oniroide,[11] estado oniroide,[20] estado onírico ou oniroide,[14,23] alteração oniroide da consciência[22] e onirismo.[17] E no segundo caso, ausência de sintomatologia produtiva, as expressões adotadas são: entorpecimento,[5,13,15] obnubilação simples,[4] obnubilação,[4,9,12] embotamento,[15] torpor[21] e confusão mental simples.[16] Como se vê, o termo *obnubilação*, dependendo do autor, é usado em um ou outro sentido, podendo ser o oposto de entorpecimento[5,13,15] ou, alternativamente, o oposto de estado confusional.[9]

Alguns autores falam em elevação do nível da consciência,[7,13,20] hiperlucidez,[14] hipervigilância[6,9] ou hiperfrenia.[9] Trata-se de um quadro caracterizado por hipermnésia evocativa, maior alerta, aumento da intensidade das percepções, hiperatividade e exaltação do humor, que ocorre na mania, na intoxicação por estimulantes ou alucinógenos, em algumas auras epilépticas e no início da esquizofrenia.[6,7,9,13,14,20] Todavia, para Alonso Fernández,[4] um nível de consciência acima do normal é meramente uma possibilidade teórica, não observada empiricamente. De acordo com esse autor, se ocorre um incremento de algumas funções psíquicas, ao mesmo tempo há um claro prejuízo em outras: observa-se diminuição da capacidade de concentração, hipomnésia de fixação, incoerência, desorganização da conduta e hipopragmatismo.

Atenção

Descrevem-se dois aspectos da atenção: a tenacidade e a vigilância. A tenacidade, ou capacidade de concentração, é a capacidade de manter a atenção em determinado objeto por um certo tempo. A vigilância é a capacidade de a qualquer momento desviar a atenção de um objeto para um outro.[6,13,16,18,19] Tenacidade e vigilância são qualidades opostas: se uma aumenta a outra tende a diminuir de intensidade.[18] Surge aqui, contudo, uma dificuldade, pois o termo *vigilância* também é utilizado com outro significado, correspondendo à definição neuropsicológica de consciência. Estar vígil é estar desperto, lúcido, ter a consciência clara.[4,19,20,24]

O termo *hiperprosexia* tem sido utilizado com dois significados diferentes e opostos: para designar quadros de hipertenacidade e hipovigilância[5,9,12,15,19] e quadros de hipotenacidade e hipervigilância.[4,6,9,10,12,17,18] No primeiro caso, são empregadas ainda as expressões *despolarização da atenção*,[9] *distração*,[10,12,15,17-19] *absorção*,[20] *pseudoaprosexia*[4] e *estreitamento da atenção*.[7,20] Já no segundo caso, em que há um excesso de mobilidade da atenção,[4] as expressões adotadas são *labilidade da atenção*,[9] *instabilidade da atenção*,[25] *distração*[10] e *distraibilidade*.[4-6,10,12,14,15,17-20,23]

Sensopercepção

A pareidolia consiste em uma imagem (fantástica e extrojetada) criada intencionalmente a partir de percepções reais, com base em elementos sensoriais incompletos ou imprecisos. Por exemplo: *ver* figuras humanas, cenas, animais, objetos etc. em nuvens, em manchas ou relevos de paredes, no fogo, na Lua etc. ou "ouvir" sons musicais com base em ruídos monótonos. Nesses casos, o objeto real passa para um segundo plano. Apesar de a pareidolia ser incluída por diversos autores[4,6,11,12,17,20-22] entre as formas de ilusão, diferencia-se desta, segundo Cabaleiro Goas,[9] pelo fato de o indivíduo estar todo o tempo consciente da irrealidade da imagem e de sua influência sobre ela.

Há três espécies de vivências alucinatórias: as alucinações verdadeiras, as pseudoalucinações e as alucinoses.[4] As pseudoalucinações, um conceito de Kandinski, se distinguem das alucinações verdadeiras pela ausência de corporeidade e localização no espaço subjetivo interno, o que as torna mais semelhantes às imagens representativas do que às perceptivas.[4,14,18,19] Ainda de acordo com a descrição de Kandinski, a crença na realidade do fenômeno é a mesma observada nas alucinações verdadeiras.[4,5,14,18] Todavia, o conceito de pseudoalucinações é controverso e, para alguns autores,[10,22,26] poderia haver crítica por parte do paciente. Além disso, muitos psiquiatras empregam o termo *pseudoalucinação* com outros significados, como, por exemplo, referindo-se a certas experiências sensoriais em quadros dissociativos histéricos.[22]

Nas alucinoses, descritas por Claude e Ey,[27] a imagem é percebida no espaço objetivo externo, mas, ao contrário das alucinações verdadeiras, é adequada e imediatamente criticada pelo indivíduo, que reconhece o fenômeno como patológico. Elas ocorrem sob lucidez de consciência, sendo também chamadas *alucinações neurológicas*, já que estão relacionadas a distúrbios de origem orgânica.[15,19] O mesmo termo *alucinose*, porém, é usado com significado bem diverso. Foi introduzido por Wernicke para designar *delírios alucinatórios agudos e crônicos*.[4,9] Um exemplo desse tipo de condição é a categoria nosológica *alucinose alcoólica*, na qual, em geral, não há crítica por parte do enfermo em relação às vivências alucinatórias (auditivas), as quais constituem, portanto, alucinações verdadeiras e não alucinoses.[8]

Memória

A fabulação (ou confabulação) foi descrita por Korsakoff, mas tal denominação foi dada por Kraepelin. Ela é observada em quadros clínicos em que há um importante déficit de memória, como a síndrome de Korsakoff e a demência, e consiste no preenchimento de lacunas de memória com falsas recordações, as quais são tidas pelos doentes como verdadeiras.[9,16,19,22,26] A alucinação de memória, por sua vez, é definida como a recordação de algo que de fato não ocorreu. Trata-se de uma falsa lembrança, produzida pela imaginação do paciente. Pode ocorrer na esquizofrenia e em outros transtornos psicóticos, em virtude da atividade delirante.[9,19,22] Já o termo *paramnésia* é utilizado em dois sentidos. Ele pode ter um significado mais genérico, correspondendo ao conjunto de alterações qualitativas da memória. Nesse caso, a fabulação é considerada uma forma de paramnésia.[7,11,12,18,19,22] Mas, para outros autores, paramnésia é sinônimo de alucinação de memória.[4,5,9,15,28] Dependendo do autor, a fabulação e a alucinação de memória são consideradas alterações psicopatológicas distintas;[4,5,11,14-16,18,19,28] a fabulação representa um subtipo de alucinação de memória;[9] ou a alucinação de memória está incluída entre as fabulações.[22] Por fim, Pio Abreu[14] distingue fabulação de confabulação, no que não é seguido; e Kurt Schneider[24] não fala em paramnésia nem em alucinação de memória, preferindo o termo *pseudomnésia*.

Linguagem

Na esquizofrenia e na afasia sensorial eventualmente ocorre uma completa desorganização da linguagem, cuja sintaxe se torna inteiramente incoerente. Palavras reconhecíveis, em geral articuladas corretamente, são emitidas em uma ordem caótica e ilógica, podendo ainda ser misturadas com neologismos, o que torna o discurso sem qualquer sentido, ininteligível. Aqui encontramos um bom exemplo de uma mesma anormalidade psicopatológica que recebe múltiplas denominações: *jargonofasia*,[10,18-20] *esquizofasia*,[6,10,18,19] *salada de palavras*,[6,10,18-20,22] *confusão de linguagem*,[17] *confusão de fala*[22] e *paragramatismo*.[20] Sá[10] fala ainda em glossolalia, termo, no entanto, em geral empregado em uma outra situação clínica: o indivíduo parece estar falando uma outra língua; ele produz sons ininteligíveis, porém mantém os aspectos prosódicos da fala normal.[19,27,28]

Pararrespostas são respostas totalmente disparatadas em relação às perguntas. Por exemplo: "Qual é o seu nome?" – Resposta: "Acho que vai chover". São encontradas na esquizofrenia e na demência.[7,10,19,28] Em alguns livros,[6,17,21] recebem a denominação de *pararrespostas* fenômenos bem diferentes do que foi anteriormente descrito. O paciente, embora compreenda perfeitamente a pergunta e conheça a resposta correta, deliberadamente dá uma resposta errada, mas que está relacionada à pergunta. Por exemplo: "Quantas patas tem um cachorro?" – Resposta: "Cinco"; ou então: "Quanto dá o resultado da multiplicação '3 × 3'?" – Resposta: "10".[22] Essas *respostas aproximadas*, designação adotada por alguns,[20,26] ocorrem no quadro de pseudodemência (dissociativa) conhecido como síndrome de Ganser, descrito por Ganser em 1898.[22]

Pensamento

Diversos autores incluem, entre as alterações do pensamento, o roubo,[4-7,13,18,19,22] a imposição,[4-7,11,18,22] a divulgação[5,7,22] e a sonorização[4,6] do pensamento. Esta última, no entanto, é em geral classificada como um distúrbio da sensopercepção,[10,12,15,18,19] enquanto os demais sintomas costumam ser relacionados à consciência do eu.[4,7,9,15,19,21,29] Esses quatro fenômenos não representam por si só alterações do curso, da forma ou do conteúdo do pensamento, embora possam se acompanhar de alterações do pensamento: a presença de alterações da consciência do eu implica atividade delirante;[4,7,9,22,24,29] e o roubo do pensamento leva a uma interrupção do curso.[19,20]

As descrições de pensamento desagregado,[4-6,9,10,12,14,15,19,28] dissociado,[16,19,28] incoerente,[4-6,9,10,14,16,18] confuso,[5,16] descarrilado[11,15,16,19-21] e disparatado,[11,15,21] assim como de escapamento[11,21] e de afrouxamento dos enlaces associativos,[19] são na essência idênticas. Há uma perda do sentido lógico na associação de ideias, com a formação de associações novas, que são incompreensíveis, irracionais e extravagantes. Como consequência, altera-se a sintaxe do discurso, que se torna incoerente, fragmentado e, muitas vezes, ininteligível. Bleuler[16] diz que não é possível distinguir a dissociação, seu próprio conceito, do descarrilamento, de Carl Schneider. Nobre de Melo,[15] por sua vez, não vê diferença entre a desagregação, de Bleuler, e o disparatamento, de Carl Schneider. E Alonso Fernández[4] afirma haver uma identidade entre a desagregação e a incoerência. Apesar disso, alguns autores, de maneira não uniforme, tentam estabelecer diferenças quantitativas[14,19] ou qualitativas[21] entre esses conceitos. Pio Abreu,[14] por exemplo, refere que o pensamento desagregado representa uma desorganização mais intensa do que o pensamento incoerente; e Dalgalarrondo[19] diz que afrouxamento, descarrilamento e desagregação constituem uma sequência progressiva de gravidade. Por costume ou tradição, observa-se que na prática os termos *desagregado, dissociado, descarrilado* e *disparatado* são mais usados na esquizofrenia,[4,19,21] enquanto *incoerente* e *confuso* são empregados mais frequentemente nos quadros de *delirium*.[4-6,18]

A prolixidade caracteriza-se por um discurso tedioso, repleto de detalhes irrelevantes, no qual a ideia-alvo jamais é alcançada ou só o é tardiamente. Decorre de uma incapacidade de síntese, de distinguir o essencial do acessório.[4,5,9-11,15,18,19] Alguns autores,[20,22,30] alternativamente, utilizam o termo *circunstancialidade* com o mesmo significado. Outros falam em circunstancialidade e em tangencialidade, que seriam subtipos de prolixidade[19] ou alterações do pensamento distintas desta.[14] Já Hamilton[22] coloca a prolixidade como uma variedade da fuga de ideias.

Vários autores[15,19,20,22] consideram os conceitos de *ideia delirante* (ou *delírio autêntico*) e *delírio primário* como equivalentes; assim como os de *ideia deliroide* e *delírio secundário*. Outros[5,21] não usam a expressão *delírio secundário*, mas diferenciam as ideias deliroides das delirantes de maneira idêntica: enquanto estas consistiriam em vivências patológicas primárias, aquelas seriam decorrentes de anormalidades de outras funções psíquicas, como a consciência, a sensopercepção e o humor. Todavia, Alonso Fernández[4] utiliza outros critérios para essa distinção: as vivências delirantes representariam desvios qualitativos em relação ao normal, mas, no caso das vivências deliroides, a anormalidade seria meramente quantitativa. Já Cabaleiro Goas[9] separa as ideias deliroides dos delírios secundários, afirmando que as primeiras seriam mais facilmente influenciáveis e corrigíveis, estariam relacionadas a uma convicção mais débil. Os delírios secundários, ainda segundo ele, poderiam ter as mesmas características observadas nos delírios primários, exceto por sua gênese. O conceito de ideia deliroide, adotado por Jaspers[21] e Nobre de Melo,[15] parece ser especialmente abrangente, pois nele se incluem, além daquilo que vários psicopatólogos chamam de delírio secundário, as ideias sobrevaloradas. Nestas, também conhecidas como ideias sobrevalentes,[15] ideias prevalentes[17,19] ou ideias errôneas por superestimação afetiva,[15] o erro ocorre em função de uma carga afetiva muito intensa, que influencia o julgamento da realidade, tornando-o pouco racional. A ideia sobrevalorada, que pode ocorrer em pessoas normais – convicções políticas, científicas ou religiosas, por exemplo – e ainda em alguns transtornos mentais – como a hipocondria –, ganha preponderância em relação às demais e orienta unilateralmente a conduta.[5,9,10,13-16,20-22] Os demais autores[4,5,9,10,19,20,22] geralmente distinguem as ideias sobrevaloradas das deliroides, inclusive Alonso Fernández,[4] que porém afirma que algumas ideias sobrevaloradas, aquelas em que há um grau de convicção maior, poderiam ser classificadas como ideias deliroides.

Vontade

Os termos *hipobulia* e *abulia* são amplamente utilizados nos textos de psicopatologia com o significado de diminuição (e abolição) da energia, do sentimento de força, do vigor, da motivação, da espontaneidade, da iniciativa e da capacidade de decisão. Hipobulia e abulia são associadas a vários transtornos mentais, especialmente à depressão.[5,7,10,12,14,15,18,19,23] Contudo, o termo *hiperbulia* é menos frequentemente encontrado, e é definido, de forma heterogênea, como aumento da "força de vontade" ou persistência,[15] da capacidade de decisão,[4] dos impulsos[12] ou do sentimento de força.[6] Se hipobulia e hiperbulia são opostos, seria esperado que esta fosse associada à síndrome maníaca, o que porém só Henrique Roxo[31] e Sá[10] fazem.

Psicomotricidade

Diversos autores[4,5,12,15,16,18,21,23] consideram *flexibilidade cerácea* e *catalepsia* como sinônimos. Porém, para outros,[7,8,19,22,28] há uma clara distinção: embora em ambos os fenômenos haja rigidez muscular, somente no caso da flexibilidade cerácea essa rigidez é facilmente vencida. A catalepsia representa uma estereotipia de posição, posição esta que o doente mantém espontânea e ativamente. Já na flexibilidade cerácea, o examinador coloca um segmento do corpo do paciente – um membro, a cabeça ou o tronco – nas mais diversas posições, e o paciente irá manter passivamente a postura corporal por bastante tempo, mesmo que seja desconfortável. O corpo do paciente é amoldável como se fosse de cera. Em muitos livros de psicopatologia publicados em português,[6-8,11,13,14,16,18,20,21,28] em vez de *cerácea* – adjetivo relativo a *cera* – encontramos o termo "cérea", o qual, como nos alerta Nobre de Melo,[15] não pertence à nossa língua. Diferentemente dos demais, Leme Lopes[11] classifica a flexibilidade cerácea como uma forma de catalepsia. Delgado,[5] Nobre de Melo[15] e Paim,[18] por sua vez, citam Bumke, que afirma que o termo *flexibilidade cerácea* só seria adequado para os quadros de origem orgânica, sendo mais apropriada na esquizofrenia a expressão *pseudoflexibilidade cerácea*. Mas outros autores[16,19,22] falam em flexibilidade cerácea também na esquizofrenia. Isolada é a posição de Vallejo Nágera,[12] que refere que a pseudoflexibilidade cerácea se diferencia da flexibilidade cerácea por apresentar também um componente ativo na realização do movimento.

Afetividade

Vários autores[10,12,15,17,18] restringem a definição de hipertimia a uma alegria (ou irritabilidade) patológica, como a que ocorre na síndrome maníaca, reservando para os estados depressivos o termo *hipotimia*. Contudo, de acordo com Nobre de Melo,[15] *hipertimia* e *hipotimia* "correspondem respectivamente ao aumento e à diminuição da intensidade e duração dos afetos", e, coerentemente com essas definições, Clóvis de Faria Alvim,[32] citado por Sá,[10] defende que o termo *hipertimia* seja o mais adequado para designar um estado de exaltação afetiva, seja para o polo da alegria ou para o polo da tristeza.

Consciência do eu

A consciência da existência do eu, conceito criado por Kurt Schneider,[24] foi considerada por Jaspers[21] como um subtipo da consciência da atividade do eu. Ela, chamada por Scharfetter[7] de *consciência da vitalidade* do eu, representa a consciência de estar vivo, de existir plenamente e de estar fisicamente presente, estando relacionada aos sentimentos vitais. Vários psicopatólogos[4,7,9,18,20-22,24] falam em diminuição da consciência da existência do eu, que é relacionada à depressão e à esquizofrenia, mas só Scharfetter[7] e Cabaleiro Goas[9] fazem referência a um aumento da mesma, observado na mania.

O termo *transitivismo*, introduzido por Wernicke,[14,18] em geral é usado para designar uma alteração da consciência dos limites do eu em que o indivíduo atribui vivências que na verdade são suas – como sentimentos, pensamentos ou alucinações – a uma outra pessoa ou a um animal.[5,7,15,16] Pio Abreu,[14] contudo, chama isso de *projeção*, empregando o termo *apropriação* para o fenômeno oposto, ou seja, quando o que acontece com os objetos inanimados ou com as outras pessoas é experimentado pelo doente como uma vivência própria. Para Pio Abreu, tanto a projeção como a apropriação são formas de transitivismo. Paim,[18] por sua vez, usa *transitivismo* com um significado mais genérico, equivalente ao conjunto de alterações da consciência dos limites do eu. E, finalmente, Alonso Fernández[4] define *transitivismo* como "a falta de capacidade para distinguir entre os processos psíquicos internos e a sensopercepção do exterior".

DISCUSSÃO

O desenvolvimento de métodos complementares de investigação diagnóstica cada vez mais precisos parece estar causando uma certa desvalorização da semiologia na prática médica. Muitos cardiologistas, por exemplo, já não auscultam o coração de seus pacientes e logo solicitam um ecocardiograma. Particularmente na psiquiatria, boa parte dos médicos, principalmente os mais jovens, hoje em dia pouco se interessa pelo estudo da psicopatologia descritiva, apresentando um raciocínio mais ou menos assim: "é perda de tempo distinguir-se uma ideia delirante de uma ideia deliroide, ou uma alucinação verdadeira de uma pseudoalucinação, já que os antipsicóticos irão atuar sobre esses sintomas do mesmo jeito".

De acordo com Berrios & Chen,[33] o surgimento dos sistemas classificatórios psiquiátricos modernos - do RDC[34] e do DSM-III[35] à CID-10[1] e o DSM-IV[2] –, com critérios diagnósticos operacionais, levou a uma ênfase excessiva no diagnóstico nosológico e na sua fidedignidade, em detrimento de questões relativas ao reconhecimento das alterações psicopatológicas, que são definidas de forma imprecisa e ambígua. Apesar disso, segundo Othon Bastos,[36] as listas de sintomas e glossários desses manuais diagnósticos frequentemente são usadas por iniciantes em substituição aos livros de semiologia e de psicopatologia descritiva.

Em psiquiatria, na grande maioria dos casos, os exames complementares por enquanto são pouco úteis para a formulação do diagnóstico. Este é eminentemente clínico. Daí a importância fundamental da semiologia psiquiátrica e da psicopatologia.[37] Nancy Andreasen[38] lamenta o pouco interesse na psicopatologia descritiva por parte dos norte-americanos, mas ressalta a tradição dos europeus nessa área. Segundo ela, de nada adiantará para a psiquiatria todo o progresso que se anuncia nos estudos genéticos e neurocientíficos se não ocorrer o mesmo com a psicopatologia. Afinal, explicação e descrição se complementam: só pode vir a ser explicado o que antes foi descrito.

Na psicopatologia descritiva, o estudo dos termos e conceitos é fundamental. A detecção de suas incongruências é um pré-requisito para que se busque maior uniformidade, o que pode representar um avanço para essa disciplina.

Como vimos, diferentes termos são utilizados para designar um mesmo conceito. Exemplos disso foram: jargonofasia, esquizofasia, salada de palavras etc.; prolixidade e circunstancialidade; transitivismo e projeção. Ocorre o mesmo em relação aos estados de rebaixamento da consciência, aos distúrbios qualitativos da atenção e aos distúrbios formais do pensamento em que há perda do nexo lógico entre as ideias. Os distúrbios qualitativos da atenção são aqueles em que a tenacidade e a vigilância se alteram em sentidos opostos. Um dos termos empregados para caracterizar a situação de hipervigilância com hipotenacidade é "distraibilidade", palavra que não existe na língua portuguesa. Quando os estados de diminuição do nível da consciência são classificados em função da presença ou não de sintomas psicóticos, também não há uma uniformidade terminológica. No entanto, parece ser útil uma classificação dos quadros de *delirium* com base em sua expressão fenomenológica, pois acredita-se que haja algum tipo de relação entre esta e a sua etiopatogenia.[39]

Por outro lado, também acontece de um mesmo termo ou expressão psicopatológica ser usada com significados diferentes, como são os casos de obnubilação, vigilância, hiperprosexia, distração, pseudoalucinação, alucinose, paramnésia, pararresposta, ideia deliroide, hipertimia e transitivismo. O termo *hiperprosexia* poderia ser excluído do vocabulário psicopatológico, não só em função de sua ambiguidade, mas também porque ele só seria adequado para designar estados em que houvesse um aumento global da atenção, o que não é possível na prática, pois tenacidade e vigilância (mobilidade da atenção) nunca se encontram simultaneamente exacerbadas. Para Dening,[40] conceitos definidos negativamente, como o de pseudoalucinação, são considerados fracos, pois dependem da validade e da fidedignidade de outros; no caso, do conceito de alucinação. Em virtude do duplo significado de alucinose, é comum que na alucinose alcoólica as falsas percepções sejam erroneamente classificadas como alucinoses, em vez de alucinações verdadeiras.[19] Na origem da costumeira vinculação entre *hipertimia* e *mania* pode haver a influência de Kurt Schneider,[24] que, entre as personalidades psicopáticas, incluiu as hipertímicas, que ele descreveu como caracterizadas por "humor básico alegre, temperamento vivo (sanguíneo) e uma certa atividade". A posição de Alvim,[32] que admite o termo *hipertimia* para designar a exaltação afetiva independentemente de ser o humor alegre ou triste, é bastante defensável, pois, de fato, parece contraditório qualificar de hipotimia a alteração do afeto em um quadro depressivo grave, no qual a tristeza é muito intensa e prolongada. Na depressão, o que se encontra diminuído é a vontade (hipobulia), a energia vital, e não a intensidade da expressão afetiva. Se chamamos de hipotimia a tristeza do deprimido, estamos aproximando-a da atimia – ou embotamento afetivo –, que se observa, por exemplo, na esquizofrenia.

Outras formas de divergência foram encontradas. As expressões *alucinação de memória*, *fabulação* e *paramnésia*, dependendo do autor, são equivalentes ou representam alterações psicopatológicas distintas; algumas vezes, uma delas é considerada uma forma especial de outra. Afirmações semelhantes podem ser feitas também em relação a *prolixidade*, *circunstancialidade* e *tangencialidade*, e em relação a *flexibilidade cerácea* e *catalepsia*. A distinção feita por Bumke entre flexibilidade cerácea e pseudoflexibilidade cerácea, por sua vez, é muito criticável, por se basear em uma diferenciação etiológica e não realmente descritiva. Por fim, parece pouco adequada a inclusão do roubo, da imposição, da divulgação e da sonorização do pensamento entre as alterações do pensamento, assim como da pareidolia entre as formas de ilusão. E a ideia de um aumento global da consciência de fato não encontra respaldo na observação clínica.

Algumas limitações podem ser apontadas em relação a este estudo. As fontes bibliográficas utilizadas, restritas aos acervos de apenas duas bibliotecas, estão muito longe de serem representativas da literatura internacional no campo da psicopatologia descritiva. Com certeza, importantes livros, assim como artigos de periódicos, ficaram de fora desta revisão. No entanto, somente com a bibliografia pesquisada, que incluiu autores reconhecidamente de grande prestígio, foi possível identificar vários pontos de discordância quanto a termos e conceitos centrais da psicopatologia. Por outro lado, essas bibliotecas são de universidades que contam com tradicionais programas de residência médica e especialização em psiquiatria. Dessa maneira, o exame dos livros dessas bibliotecas traz algumas informações sobre como tem sido o estudo da psicopatologia por parte dos iniciantes em psiquiatria nessas instituições nas últimas décadas.

Com esta revisão, não se pretendeu apontar todos os pontos de divergência entre os autores na área de psicopatologia descritiva. O objetivo foi demonstrar que esses pontos existem e que não se limitam a questões periféricas da linguagem psicopatológica. Foram aqui apresentadas apenas algumas das discordâncias, as que pareceram mais significativas entre as encontradas; mas, obviamente, outros autores poderiam fazer uma seleção bem diferente.

CONCLUSÃO

Faltam universalidade e uniformidade a alguns dos mais importantes conceitos e termos da psicopatologia descritiva. Comparando-se importantes textos, observa-se que: um mesmo termo é utilizado com diferentes sentidos pelos diversos autores; determinados conceitos são considerados por alguns autores, mas são ignorados por outros; e um mesmo conceito é designado por termos diferentes. Essa falta de consenso, que afeta alguns dos principais tópicos em psicopatologia, irá inevitavelmente se refletir em qualquer discussão de um caso clínico, prejudicando qualquer argumentação, pela ausência de uma linguagem comum. Torna-se, assim, imperativo um estudo aprofundado das obras dos mais importantes autores em psicopatologia para que, a partir da observação do que há em comum entre elas e de suas divergências, possa ser produzida uma síntese e uma revisão crítica dos principais conceitos e se alcance maior uniformização da terminologia.

REFERÊNCIAS BIBLIOGRÁFICAS

1. ORGANIZAÇÃO MUNDIAL DA SAÚDE. *Classificação de transtornos mentais e de comportamento da CID-10: descrições clínicas e diretrizes diagnósticas.* Porto Alegre, Artes Médicas, 1993.
2. AMERICAN PSYCHIATRIC ASSOCIATION. *DSM-IV: manual de diagnóstico e estatística de transtornos mentais.* 4ª ed. Porto Alegre, Artes Médicas, 1995.
3. BERRIOS GE. "Phenomenology and psychopathology: was there ever a relationship"? *Compr Psychiatry, 34*: 213-220, 1993.
4. ALONSO FERNÁNDEZ F. *Fundamentos de la psiquiatria actual.* 3ª ed. Madrid, Editorial Paz Montalvo, 1976.
5. DELGADO H. *Curso de psiquiatria.* 5ª ed. Barcelona, Editorial Científico-Médica, 1969.
6. MOTTA T, WANG Y, DEL-SANT R. "Funções psíquicas e sua psicopatologia". *In*: LOUZÃ-NETO MR, MOTTA T, WANG Y, (et al. eds.) *Psiquiatria básica.* Porto Alegre, Artes Médicas, 1995, p. 33-52.
7. SCHARFETTER C. *Introdução à psicopatologia geral.* 2ª ed. Lisboa, Climepsi Editores, 1999.
8. EY H, BERNARD P, BRISSET C. *Manual de psiquiatria.* 5ª ed. Rio de Janeiro, Masson do Brasil, 1988.
9. CABALEIRO GOAS M. *Temas psiquiatricos: algunas cuestiones psicopatologicas generales.* Madrid, Editorial Paz Montalvo, 1966.
10. SÁ JR. LSM. *Fundamentos de psicopatologia: bases do exame psíquico.* Rio de Janeiro, Atheneu, 1988.
11. LEME LOPES J. *Diagnóstico em psiquiatria.* Rio de Janeiro, Cultura Médica, 1980.
12. VALLEJO-NÁGERA A. *Propedêutica clínica psiquiátrica.* 2ª ed. Madrid, Labor, 1944.
13. PORTELLA NUNES E, BUENO JR, NARDI AE. *Psiquiatria e saúde mental.* Rio de Janeiro, Atheneu, 1996.
14. PIO ABREU JL. *Introdução à psicopatologia compreensiva.* 2ª ed. Lisboa, Fundação Calouste Gulbenkian, 1997.
15. NOBRE DE MELO AL. *Psiquiatria.* 3ª ed. Rio de Janeiro, Guanabara Koogan, 1981.
16. BLEULER E. *Psiquiatria.* 15ª ed. Rio de Janeiro, Guanabara Koogan, 1985.
17. ALVES GARCIA J. *Compêndio de psiquiatria.* Rio de Janeiro, A Casa do Livro, 1942.
18. PAIM I. *Curso de psicopatologia.* 11ª ed. São Paulo, Ed. Pedagógica e Universitária, 1998.
19. DALGALARRONDO P. *Psicopatologia e semiologia dos transtornos mentais.* Porto Alegre, Artes Médicas Sul, 2000.
20. SIMS A. *Sintomas da mente: introdução à psicopatologia descritiva.* 2ª ed. Porto Alegre, Artmed, 2001.
21. JASPERS K. *Psicopatologia geral.* Rio de Janeiro, Atheneu, 1987.

22. HAMILTON M. *Fish's clinical psychopathology: signs and symptoms in psychiatry*. Bristol, John Wright & Sons, 1974.
23. SADOCK BJ. "Signs and symptoms in psychiatry. *In*: SADOCK BJ, SADOCK VA (eds.) *Kaplan & Sadock's comprehensive textbook of psychiatry*, vol. 1. 7th ed. Philadelphia, Lippincott Williams & Wilkins, 2000, p. 677-689.
24. SCHNEIDER K. *Psicopatologia clínica*. São Paulo, Mestre Jou, 1978.
25. LURIA AR. *Curso de psicologia geral: atenção e memória*. Rio de Janeiro, Civilização Brasileira, 1979.
26. KRÄUPL TAYLOR F. "Descriptive and developmental phenomena". *In*: SHEPHERD M, ZANGWILL OL (eds.) *Handbook of psychiatry*, vol. I. Cambrigde, Cambrigde University Press, 1983, p. 59-94.
27. EY H. *Traité des hallucinations*. Paris, Masson et Cie., 1973.
28. BASTOS CL. *Manual do exame psíquico: uma introdução prática à psicopatologia*. Rio de Janeiro, Revinter, 1997.
29. MAYER-GROSS W, SLATER S, ROTH M. *Psiquiatria clínica*. São Paulo, Mestre Jou, 1969.
30. MACKINNON RA, YUDOFSKY SC. *A avaliação psiquiátrica na prática clínica*. Porto Alegre, Artes Médicas, 1998.
31. ROXO H. *Manual de psiquiatria*. 4ª ed. Rio de Janeiro, Guanabara, 1946.
32. ALVIM CF. *Vocabulário de termos psicológicos e psiquiátricos*. Belo Horizonte, Ed. Sociedade Pestalozzi de Minas Gerais, 1971.
33. BERRIOS GE, CHEN EY. "Recognising psychiatric symptoms. Relevance to the diagnostic process". *Br J Psychiatry*, *163*:308-314, 1993.
34. SPITZER RL, ENDICOTT J, ROBINS E. "Research diagnostic criteria, rationale and reliability". *Arch Gen Psychiatry*. *35*:773-782, 1978.
35. AMERICAN PSYCHIATRIC ASSOCIATION. *Diagnostic and statistical manual of mental disorders*. 3ª ed. Washington DC, 1980.
36. BASTOS O. "O explicar, o compreender e o interpretar em psicopatologia e psiquiatria". *Neurobiologia*, *65*:69-72, 2002.
37. BASTOS O. "Psicopatologias redivivas" [editorial]. *Neurobiologia*, *65*:57, 2002.
38. ANDREASEN NC. "Understanding schizophrenia: a silent spring"? [editorial]. *Am J Psychiatry*, *155*:1657-59, 1998.
39. COULSON BS, ALMEIDA OP. "Delirium: além do diagnóstico clínico". *Rev Bras Psiquiatr*, *24*:28-33, 2002.
40. DENING TR, BERRIOS GE. "The enigma of pseudohallucinations: current meanings and usage". *Psychopathology*. *29*:27-34, 1996.

APÊNDICE 2

Modelo de Exame Psíquico e de Súmula Psicopatológica

EXAME PSÍQUICO

O paciente foi examinado por mim dentro de uma enfermaria de psiquiatria de um hospital no Rio de Janeiro, na qual ele estava internado. Encontrei-o em seu leito. Embora deitado, estava acordado e não apresentava sinais de sonolência. Suas roupas se encontravam sujas, a barba estava por fazer e ele exalava um odor desagradável. Havia dias que ele não saía de seu quarto e se mantinha sempre isolado, não demonstrando interesse em interagir com os outros pacientes da enfermaria.

Apresentei-me como médico e lhe disse que gostaria de conversar com ele. Então ele falou que eu não parecia ser médico e pediu para olhar meu crachá e minha carteira do conselho de medicina. Em seguida, perguntou-me se eu havia sido enviado pelos seus vizinhos, os quais, segundo ele, tinham colocado veneno em sua comida.

Para dar início à entrevista, indaguei o seu nome. Ele me disse que eu já sabia o nome dele, assim como tudo sobre ele, pois todas as pessoas conseguiam ler seus pensamentos. Após alguma insistência de minha parte, informou seus dados de identificação, os quais correspondiam fielmente às informações encontradas em seu prontuário e em seus documentos.

Sua voz tinha um volume relativamente baixo, o que fazia com que, em alguns momentos, fosse difícil entender o que dizia. No entanto, quando se entendia o que ele dizia, suas frases pareciam estar organizadas, e ficava claro o que ele queria dizer, mesmo que algumas vezes parecesse absurdo. Além disso, seu tom de voz variava muito pouco, o que tornava sua fala bastante monótona. Em determinado momento, parou de falar subitamente, no meio de uma frase, de forma incompreensível. Minutos depois, quando voltou a falar, referiu que seu pensamento tinha sumido, havia sido retirado de sua mente por um dos seus vizinhos, que usava magia negra contra ele. Mais adiante, de repente, virou-se para o lado e falou como se estivesse se dirigindo a alguém que, na verdade, não estava ali presente: "não vou fazer o que vocês estão mandando!" Em seguida, tapou os ouvidos com as mãos.

Sua mímica facial pouco se alterava enquanto ele falava, não importando se estava relatando um fato positivo ou negativo. Quando gesticulava, seus movimentos com os braços e mãos eram afetados, pouco naturais. Ele parecia estar bem distante emocionalmente, expressando muito pouco suas emoções durante toda a entrevista. A única exceção foi um rápido momento em que riu, paradoxalmente quando contava que tinha medo de que seus vizinhos o matassem. A minha presença em seu quarto não o alegrava, mas também não o incomodava. Embora muito frequentemente passassem pessoas diante da porta de seu quarto, que estava aberta, quase nunca ele desviava seu olhar para aquela direção.

Indaguei a razão de ele estar tão sujo. Ele respondeu que queria tomar banho, mas não conseguia fazer isso, não conseguindo explicar por que não conseguia.

Perguntado sobre o motivo de sua internação, respondeu que ali não era um hospital, mas, na verdade, uma prisão federal, que ficava no Pará. Negou que tivesse qualquer doença e acreditava que, naquele momento, estava sendo interrogado por um policial, e não examinado por um médico. O paciente sabia em que mês e ano estávamos, mas desconhecia a data e o dia da semana.

Mais para o fim da entrevista, avisei ao paciente que iria fazer alguns pequenos testes com ele. Primeiro, pedi a ele que repetisse para mim três palavras – "saudade", "praia" e "cachorro" –, o que ele fez de imediato, sem erro. Depois, solicitei que ele me dissesse as letras da palavra "mundo" na ordem inversa. Ele disse "O" e "D", mas não conseguiu completar a tarefa. Em seguida, pedi a ele que falasse os meses do ano de trás para a frente. Ele só falou "dezembro" e "novembro". Então perguntei se ele se lembrava daquelas três palavras, mas ele só pôde recuperar "saudade".

Em outro teste, ele teria que me dizer quem era o presidente atual do Brasil e quais foram os que o antecederam. Neste ele foi muito bem, citando todos os presidentes, na ordem cronológica, desde 1985 até hoje.

Solicitei que ele me dissesse o significado do provérbio "mais vale um pássaro na mão do que dois voando". Sua resposta foi que os pássaros gostam de voar. Perguntado sobre a diferença entre um erro e uma mentira, disse que eram a mesma coisa.

Citei novamente aquelas três palavras – "saudade", "praia" e "cachorro" – e pedi que ele inventasse uma história usando-as. Todavia a sua história não teve mais do que uma única frase.

Perguntado sobre o que ele pretendia fazer quando saísse de lá, respondeu que iria construir uma bomba atômica para matar seus vizinhos e todas as pessoas más do mundo.

Quando eu estava indo embora, chegou uma moça para visitar o paciente. Perguntei quem era ela a ele, que a identificou como sua irmã, o que foi confirmado por ela. Ele disse que ela tinha vindo também na véspera, quando lhe trouxera uma caixa de bombons. No entanto, ela relatou que, desde que ele fora hospitalizado, não o havia visitado anteriormente. Segundo a enfermagem me informou, a moça era de fato a primeira visita que ele tinha recebido, e ninguém o havia presenteado com uma caixa de bombons.

SÚMULA PSICOPATOLÓGICA

- Aparência: descuidada
- Atitude: suspicaz
- Consciência: sem alteração
- Atenção: hipoprosexia
- Sensopercepção: alucinações auditivas
- Memória: hipomnésia anterógrada, memória retrógrada sem alteração quantitativa, paramnésia
- Linguagem: hipofonia, hipoprosódia, solilóquio
- Pensamento:
  - Curso: bloqueio do pensamento
  - Forma: sem alteração
  - Conteúdo: delírio de perseguição, delírio de influência
- Inteligência: déficit intelectivo
- Imaginação: inibição da imaginação
- Conação: hipobulia
- Psicomotricidade: hipomimia, maneirismo
- Pragmatismo: hipopragmático

- Afetividade:
  - Humor: indiferente
  - Intensidade: embotamento afetivo
  - Modulação: rigidez afetiva
  - Conteúdo: paratimia
- Orientação alopsíquica:
  - Tempo: desorientação parcial no tempo
  - Espaço: falsa orientação no espaço
  - Outras pessoas: sem alteração
  - Situação: falsa orientação situacional
- Consciência do eu:
  - Consciência de existência do eu: sem alteração
  - Consciência da atividade do eu: roubo do pensamento
  - Consciência da unidade do eu: sem alteração
  - Consciência da identidade do eu: sem alteração
  - Consciência dos limites do eu: divulgação do pensamento
- Prospecção: planos inexequíveis
- Consciência de morbidez: ausente.

APÊNDICE

3 Listas das Funções Psíquicas e das Alterações Psicopatológicas

ITENS DA SÚMULA PSICOPATOLÓGICA

Aparência; atitude; consciência (vigilância); atenção; sensopercepção; memória; linguagem; pensamento; inteligência; imaginação; conação; psicomotricidade; pragmatismo; afetividade; orientação alopsíquica; consciência do eu; prospecção; consciência de morbidez.

ALTERAÇÕES DA APARÊNCIA

Descuidada; bizarra (extravagante ou excêntrica); exibicionista.

ALTERAÇÕES DA ATITUDE

Não cooperante; de oposição; hostil; de fuga; suspicaz; querelante; reivindicativa; arrogante; evasiva; invasiva; de esquiva; inibida; desinibida; jocosa; irônica; lamuriosa; dramática; teatral; sedutora; pueril; gliscroide; simuladora; dissimuladora; indiferente; manipuladora; submissa; expansiva; amaneirada; reação de último momento.

ALTERAÇÕES DA CONSCIÊNCIA (VIGILÂNCIA)

Quantitativas:

- Rebaixamento da consciência
  - Obnubilação simples
  - Obnubilação oniroide
- Coma.

Qualitativa:

- Estreitamento da consciência.

ALTERAÇÕES DA ATENÇÃO

Quantitativas:

- Hipoprosexia
- Aprosexia.

Qualitativas:

- Rigidez da atenção
- Labilidade da atenção.

ALTERAÇÕES DA SENSOPERCEPÇÃO

Quantitativas:

- Agnosia
- Hiperestesia
- Hipoestesia
- Anestesia
- Alucinação negativa
- Macropsia
- Micropsia
- Dismegalopsia.

Qualitativas:

- Ilusão
- Pareidolia
- Alucinação
  - Alucinação verdadeira
  - Pseudoalucinação
  - Alucinose
- Sinestesia.

ALTERAÇÕES DA MEMÓRIA

Quantitativas:

- Quanto ao tempo
  - Amnésia ou hipomnésia anterógrada (de fixação)
  - Hipermnésia anterógrada (de fixação)
  - Amnésia ou hipomnésia retrógrada (de evocação)
  - Hipermnésia retrógrada (de evocação)
  - Amnésia ou hipomnésia retroanterógrada
- Quanto à extensão e ao conteúdo
  - Amnésia ou hipomnésia generalizada
  - Amnésia ou hipomnésia lacunar (localizada)
  - Hipermnésia lacunar (localizada)
  - Amnésia ou hipomnésia seletiva (sistemática)
  - Hipermnésia seletiva (sistemática).

Qualitativas:

- Alomnésia
- Paramnésia
- *Déjà vu*
- *Jamais vu*
- Criptomnésia
- Ecmnésia.

ALTERAÇÕES DA LINGUAGEM

Quantitativas:

- Afasia
  - Motora (expressiva, de Broca)
  - Sensorial (receptiva, de Wernicke)
  - De condução
  - Global
  - Transcortical
  - Anômica
- Agrafia
- Alexia
- Aprosódia ou hipoprosódia
- Hiperprosódia
- Mutismo
- Hiperprosódia
- Oligolalia
- Logorreia
- Hipofonia
- Hiperfonia
- Bradilalia
- Taquilalia
- Latência de resposta aumentada
- Latência de resposta diminuída.

Qualitativas:

- Parafasia
  - Literal (fonêmica)
  - Verbal (semântica)
- Palilalia
- Logoclonia
- Ecolalia
- Estereotipia verbal (verbigeração)
- Maneirismo
- Pedolalia
- Solilóquio
- Mussitação
- Neologismo
- Jargonofasia (salada de palavras)
- Coprolalia
- Glossolalia
- Pararresposta
- Resposta aproximada.

ALTERAÇÕES DO PENSAMENTO

Quantitativas:

- Curso
  - Aceleração do pensamento
  - Inibição (alentecimento) do pensamento
  - Bloqueio (interrupção do curso) do pensamento.

Qualitativas:

- Forma
  - Fuga de ideias
  - Desagregação (dissociação, descarrilamento)
  - Prolixidade
  - Minuciosidade
  - Perseveração
- Conteúdo
  - Concretismo (pensamento empobrecido)
  - Ideia delirante (delírio primário)
  - Ideia deliroide (delírio secundário)
  - Ideia prevalente.

ALTERAÇÃO DA INTELIGÊNCIA

Quantitativa:

- Déficit intelectivo.

ALTERAÇÕES DA IMAGINAÇÃO

Quantitativas:

- Exacerbação da imaginação
- Inibição da imaginação.

ALTERAÇÕES DA CONAÇÃO

Quantitativas:

- Hipobulia ou abulia
- Enfraquecimento de impulsos específicos
  - Hiporexia ou anorexia
  - Oligodipsia
  - Insônia
  - Hipossexualidade
- Hiperbulia
- Intensificação de impulsos específicos
  - Bulimia
  - Polidipsia

  - Hipersonia
  - Hipersexualidade (satiríase, ninfomania).

Qualitativas:

- Ato impulsivo
- Ato compulsivo
- Comportamentos desviantes em relação aos impulsos
  - Automutilação
  - Comportamento suicida
  - Alotriofagia
  - Parafilias
- Ambitendência (ambivalência volitiva)
- Negativismo
- Reação do último momento
- Sugestionabilidade patológica
- Obediência automática.

ALTERAÇÕES DA PSICOMOTRICIDADE

Quantitativas:

- Apraxia
- Inibição psicomotora (hipocinesia)
- Estupor (acinesia)
- Agitação psicomotora (hipercinesia).

Qualitativas:

- Ecopraxia
- Estereotipia
- Maneirismo
- Flexibilidade cerácea
- Interceptação cinética
- Perseveração motora.

ALTERAÇÕES DO PRAGMATISMO

Quantitativas:

- Hipopragmatismo
- Apragmatismo.

ALTERAÇÕES DA AFETIVIDADE

Quantitativas:

- Hiperexcitabilidade afetiva
- Embotamento afetivo.

Qualitativas:

- Modulação
  - Labilidade afetiva
  - Incontinência afetiva
  - Rigidez afetiva
- Conteúdo
  - Paratimia
  - Ambitimia (ambivalência afetiva)
  - Neotimia.

Observação: classificar o humor como: calmo, alegre, triste, irritado, ansioso ou indiferente; ou, alternativamente, eufórico ou disfórico.

ALTERAÇÕES DA ORIENTAÇÃO ALOPSÍQUICA

Quantitativas:

- Desorientação confusional
- Desorientação amnésica
- Desorientação apática
- Desorientação delirante
- Desorientação por déficit intelectivo
- Desorientação por estreitamento da consciência.

Qualitativas:

- Falsa orientação confuso-oniroide
- Falsa orientação paramnésica
- Falsa orientação delirante
- Falsa orientação por estreitamento da consciência.

ALTERAÇÕES DA CONSCIÊNCIA DO EU

Quantitativas:

- Consciência da existência do eu
  - Consciência da existência do eu diminuída
  - Consciência da existência do eu abolida
  - Consciência da existência do eu aumentada
- Consciência da identidade do eu
  - Desorientação autopsíquica.

Qualitativas:

- Consciência da atividade do eu
  - Roubo do pensamento
  - Imposição (inserção) do pensamento
  - Sensações corporais impostas

  - Interceptação cinética
  - Interceptação da atenção
- Consciência da unidade do eu
  - Dupla orientação autopsíquica
  - Dupla orientação alopsíquica
  - Paratimia
  - Ambivalência afetiva
  - Ambitendência
- Consciência da identidade do eu
  - Falsa orientação (autopsíquica) delirante
  - Despersonalização
- Consciência dos limites do eu
  - Apropriação
  - Transitivismo
  - Publicação (divulgação) do pensamento.

ALTERAÇÕES DA PROSPECÇÃO

Quantitativa:

- Planos ausentes.

Qualitativa:

- Planos inadequados ou inexequíveis.

ALTERAÇÕES DA CONSCIÊNCIA DE MORBIDEZ

Quantitativas:

- Consciência de morbidez ausente
- Consciência de morbidez parcial.

APÊNDICE

4 Delirante *Versus* Deliroide

O delírio representa uma alteração do conteúdo do pensamento. Segundo a definição clássica de Karl Jaspers, o pai da psicopatologia fenomenológica, é um juízo patologicamente falso, de conteúdo impossível, não suscetível à influência e caracterizado por uma convicção extraordinária. Está relacionado a diferentes temas, sendo perseguição o mais comum: o doente, sem nenhuma razão plausível, acredita que o seguem, querem matá-lo ou lhe fazer algum mal.

Os delírios podem ser classificados em primários e secundários. Os primários não derivam de outra alteração psicopatológica, enquanto os secundários se originam de outros sintomas. São exemplos de delírios secundários as ideias de grandeza na mania, decorrentes de humor eufórico, e as ideias de perseguição no *delirium*, decorrentes do rebaixamento do nível de consciência. Classicamente, os delírios primários ocorreriam apenas na esquizofrenia. No entanto, nesse transtorno mental podem ocorrer também delírios secundários às alucinações; por exemplo, o indivíduo julga ser Jesus Cristo porque as "vozes" que ele escuta lhe falam isso.

Um conceito próximo, porém diferente do de delírio, é o de ideia prevalente (ou supervalorizada). A ideia prevalente, que nasce da influência de estados afetivos intensos, também é falsa, mas o grau de convicção é bem menor do que no delírio, podendo ser corrigida diante de evidências objetivas. Ela é observada em situações patológicas, como as desconfianças no transtorno da personalidade paranoide e as crenças quanto a estar doente na hipocondria, mas também em indivíduos em condições normais, envolvendo, em geral, questões religiosas, filosóficas, políticas, científicas ou amorosas. Esse parece ser o caso de muitos torcedores de futebol que, diante de uma derrota no campo de jogo, culpam a arbitragem e acreditam que haja um complô contra o seu time. Outro exemplo é quando, na paixão amorosa, vemos o ser amado como totalmente desprovido de defeitos, um ser ideal. Depois nos casamos com ele e descobrimos que as coisas não são bem assim...

Para a maioria dos autores, "ideia delirante" e "delírio primário" são sinônimos, assim como "ideia deliroide" e "delírio secundário". Todavia, as divergências terminológicas e conceituais não são raras. O psiquiatra brasileiro José Leme Lopes critica o termo "deliroide" em relação à sua etimologia, por misturar latim com grego, preferindo "deliriforme", que, no entanto, ninguém além dele adota. Outros autores não usam a expressão "delírio secundário", mas descrevem as ideias deliroides como decorrentes de outras alterações psicopatológicas.

O psiquiatra espanhol Francisco Alonso Fernandez tem uma visão diferente, classificando a ideia delirante como um desvio qualitativo em relação ao normal, enquanto a ideia deliroide constituiria meramente um desvio quantitativo. Outro espanhol, Manuel Cabaleiro Goás, por sua vez, distingue ideia deliroide de delírio secundário. Para ele, a ideia deliroide é muito mais influenciável do que o delírio, seja ele primário ou secundário. Nesse sentido, exceto pela gênese, os delírios primário e secundário seriam idênticos. Em outras palavras, a única diferença entre delírio primário e delírio secundário seria que o primário é primário, e o secundário é secundário.

Por fim, o psiquiatra brasileiro Augusto Luiz Nobre de Melo, seguindo Karl Jaspers, emprega um conceito mais amplo de ideia deliroide, que inclui não apenas os delírios secundários, mas também as ideias prevalentes. Todavia, praticamente todos os demais autores separam as ideias prevalentes das ideias deliroides, embora, para Alonso Fernandez, ideias prevalentes muito intensas possam se transformar em ideias deliroides.

É verdade que há quem ache uma grande perda de tempo distinguir ideia delirante de ideia deliroide. Como ambas podem melhorar da mesma forma com o uso de um antipsicótico, essa distinção não teria qualquer relevância prática. Contudo, por trás desse arrogante pragmatismo, talvez se esconda um menor refinamento semiológico.

Para terminar, dois alertas. O primeiro é que, com a reforma ortográfica da língua portuguesa, tanto "ideia" como "deliroide" perderam o acento agudo.

Do segundo alerta, você já deve ter se dado conta. Na psicopatologia descritivo-fenomenológica, falta uniformidade quanto aos conceitos e termos entre os diversos autores, afetando alguns dos principais temas e conceitos psicopatológicos, como o delírio. Portanto, se você estudar delírio em um livro e depois, lendo outro, encontrar informações muito diferentes sobre a mesma questão, não se preocupe. É assim mesmo, você não está delirando!

BIBLIOGRAFIA

ALONSO-FERNÁNDEZ F. *Fundamentos de la psiquiatria actual.* 3ª ed. Madrid, Editorial Paz Montalvo, 1976.

CABALEIRO-GOÁS M. *Temas psiquiatricos: algunas cuestiones psicopatologicas generales.* Madrid, Editorial Paz Montalvo, 1966.

CHENIAUX E. "Psicopatologia descritiva: existe uma linguagem comum?" *Revista Brasileira de Psiquiatria, 27*(2):157-162, 2005.

JASPERS K. *Psicopatologia geral.* Rio de Janeiro, Livraria Atheneu, 1987.

LEME-LOPES J. *Delírio: perspectivas, tratamento.* São Paulo, Livraria Atheneu, 1982.

NOBRE-DE-MELO AL. *Psiquiatria.* 3ª ed. Rio de Janeiro, Guanabara Koogan, 1981.

APÊNDICE 5

O Delírio de Ciúmes de Bentinho em *Dom Casmurro*, de Machado de Assis

SOBRE MACHADO DE ASSIS

Joaquim Maria Machado de Assis, cuja alcunha de "bruxo do Cosme Velho" foi popularizada pelo poeta Carlos Drummond de Andrade, é considerado um dos maiores nomes, senão o maior, da literatura brasileira. Jornalista, romancista, contista, poeta, teatrólogo e cronista, foi um dos fundadores da Academia Brasileira de Letras (ABL) e o seu primeiro presidente. É autor de *Helena*, *Memórias Póstumas de Brás Cubas*, *Quincas Borba*, *O Alienista* e *Dom Casmurro*, entre outras obras.

Machado de Assis alcançou a fama e o reconhecimento em vida, apesar de ter tido desvantagens que, para quase qualquer pessoa, seriam intransponíveis. Em primeiro lugar, Machado, neto por parte de pai de um escravo alforriado, era pardo. Se não ser branco hoje no Brasil não é fácil, imagine em 1839, ano do nascimento do escritor, quase 50 anos antes de a Lei Áurea ser assinada pela Princesa Isabel? Pobre, tímido, gago e epiléptico, Machado nunca teve educação formal e praticamente jamais saiu do estado do Rio de Janeiro. Assim, não soa exagerado quando o estudioso Luiz Antonio Aguiar afirma que "cada vez que você pegar um livro de Machado de Assis, deve se lembrar que tem nas mãos um milagre, algo que contrariou a adversidade, a lógica, a compreensão, as possibilidades".

DOM CASMURRO

O romance *Dom Casmurro* foi publicado em 1899, quando Machado de Assis tinha 60 anos. A obra conta a história de Bento Santiago, ou Bentinho, um advogado de 55 anos, que vive isolado em uma casa no Engenho Novo, bairro carioca, onde escreve suas memórias. Narrado em primeira pessoa, Bentinho evoca inicialmente sua adolescência, quando, na Rua Matacavalos (atual Riachuelo, na Lapa), era vizinho de Capitu. Os dois começam a namorar, mas a mãe do protagonista quer que ele se torne padre. Ela, que sofrera um aborto espontâneo na primeira gestação, havia feito uma promessa: se tivesse um filho, ele se tornaria sacerdote da Igreja. Assim, embora apaixonado por Capitu, Bentinho é obrigado a entrar para o seminário, onde estuda com Escobar, que viria a ser o seu grande amigo. Contudo, seguindo um estratagema criado por Escobar, consegue convencer sua mãe a tirá-lo do seminário. Bentinho e Capitu se casam e têm um filho. O menino recebe o nome de Ezequiel, que era o prenome de Escobar. O ex-colega de seminário, que também escapa da vida religiosa e se casa com uma amiga de Capitu chamada Sancha, é escolhido para ser o padrinho de Ezequiel. Os dois casais se visitam constantemente e se tornam inseparáveis. Mais tarde, Escobar morre afogado em uma ressaca na praia do Flamengo. Bentinho então passa a acreditar que Capitu o traiu com Escobar e que Ezequiel é, na verdade, filho do amigo. Capitu, junto com o menino, é exilada pelo marido na Europa, onde acaba morrendo. No final da história, Ezequiel, já adulto, formado em arqueologia, retorna para uma breve visita a Bentinho, que o trata com frieza. Onze meses depois, o rapaz morre, de febre tifoide, em uma expedição perto de Jerusalém.

O personagem-narrador apresenta ao leitor o que considera provas do adultério. Por exemplo, certa vez, Bentinho vai sozinho ao teatro, pois Capitu diz estar doente. Ele vai embora ao fim do primeiro ato e surpreende Escobar saindo de sua casa. O amigo alega que o estava aguardando. Além disso, alguns fatos lhe parecem estranhos e alimentam suas suspeitas: Capitu só engravida dois anos depois do casamento; Sancha comenta que vê semelhanças entre sua filha e Ezequiel; e a mãe de Bentinho se torna menos afetuosa com Capitu e o neto. No enterro de Escobar, chama a sua atenção como Capitu olha para o cadáver: "tão fixa, tão apaixonadamente, que não admira lhe saltassem algumas lágrimas poucas e caladas". Por fim, e principalmente, Bentinho vê semelhanças físicas entre Ezequiel e Escobar. O menino, diferentemente dos pais, e à semelhança do amigo, tem olhos claros; e não apenas os olhos seriam parecidos, "mas as restantes feições, a cara, o corpo, a pessoa inteira".

CAPITU ERA MESMO CULPADA?

Na época da publicação do livro, os resenhistas se referiram à obra como uma história de adultério, sem nenhum questionamento quanto à culpa de Capitu. Durante mais de 60 anos, não houve dúvida de que Capitu tinha traído Bentinho. No entanto, em 1960, mais de 50 anos após a morte de Machado de Assis, pela primeira vez alguém questionou as acusações de Bentinho contra a esposa. Nesse ano, Helen Caldwell, crítica literária, tradutora norte-americana de Machado para o inglês e precursora do movimento feminista nos Estados Unidos, publica o livro *The Brazilian Othello of Machado de Assis*, no qual afirma que Capitu era, na verdade, inocente. O título da obra faz referência à tragédia de Shakespeare, *Otelo*, na qual o personagem-título, influenciado por Iago, passa a acreditar que Desdêmona o traíra com Cassio. Otelo a mata e, depois, quando descobre que o relato de Iago era mentiroso, comete suicídio.

O próprio Bentinho relaciona seu drama pessoal com o de Otelo, quando, certa vez, vai ao teatro e assiste justamente a essa peça de Shakespeare. Além disso, não deve ser por acaso que o nome "Iago" está contido no sobrenome do personagem-narrador, "Santiago", o que poderia significar que Bentinho foi "envenenado" não por outrem, como em *Otelo*, mas por si próprio.

Diversos outros elementos no texto machadiano poderiam ser usados em defesa de Capitu. Em primeiro lugar, a história é contada unicamente por Bentinho, e, assim, conhecemos apenas a sua versão dos fatos. Capitu, que alega inocência, só tem voz por intermédio do personagem-narrador. Além disso, a leitura cuidadosa do texto de *Dom Casmurro* evidencia um Bentinho parcial e manipulador: ele tem uma clara intenção de convencer o leitor – talvez a si próprio também – da culpa de Capitu. Nesse sentido, a personagem é sutilmente descrita desde adolescente como ardilosa em diversas passagens do texto. Por exemplo, após o primeiro beijo entre os dois, Bentinho comenta: "Assim, apanhados pela mãe, éramos dois e contrários, ela encobrindo com a palavra o que eu publicava pelo silêncio". Em outro momento: "Como vês, Capitu, aos 14 anos, tinha já ideias atrevidas, muito menos que outras que lhe vieram depois; mas eram só atrevidas em si, na prática faziam-se hábeis, sinuosas, surdas, e alcançavam o fim proposto, não de salto, mas aos saltinhos". E ainda: "O resto é saber se a Capitu da praia da Glória já estava dentro da de Matacavalos, ou se foi mudada naquela por efeito de algum caso incidente. (...) Se te lembras bem da Capitu menina, hás de reconhecer que uma estava dentro da outra, como a fruta dentro da casca". Por fim, os olhos dela são "de cigana oblíqua e dissimulada", ou "olhos de ressaca", por serem traiçoeiros, "uma força que arrastava para dentro, como a vaga que se retira da praia, nos dias de ressaca". Em todo o livro, a palavra "ressaca" aparece 14 vezes!

O consenso atual é de que as "provas" apresentadas por Bentinho são meramente circunstanciais. É possível que tenha havido a traição, mas não há como se ter certeza. Em muitas faculdades de Direito, simulou-se o julgamento de Capitu, com alunos fazendo os papéis de promotor, advogado de defesa, juiz e jurados. Contudo, a dúvida é justamente o elemento mais interessante e peculiar do romance. A ambiguidade quanto à culpa de Capitu é prova inequívoca da genialidade de Machado, que até o fim de sua vida se manteve em silêncio sobre essa questão, talvez secretamente rindo da ingenuidade de seus primeiros leitores. Bruxaria mesmo!

UM DELÍRIO DE CIÚMES

Segundo José Leme Lopes (1904-1990), ex-professor catedrático de psiquiatria na antiga Universidade do Brasil, atual Universidade Federal do Rio de Janeiro (UFRJ), Bentinho sofria da chamada *síndrome de Otelo* e apresentava um delírio de ciúmes. Em 1974, Leme Lopes publica o livro *A psiquiatria de Machado de Assis*, no qual analisa diversos personagens machadianos à luz das doenças mentais. Na obra, um capítulo inteiro é dedicado a *Dom Casmurro*.

Mas o que é um delírio? De acordo com a definição de Karl Jaspers, o "pai" da psicopatologia fenomenológica, delírios – ou ideias delirantes – são juízos patologicamente falsos que têm as seguintes características externas: convicção extraordinária, impossibilidade de ser influenciado e impossibilidade de conteúdo. Essa definição, contudo, é considerada muito restritiva, visto que muitas ideias classificadas na prática psiquiátrica como delirantes não se adéquam perfeitamente a ela. Nesse sentido, alguns delírios não são falsos, têm um conteúdo possível, são até certo ponto influenciáveis ou estão associados a uma convicção não tão intensa.

Por que a crença de Bentinho de que foi traído por Capitu é delirante? Porque ela independe da realidade. A partir de indícios meramente circunstanciais, ele, desproporcionalmente, formou uma "convicção extraordinária", não influenciável pela argumentação lógica ou pela exposição aos fatos. Mesmo que tenha havido o adultério, nada muda, a ideia continua a ser delirante – nesse caso, um delírio de conteúdo verdadeiro, que, apenas por casualidade, coincidiria com a realidade. O que determina se uma crença deve ser classificada ou não como delirante não é a conclusão a que o indivíduo chegou, mas como ele chegou a ela, ou seja, se o seu raciocínio seguiu os princípios da lógica formal e se foi mantida a capacidade para a autorrefutação e a autocrítica.

Bentinho preenche os critérios para o diagnóstico de um transtorno delirante, a antiga paranoia. Seu delírio tem as características típicas desse quadro: não bizarro, de conteúdo possível, bem sistematizado, interpretativo, autorreferente e monotemático. Além disso, como também se costuma observar no transtorno delirante, alucinações e os sintomas negativos da esquizofrenia estão ausentes.

BENTINHO NO DIVÃ

Ao analisar a personalidade pré-mórbida de Bentinho, vemos que ele, adolescente, já se mostra ciumento e possessivo. Fica evidente que ele, com 15 anos, é mais imaturo que Capitu, com 14. Ele é submisso e medroso, e é ela quem comanda a ação. O próprio personagem-narrador reconhece: "Capitu era Capitu, isto é, criatura mui particular, mais mulher do que eu era homem". E, certa vez, ela diz para ele: "Você há de ser sempre uma criança". Além disso, Bentinho, adolescente, já se mostra ciumento e possessivo: "Outra ideia, não, – um sentimento cruel e desconhecido, o puro ciúme, leitor das minhas entranhas. Tal foi o que me mordeu, ao repetir comigo as palavras de José Dias: 'Algum peralta da vizinhança'. (...) E a alegria de Capitu confirmava a suspeita; se ela vivia alegre é que já namorava a outro".

Já casado com Capitu, porém antes da eclosão do delírio, os ciúmes de Bentinho são constantes: "Os homens não se fartavam de olhar para eles [os braços de Capitu, em um baile], de os buscar, quase de os pedir, e que roçavam por eles as mangas pretas, fiquei vexado e aborrecido"; "Uma noite perdeu-se em fitar o mar, com tal força e concentração, que me deu ciúmes. – Você não me ouve, Capitu"; "Muita vez só a indiferença bastava. Cheguei a ter ciúmes de tudo e de todos. Um vizinho, um par de valsa, qualquer homem, moço ou maduro, me enchia de terror ou desconfiança. É certo que Capitu gostava de ser vista, e o meio mais próprio a tal fim (disse-me uma senhora, um dia) é ver também, e não há ver sem mostrar que se vê".

Ainda falando na imaturidade de Bentinho, ele parece ter dificuldade de se afastar da mãe. Não deve ser mera coincidência o fato de ele, após o casamento, ter se mudado com Capitu para o bairro da Glória, justamente o nome de sua mãe.

Segundo Leme Lopes, o delírio de Bentinho teria origem em conflitos relativos a uma homossexualidade latente. Freud, na discussão do famoso "caso Schreber", publicado 12 anos após *Dom Casmurro*, afirma que o delírio é uma defesa contra impulsos homossexuais. Para o "pai da psicanálise", o delírio de ciúmes seria assim explicado: o pensamento "eu (um homem) o amo" se transforma, pela ação de um mecanismo de defesa bastante primitivo, a negação, em "não o amo" e, em seguida, por projeção, em "ela o ama". Leme Lopes, assim como outros autores, encontram no texto de *Dom Casmurro* diversos indícios de uma paixão, provavelmente inconsciente, de Bentinho por Escobar. "A minha primeira amiga e o meu maior amigo, tão extremosos ambos e tão queridos também, quis o destino que acabassem juntando-se e enganando-me", lamuria-se o personagem-narrador, atribuindo a Capitu uma importância meramente cronológica e colocando Escobar como mais grandioso. Enquanto os olhos de Capitu eram de "ressaca", eram "dulcíssimos" os de Escobar, que é descrito como "interessante de rosto". Bentinho tem um retrato do amigo em casa, ao lado do da mãe, com uma dedicatória: "Ao meu querido Bentinho, o seu querido Escobar". As demonstrações de afeto entre os amigos são bastante intensas: "Fiquei tão entusiasmado com a facilidade mental do meu amigo [Escobar], que não pude deixar de abraçá-lo. Era no pátio; outros seminaristas notaram a nossa efusão; um padre que estava com eles não gostou". E ainda: "[Capitu] viu as nossas despedidas tão rasgadas e afetuosas, e quis saber quem era que merecia tanto. – É o Escobar..." Certa vez, Bentinho se despede de Escobar assim: "[...] com muito afeto: ele, de dentro do ônibus, ainda me disse 'adeus', com a mão. Conservei-me à porta, a ver se, ao longe, ainda olharia para trás, mas não olhou". Bentinho relata assim uma visita de Escobar à sua casa, na rua Matacavalos: "E tal amigo que durante cerca de 5 minutos esteve com a minha mão entre as suas, como se me não visse desde longos meses. (...) A minha alegria acordava a dele, e o céu estava tão azul, e o ar tão claro, que a natureza parecia rir também conosco. São assim as boas horas deste mundo". Em outro momento, Escobar se gaba de suas qualidades de nadador e pede para Bentinho apalpar seus braços. "Apalpei-lhe os braços, como se fossem os de Sancha. Custa-me esta confissão, mas não posso suprimi-la; era jarretar a verdade."

Por outro lado, Bentinho também se sente atraído pela esposa de Escobar, Sancha, e flerta com ela: "Dali mesmo busquei os olhos de Sancha, ao pé do piano; encontrei-os em caminho. Pararam os quatro e ficaram diante uns dos outros. (...) Tive uma certeza só, é que um dia pensei nela, como se pensa na bela desconhecida que passa; mas então dar-se-ia que ela adivinhando. (...) Quando saímos, tornei a falar com os olhos à dona da casa. A mão dela apertou muito a minha, e demorou-se mais que de costume. (...) Senti ainda os dedos de Sancha entre os meus, apertando uns aos outros. Foi um instante de vertigem e de pecado". Tais impulsos, da mesma forma que os homossexuais, seriam inadmissíveis e passíveis de repressão e de outros mecanismos de defesa de natureza psicanalítica, igualmente resultando na formação de um delírio.

CONCLUSÃO

Embora se trate de um personagem fictício, o "caso clínico" de Bentinho é bastante útil para o ensino da psicopatologia, particularmente em relação ao delírio. Além disso, a discussão se presta ainda como uma homenagem a Machado de Assis, o maior escritor brasileiro, e a José Leme Lopes, um dos nossos maiores psiquiatras.

BIBLIOGRAFIA

AGUIAR LA. *Almanaque Machado de Assis: vida, obra, curiosidades e bruxarias literárias.* Rio de Janeiro, Record, 2008.

CALDWELL H. *The Brazilian Othello of Machado de Assis.* Berkeley, University of California, 1960.

CHENIAUX E. "Escola brasileira". *In*: TELLES-CORREIA, D. (Ed.) *As raízes do sintoma e da perturbação mental.* Lisboa, Lidel, 2015, p. 249-263.

CHENIAUX E. *Manual de psicopatologia.* 5ª ed. Rio de Janeiro, Guanabara Koogan, 2015.

CHENIAUX JR. E, BRAGA RJDC, LESSA JLM. "Delusional disorder: paranoia nowadays". *Jornal Brasileiro de Psiquiatria*, 49(8)301-308, 2000.

FREITAS LA. *Freud e Machado de Assis: uma interseção entre psicanálise e literatura.* Rio de Janeiro, Mauad, 2001.

FREUD S. "Notas psicanalíticas sobre um relato autobiográfico de um caso de paranoia (dementia paranoides)". *In: Edição standard brasileira das obras psicológicas completas de Sigmund Freud.* Rio de Janeiro, Imago, 1976 (1911), p. 15-108.

JASPERS K. *Psicopatologia geral: psicologia compreensiva, explicativa e fenomenologia.* Rio de Janeiro/São Paulo, Livraria Atheneu, 1987 (1911).

LEME LOPES J. *A psiquiatria de Machado de Assis.* Rio de Janeiro, Agir, 1974.

MACHADO DE ASSIS JM. *Dom Casmurro.* Rio de Janeiro, Livraria Garnier, 1899.

PIZA D. *Machado de Assis: um gênio brasileiro.* São Paulo, Imprensa Oficial do Estado de São Paulo, 2005.

SHAKESPEARE W. *Otelo.* São Paulo, Penguin Companhia, 2017 (1603).

APÊNDICE

6 "Compulsivo" Não É Sinônimo de "Excessivo"

Com frequência, o leigo usa o termo "compulsivo", de maneira equivocada, para qualificar algum comportamento tido como exagerado ou excessivo. Infelizmente, não é raro vermos esse erro sendo cometido também por profissionais ou estudantes da área de psiquiatria ou saúde mental. Para entendermos o que é um comportamento compulsivo de fato, é necessário explicar as etapas do processo volitivo e distingui-lo do comportamento impulsivo.

O *processo volitivo* é composto por quatro etapas: intenção ou propósito; deliberação; decisão; e execução. A título de exemplificação, vamos considerar o comportamento alimentar. Nesse sentido, a vivência subjetiva de estar com fome ou com vontade de comer representaria a primeira etapa. A segunda consistiria na comparação entre as diversas possibilidades de como saciar a fome – o quê, onde e quando comer – e incluiria a opção de não comer. A terceira seria a escolha de uma dessas possibilidades; e a quarta, o ato de comer.

No *comportamento impulsivo*, o indivíduo vai direto da primeira para a última etapa, pulando a deliberação e a decisão. Ele age sem pensar, reagindo de maneira imediata a um impulso ou estímulo. É o que acontece quando nos deparamos com uma deliciosa barra de chocolate e a devoramos, com grande prazer, na mesma hora, sem titubear. A tentação é tão grande, que não nos detemos um segundo sequer para analisar se devemos ou não comer o doce. Quando, enfim, pensamos no assunto, o chocolate já está no estômago. O sentimento de culpa só vem depois.

O comportamento compulsivo, ou compulsão, por sua vez, caracteriza-se por um prolongamento patológico da etapa de deliberação do processo volitivo. Está relacionado a uma ação que o indivíduo se sente compelido a realizar; no entanto, ao contrário do que ocorre no comportamento impulsivo, a execução não se dá de imediato, mas somente após intensa resistência interna. Esse seria o caso de um indivíduo obeso e com diversos problemas clínicos decorrentes do excesso de peso que ganha uma barra de chocolate. Como no exemplo anterior, a tentação é gigantesca, mas, diferentemente, o nosso gordinho consegue, em um primeiro momento, resistir. Só que ele passa os minutos ou horas seguintes em total sofrimento, pensando incessantemente na barra de chocolate e, ao mesmo tempo, fica considerando os malefícios à sua saúde que ela poderia causar. Que dilema! Comer ou não comer, eis a questão! Mais tarde, ele acaba cedendo, mas, por algum tempo, foi capaz de adiar a satisfação.

Os dois exemplos apresentados estão relacionados à alimentação, mas, dependendo de como se expressam, comportamentos como comprar, roubar, relacionar-se amorosamente, copular, apostar, jogar jogos eletrônicos, acessar redes sociais, ingerir bebida alcoólica e usar substâncias psicoativas também podem ser classificados como impulsivos ou, alternativamente, compulsivos. Temos que fazer uma análise com base nas quatro etapas do processo volitivo para definirmos em qual conceito determinado comportamento se enquadra.

Embora os comportamentos impulsivo e compulsivo sejam diferentes um do outro, a tradução para o português do Brasil do Manual Diagnóstico e Estatístico de Transtornos Mentais, da

Associação Psiquiátrica Americana (DSM-5TR), parece ignorar essa distinção, especificamente no capítulo sobre os transtornos da alimentação. A bulimia nervosa caracteriza-se, entre outras coisas, por ataques de hiperingestão alimentar, nos quais o indivíduo engole rapidamente uma grande quantidade de alimentos, com total perda do controle. Ele não consegue parar de comer e, muitas vezes, quando toda a comida ao seu alcance acaba, chega a revirar a lixeira em busca de restos de alimentos. Trata-se, sem dúvida, de um comportamento tipicamente impulsivo (e tipicamente nojento também).

No entanto, na versão brasileira do DSM-5TR, esses ataques de hiperingestão alimentar são chamados, estranhamente, de *episódios de compulsão alimentar*. No original, em inglês, a expressão é *binge eating*. O termo *binge* é mais adequadamente traduzido, especialmente se considerarmos os conceitos psicopatológicos, como "farra" ou "comilança" (ou "bebedeira", quando se refere ao consumo de bebidas alcoólicas). De fato, alguns dicionários traduzem *binge* como "compulsão", mas a recíproca não é verdadeira: "compulsão" em inglês é *compulsion*.

E ainda há, na versão brasileira do DSM-5TR, a categoria nosológica "transtorno de compulsão alimentar" (*binge eating disorder*), que, em essência, é semelhante à bulimia nervosa, exceto pela ausência de comportamentos compensatórios, como vômito autoinduzido, mas com os mesmos ataques de hiperingestão alimentar. Assim, paradoxalmente, no transtorno de compulsão alimentar, o comportamento alimentar não é compulsivo... É impulsivo!

Em Portugal, o mesmo erro é cometido, e o *binge eating disorder* é designado como perturbação de ingestão alimentar compulsiva (Fernandes et al., 2023). Todavia, em outras países de língua neolatina, a denominação não inclui palavra corresponde a "compulsão". Na França, é *hyperphagie boulimique* (Brunault et al., 2016); na Espanha, *trastornos por atracón* (Rodríguez et al., 2022); e, na Itália, manteve-se a denominação em inglês, *binge eating disorder* mesmo (Mancini et al., 2018).

Portanto, tanto o comportamento impulsivo como o compulsivo poderiam ser qualificados como excessivos, porém, do ponto de vista clínico, um é bem diferente do outro. Por outro lado, um comportamento excessivo não necessariamente é algo patológico, como no caso de um bilionário que faz gastos financeiros exorbitantes, mas pode arcar com eles.

BIBLIOGRAFIA

AMERICAN PSYCHIATRIC ASSOCIATION. *Diagnostic and Statistical Manual of Mental Disorders, Text Revision (DSM-5-TR™*, 5th ed.). Washington DC, American Psychiatric Association Publishing, 2022.

BRUNAULT P, GAILLARD P, BALLON N, COUET C, ISNARD P, COOK S, DELBACHIAN I, RÉVEILLÈRE C, COURTOIS R. "Validation of the French version of the binge eating scale: examination of its factor structure, internal consistency and construct validity in a non-clinical and a clinical population". *Encephale*, *42*:426-33. 2016.

FERNANDES SC, MARINHO AC, COSTA J. "Análise de crenças sobre o comportamento de compulsão alimentar a partir da teoria da ação planejada". *New Trends in Qualitative Research*, *18*:e909, 2023.

MANCINI G, BIOLCATI R, PUPI V, ANDREI F, GRUTTA SLA, BAIDO RLO, TROMBINI E. "Eating disorders in males: an overview of research over the period 2007-2017". *Rivista di Psichiatria*, *53*:177-91, 2018.

RODRÍGUEZ MG, MOLINA-RECIO G, LEAL RG, GARCÍA AC, SÁNCHEZ SZ, MOLINA-LUQUE R. "Risk of binge eating disorder (bed) in nutrition and dietetics consultations and its relationship with eating pattern". *Nutrición Hospitalaria*, *39*:1325-32, 2022.

APÊNDICE 7

A Antiga Histeria e A Simulação de Sinais e Sintomas Somáticos, Neurológicos e Mentais

INTRODUÇÃO

Na psiquiatria, são bastante comuns comportamentos de dissimulação e de simulação. Pacientes dissimulam por diversas razões, como para receber alta de uma internação, parar de tomar seus medicamentos etc. Em contrapartida, outros indivíduos simulam sintomas ou doenças que, na verdade, não têm. Eles querem parecer enfermos para escapar das responsabilidades da vida ou da punição de um crime; entrar em licença médica ou se aposentar por invalidez; receber atenção e cuidados; ou se esquivar de uma situação de estresse. Assim, na prática psiquiátrica, com frequência, o relato do paciente está em desacordo com a observação clínica objetiva, o que faz com que um exame psíquico bem-feito seja fundamental.

Histeria, ou neurose histérica, já foi descrita como "patologia do simulacro" (Ey et al., 1960), isto é, uma doença que simula outras doenças. Na virada do século XIX para o século XX, parecia haver uma epidemia de histeria. Histéricos lotavam consultórios médicos e, na época, tiveram, sem dúvida, um papel central na criação da psicanálise (Breuer & Freud, 1955). Nas últimas décadas, contudo, esse diagnóstico vem se tornando cada vez mais raro. Será que os histéricos não existem mais?

HISTÓRICO

A histeria foi descrita de diferentes formas através dos tempos e nunca foi definida de maneira consensual (Trimble & Reynolds, 2016). No entanto, algumas características foram especialmente associadas a essa condição clínica. De acordo com diversos autores clássicos da psiquiatria (Bleuler & Bleuler, 1966; Ey et al., 1960; Mayer-Gross et al., 1960), o aspecto central da histeria é a simulação, não deliberada ou inconsciente, de sintomas ou doenças. São simuladas alterações neurológicas, tais como paralisias, espasmos ou contraturas musculares, movimentos coreiformes ou atetoides, tremores, convulsões, ataxias, cegueira, surdez, anestesias, parestesias e algias. Esses são os chamados sintomas conversivos. São listadas ainda alterações que envolvem memória, identidade ou consciência, os chamados sintomas dissociativos: amnésia, fuga, estupor, múltiplas personalidades, pseudodemência e transe. Em geral, esses sintomas, sejam conversivos, sejam dissociativos, são expressos de forma dramática e teatral ou com uma paradoxal indiferença. Outros aspectos observados em indivíduos histéricos incluem explosões emocionais, labilidade dos afetos, tentativas de suicídio, afetividade superficial, sugestionabilidade, imaturidade e inibição sexual.

O conceito de histeria já estava presente nos primórdios da medicina. No antigo Egito, cerca de 4 mil anos atrás, sintomas físicos não explicados em mulheres eram atribuídos a movimentos anormais do útero. No entanto, o termo "histeria" só foi criado na Grécia antiga, por Hipócrates, que manteve a explicação de um útero errante (Madva et al., 2019). No século XVII, contudo, o médico inglês Thomas Sydenham postulou que a histeria consistia em uma condição emocional, relacionada ao sistema nervoso central, e não ao útero (North, 2015). No século XIX, o médico francês Paul Briquet também rejeitou as teorias uterinas. Além disso, definiu a histeria como uma patologia crônica, caracterizada por sintomas não explicados, com múltiplos órgãos envolvidos (Trimble & Reynolds, 2016).

Entre o final do século XIX e o início do XX, Charcot, Babinski, Janet e Freud trouxeram suas contribuições ao debate. O neurologista francês Jean-Martin Charcot usava hipnose para estudar pacientes histéricos. Para ele, a histeria era uma "doença psíquica", na qual fatores emocionais levavam a uma "lesão dinâmica" (Bogousslavsky, 2020; Brigo, 2021). Joseph Babinski, outro neurologista francês, usou o neologismo "pitiatismo" em vez de "histeria" e postulou que os sintomas poderiam ser induzidos por sugestão e eliminados por persuasão (Poirier & Derouesné, 2014). O psiquiatra francês Pierre Janet, por sua vez, acreditava que a histeria era causada por uma divisão anormal dos processos mentais, o que chamou de "dissociação" (North, 2015). Coube a Sigmund Freud a criação do termo "conversão". De acordo com ele, na histeria, a recordação de um evento traumático era excluída da consciência, e a emoção relacionada a ele era convertida em um sintoma neurológico (Madva et al., 2019; North, 2015). Por fim, mais recentemente, o transtorno da personalidade *borderline* – no qual são comuns sintomas dissociativos, ameaças de suicídio, explosões de raiva e instabilidade afetiva – tem sido associado ao conceito de histeria (Ávila & Terra, 2012; Ghaemi, 2013).

ESQUARTEJAMENTO DA HISTERIA NOS SISTEMAS CLASSIFICATÓRIOS MODERNOS

A categoria diagnóstica "histeria", ao lado de outra, designada *personalidade histérica*, ainda estava presente na Classificação Internacional de Doenças (CID-9) (WHO, 1977); contudo, não é mais encontrada nas classificações psiquiátricas modernas.

No Manual Diagnóstico e Estatístico de Transtornos Mentais (DSM-III) (APA, 1980), o conceito de histeria foi fragmentado e deu origem a diversos transtornos mentais. Em primeiro lugar, os quadros conversivos foram separados dos dissociativos: criou-se o capítulo dos transtornos dissociativos e o transtorno conversivo foi colocado no capítulo dos transtornos somatoformes. Entre os transtornos somatoformes, foi incluído também o transtorno de somatização, uma condição crônica de múltiplas queixas físicas, como a descrita por Briquet. Além disso, a personalidade histérica foi renomeada como transtorno da personalidade histriônica, e o transtorno da personalidade *borderline* apareceu como novidade. Essa configuração se manteve nas versões mais recentes do sistema classificatório da Associação Psiquiátrica Americana, o DSM-5 (APA, 2013) e o DSM-5TR (APA, 2022), tendo havido apenas mudanças terminológicas: o transtorno de somatização e o transtorno conversivo passaram a se chamar, respectivamente, transtorno de sintomas somáticos e transtorno de sintomas neurológicos funcionais.

Na CID-10 (WHO, 1992), influenciada pelo DSM-III, ficou assim: o termo "histeria" foi eliminado; a personalidade histérica passou a ser chamada de transtorno da personalidade histriônica; surgiu o transtorno da personalidade com instabilidade emocional, que corresponde ao transtorno da personalidade *borderline*; foi criado o capítulo dos transtornos somatoformes; e, nesse capítulo, introduziu-se o transtorno de somatização. No entanto, no capítulo dos transtornos somatoformes, não foi incluído o transtorno conversivo. Diferentemente do DSM-III, os quadros conversivos e dissociativos se mantiveram juntos, dentro do capítulo dos transtornos dissociativos. Nesse sentido, na CID-10, os termos "dissociação" e "conversão" foram usados praticamente como sinônimos. Na CID-11 (WHO, 2018), houve somente estas mudanças:

os transtornos somatoformes passaram a se chamar transtornos de sofrimento corporal ou experiência corporal; o transtorno de somatização foi renomeado como transtorno de sofrimento corporal; o transtorno da personalidade histriônica foi excluído; e os transtornos dissociativos do movimento, as convulsões dissociativas e a anestesia e perda sensorial dissociativa foram condensados em uma única categoria, o transtorno de sintoma neurológico dissociativo.

EM DEFESA DA REUNIFICAÇÃO DA HISTERIA

Diversos autores (Campbell et al., 2023; North, 2015; Verhaert et al., 2021) defendem a ideia de que a histeria deveria ser reincorporada às classificações psiquiátricas, reunindo, dentro de uma única categoria nosológica, transtornos dissociativos, transtorno conversivo, transtorno de somatização e transtorno da personalidade *borderline*. Eles alegam que, entre esses transtornos mentais, há uma evidente superposição de características clínicas, além de taxas muito elevadas de comorbidades entre si.

CONCLUSÃO

A histeria não desapareceu, o diagnóstico é que deixou de ser formulado pelos médicos. Isso se deu em função da eliminação dessa entidade nosológica e de sua fragmentação nas classificações psiquiátricas.

BIBLIOGRAFIA

AMERICAN PSYCHIATRIC ASSOCIATION. *Diagnostic and Statistical Manual of Mental Disorder*. 3rd ed. Washington, DC, American Psychiatric Publishing, 1980.

AMERICAN PSYCHIATRIC ASSOCIATION. *Diagnostic and Statistical Manual of Mental Disorders*. 5th ed. Washington DC, American Psychiatric Publishing, 2013.

AMERICAN PSYCHIATRIC ASSOCIATION. *Diagnostic and Statistical Manual of Mental Disorders*. 5th ed., text revision *(DSM-5-TR™)*. Washington DC, American Psychiatric Association Publishing, 2022.

ÁVILA LA, TERRA JR. "Hysteria and its metamorphoses". *Revista Latinoamericana de Psicopatologia Fundamental, 15*:27-41, 2012.

BLEULER E, BLEULER M. *Lehrbuch der psychiatrie*. Berlin, Springer, 1966.

BOGOUSSLAVSKY J. "The mysteries of hysteria: a historical perspective". *International Review of Psychiatry, 32*:437-450, 2020.

BREUER J, FREUD S. "Studies on hysteria". *In*: *The standard edition of the complete psychological works of Sigmund Freud*. London, Hogarth Press, 1955.

BRIGO F. "Jean-Martin Charcot (1825-1893) and his second thoughts about hysteria". *Arquivos de Neuro-Psiquiatria, 79*:(2):173-174, 2021.

CAMPBELL MC, SMAKOWSKI A, ROJAS-AGUILUZ M, GOLDSTEIN LH, CARDEÑA E, NICHOLSON TR, REINDERS AATS, PICK S. "Dissociation and its biological and clinical associations in functional neurological disorder: systematic review and meta-analysis". *British Journal of Psychiatry Open, 9*:e2, 2023.

EY H, BERNARD P, BRISSET C. *Manuel de psychiatrie*. Masson, Paris, 1960.

GHAEMI SN. "Bipolar spectrum: a review of the concept and a vision for the future". *Psychiatry Investigation, 10*:218, 2013.

MADVA EN, ROSS DA, COOPER JJ. "What's all the hysteria about? A modern perspective on functional neurological disorders". *Biological Psychiatry, 85*:e3-e4, 2019.

MAYER-GROSS W, SLATER E, ROTH M. *Clinical psychiatry*. London, Cassell, 1960.

NORTH CS. "The classification of hysteria and related disorders: historical and phenomenological considerations". *Behavioral Sciences*, Basel, Switzerland, *5*:496-517, 2015.

POIRIER J, DEROUESNÉ C. "Criticism of pithiatism: eulogy of Babinski front". *Journal of Neurology & Neuroscience*, *35*:139-148, 2014.

TRIMBLE M, REYNOLDS, EH. "A brief history of hysteria". *In*: *Handbook of clinical neurology*. [*S. l.*], Elsevier B.V., 2016, p. 3-10.

VERHAERT O, VERHAEGEN E, VRIEZE E. "Conversion and dissociation: Together or separated?". *Tijdschrift voor Psychiatrie*, *63*:455-461, 2021.

WORLD HEALTH ORGANIZATION (WHO). *ICD-9. International Classification of Diseases for Mortality and Morbidity Statistics*. 9th rev. Geneva, WHO, 1977.

WORLD HEALTH ORGANIZATION (WHO). *ICD-10. International Classification of Diseases for Mortality and Morbidity Statistics*, 10th rev. Geneva, WHO, 1992.

WORLD HEALTH ORGANIZATION (WHO). *ICD-11. International Classification of Diseases for Mortality and Morbidity Statistics*, 11th rev. Geneva, WHO, 2018.

APÊNDICE 8

Energia e Atividade Motora *Versus* Humor no Transtorno Bipolar

INTRODUÇÃO

Na descrição dos estados maníacos e depressivos, Kraepelin (1921) apontou alterações no humor (afetividade), no pensamento e na atividade motora (psicomotricidade), sem destacar nenhum desses três elementos. No entanto, os modernos sistemas diagnósticos da psiquiatria, como o Manual Diagnóstico e Estatístico de Transtornos Mentais (DSM-III) (APA, 1980), o DSM-IV (APA, 2014), a Classificação Internacional de Doenças (CID-10) (OMS, 1998) e a CID-11 (WHO, 2018), têm classificado tanto o transtorno bipolar (TB) como o transtorno depressivo maior como transtornos do humor, enfatizando, assim, o primeiro componente, em detrimento dos outros dois. Provavelmente, isso se deve à influência de Bleuler (1924), que, depois de criar o conceito de esquizofrenia, foi o primeiro a utilizar a expressão "doença afetiva" para se referir à psicose maníaco-depressiva.

O DSM-5 (APA, 2014) trouxe uma importante mudança no critério A para o diagnóstico de um episódio maníaco ou hipomaníaco. Até o DSM-IV-TR (APA, 2000), apenas a ocorrência de euforia ou irritabilidade era obrigatória. Agora, na nova versão da classificação, ao lado da alteração do humor, também deve estar presente aumento da energia ou da atividade motora. Isso obviamente representou uma modificação no conceito de TB. Por outro lado, o distúrbio motor ou da energia não é um sintoma cardinal em nenhuma das versões da classificação psiquiátrica americana para o diagnóstico de um episódio depressivo maior.

Em quatro estudos com pacientes com o diagnóstico de TB, comparamos as alterações da vivência subjetiva de energia ou da atividade (psico)motora com as alterações do humor, para tentar determinar que classe de sintomas seria a mais significativa nas síndromes maníaca e depressiva.

ESTUDOS CLÍNICOS

No estudo 1 (Cheniaux et al., 2014), avaliamos a sintomatologia de 117 pacientes consecutivamente hospitalizados em estado de mania. Seis itens do SADS-C (Endicott & Spitzer, 1978), relacionados a sintomas maníacos, foram utilizados para a avaliação clínica. De acordo com a Análise Fatorial Confirmatória, o item "aumento de energia" foi o que apresentou a maior carga fatorial, confirmado pela técnica de Teoria de Resposta ao Item (TRI). Assim, o aumento de energia foi a alteração que mais se correlacionou com a gravidade total dos sintomas maníacos. Além disso, o estudo da função de informação do item mostrou que os sintomas relacionados à energia (aumento da energia, aumento da atividade e diminuição da necessidade de sono) estavam correlacionados a uma maior amplitude de níveis de gravidade da mania, na comparação com os sintomas de humor (euforia, aumento da autoestima e raiva): 64% *versus* 36%. Somente nos casos muito leves e nos extremamente graves é que os sintomas relacionados ao humor foram os mais informativos. Concluiu-se que o aumento da energia/atividade foi mais importante para o diagnóstico da mania do que as alterações do humor e, assim, representaria a alteração cardinal da síndrome.

Nos outros três estudos, foi utilizada uma amostra de 106 pacientes ambulatoriais com TB, os quais, durante um período máximo de 13 anos de acompanhamento, haviam apresentado pelo menos um episódio maníaco, um episódio depressivo e uma fase de eutimia. Em cada visita foram aplicadas as seguintes escalas clínicas: Young Mania Rating Scale (YMRS) (Young et al., 1978), Hamilton Depression Scale (HAM-D) (Hamilton, 1960) e Clinical Global Impressions for Use in Bipolar Illness (CGI-BP) (Spearing et al., 1997).

No estudo 2 (Cheniaux et al., 2018), para realizar uma comparação entre os estados afetivos do TB, foram escolhidas avaliações de três momentos de cada paciente: o episódio maníaco mais grave, o episódio depressivo mais grave e o período menos sintomático de eutimia. Análises Discriminantes Canônicas revelaram que a HAM-D foi pior que a YMRS e a CGI-BP para discriminar os estados de humor. Os itens que avaliam o aumento da atividade motora na YMRS (item 2) e na HAM-D (item 9) indicaram melhor o estado clínico dos pacientes, distinguindo mania, depressão e eutimia. Na HAM-D, os itens 7 (trabalho e atividades) e 13 (sintomas somáticos gerais) ficaram em segundo lugar. Em contrapartida, os itens relacionados ao humor apresentaram resultados menos significativos em ambas as escalas clínicas. Surpreendentemente, o item 8 (retardo motor) da HAM-D não estava entre os mais discriminativos, embora estivesse entre os itens que contribuíram significativamente para a discriminação. Uma possível explicação seria o fato de, nessa escala, a diminuição da atividade motora também ser avaliada, pelo menos em parte, pelos itens 7 e 13. Portanto, a avaliação de energia e atividade talvez tenha privilegiado esses dois itens, em detrimento do item 8. Em conclusão, nossos resultados indicam que, utilizando escalas clínicas, os itens relacionados ao aumento da energia ou da atividade motora são mais discriminativos para informar se um paciente está maníaco, deprimido ou eutímico do que os itens relacionados ao humor. Assim, níveis mais elevados de energia ou atividade devem ser considerados um sintoma central da mania. Em relação à depressão, não conseguimos confirmar sua relação com a diminuição de energia e atividade, provavelmente porque, na HAM-D, a avaliação dessa alteração não está restrita a um único item mais específico.

No estudo 3 (Cheniaux et al., 2019), os itens da HAM-D foram classificados de acordo com critérios clínicos em três grupos: sintomas de energia/atividade, sintomas de humor e outros sintomas. A análise da TRI revelou que os sintomas de energia/atividade prevaleceram ao longo do traço latente nas fases de mania e depressão, enquanto os sintomas de humor prevaleceram nos períodos de eutimia. Além disso, tanto na depressão quanto na mania, o grupo energia/atividade foi mais informativo que os outros dois grupos. Concluiu-se que esses dados reforçam a hipótese de que hiperatividade e retardo motor seriam as alterações cardinais da mania e da depressão, respectivamente.

Por fim, no estudo 4 (Cheniaux et al., 2024), os sintomas foram avaliados com a YMRS durante um episódio maníaco, o mais grave de cada paciente no período de acompanhamento. Os itens da escala foram divididos em três grupos de acordo com critérios clínicos: energia/atividade, humor e outros. Foi calculado o Modelo de Resposta Graduada Samejima da TRI, bem como a Função de Informação de Teste (FIT), para comparações entre os grupos. Encontrou-se que a informação contabilizada dos sintomas de energia/atividade representou 77% da proporção da FIT total, enquanto apenas 23% estavam relacionados aos sintomas de humor e aos outros sintomas, uma diferença estatisticamente significativa. Concluiu-se que, em média, as alterações na energia/atividade foram mais informativas do que as alterações de humor durante as fases maníacas do TB.

DISCUSSÃO

Classicamente, o retardo psicomotor foi considerado a principal alteração da depressão (Akiskal & McKinney Jr., 1975; Dantchev & Widlocher, 1998). Por outro lado, vários estudos de análise fatorial de sintomas maníacos levaram à conclusão de que a hiperatividade seria a característica central da mania (Akiskal et al., 2001; Akiskal et al., 2003; Bauer et al., 1991). Estudos actigráficos, que medem a quantidade de deambulação, revelaram que a mania (Minassian et al., 2010; Perry et al., 2010, 2016) e a depressão (Burton et al., 2013) estão associadas, respectivamente, ao aumento e à diminuição da atividade motora. Revelaram, ainda, que o retardo motor tende a regredir quando os pacientes respondem ao tratamento com um antidepressivo (Raoux et al., 1994; Todder et al., 2009; Volkers et al., 2002).

Nesse sentido, Barbuti et al. (2019), em um estudo com 7.689 pacientes deprimidos, observaram que agitação, mais do que retardo psicomotor, estava associada a características do espectro bipolar. E alguns autores (Barroilhet & Ghaemi, 2020; Pacchiarotti et al., 2020) propuseram que um aumento da atividade motora durante um episódio depressivo indicaria a ocorrência de um estado misto.

Uma linha de pesquisa promissora está relacionada às mitocôndrias, organelas envolvidas em diferentes funções celulares, especialmente na produção de energia. Têm sido relatadas na literatura científica disfunções mitocondriais em pacientes com TB, o que levou à formulação da hipótese de que, nesse transtorno mental, haveria um padrão bifásico de disponibilidade de energia. Nesse sentido, haveria aumento da atividade mitocondrial na mania e diminuição na depressão (Giménez-Palomo et al., 2024).

Ao mesmo tempo que alguns autores contestam a posição hierárquica tradicional das alterações do humor como as mais importantes para o diagnóstico de um episódio maníaco, outros questionam se deve haver sempre euforia ou irritabilidade. Por exemplo, Henry et al. (2003) entrevistaram 30 pacientes hospitalizados ao fim de um episódio de mania e constataram que, de acordo com os autorrelatos retrospectivos, todos eles tinham apresentado aumento da intensidade das emoções, designada como hiper-reatividade emocional. Eles concluíram que, na caracterização da mania, a hiper-reatividade emocional é mais importante do que a tonalidade do humor – eufórico, irritadiço ou triste. Em outro estudo, Henry et al. (2007) avaliaram 139 pacientes com transtorno bipolar hospitalizados e observaram que uma maior hiper-reatividade emocional estava mais relacionada à ocorrência de episódios maníacos – puros ou mistos – do que a de episódios depressivos. Além disso, o sintoma de tristeza foi igualmente comum entre pacientes que apresentavam episódios maníacos, mistos ou depressivos.

De fato, outras alterações do humor que não euforia ou irritabilidade são frequentemente encontradas na mania. Por exemplo, Goodwin & Jamison (2010) revisaram 16 estudos e encontraram que, em uma média ponderada, 46% dos pacientes apresentaram tristeza durante um episódio maníaco. Em outra revisão de estudos sobre a sintomatologia da mania, Cassidy (2010) concluiu que ansiedade representa uma manifestação especialmente comum na mania mista.

Akiskal et al. (2001) propuseram uma mudança radical nos critérios para o diagnóstico de episódio maníaco. Para eles, o critério A deveria incluir apenas ativação psicomotora. As alterações de humor estariam no critério B e não se restringiriam à euforia e irritabilidade: ou seja, tristeza e ansiedade também seriam aceitas.

CONCLUSÃO

De modo geral, os resultados dos nossos estudos clínicos, apoiados na literatura científica prévia, respaldam a ideia de que alterações dos níveis de energia ou atividade motora seriam mais relevantes que alterações do humor na mania e na depressão e, assim, poderiam ser consideradas cardinais no TB.

Com base nessa concepção, podemos considerar que as modificações nos critérios para o diagnóstico de um episódio maníaco no DSM-5 representam um avanço em comparação com as versões anteriores da classificação, mas foram, até certo ponto, tímidas. Além disso, seria pertinente uma mudança nos critérios para o diagnóstico de um episódio depressivo maior, favorecendo distúrbios motores em detrimento das alterações de humor. Por fim, o TB e o transtorno depressivo maior deveriam deixar de ser considerados transtornos do humor, sendo reclassificados como transtornos da energia e da atividade motora.

Estudos actigráficos com os mesmos pacientes avaliados nas diferentes fases do TB poderiam complementar nossos estudos. Por outro lado, a questão da energia e da atividade motora também precisa ser abordada em estudos sobre fisiologia celular, como os que vêm sendo realizados envolvendo o funcionamento mitocondrial.

BIBLIOGRAFIA

AKISKAL HS, AZORIN JM, HANTOUCHE EG. "Proposed multidimensional structure of mania: beyond the euphoric-dysphoric dichotomy". *Journal of Affective Disorders, 73*:7-18, 2003.

AKISKAL HS, HANTOUCHE EG, BOURGEOIS ML, AZORIN JM, SECHTER D, ALLILAIRE JF, CHATENÊT-DUCHÊNE L, LANCRENON S. "Toward a refined phenomenology of mania: combining clinician-assessment and self-report in the French EPIMAN study". *Journal of Affective Disorders, 67*:89-96, 2001.

AKISKAL HS, MCKINNEY Jr. WT. "Overview of recent research in depression. Integration of ten conceptual models into a comprehensive clinical frame". *Archives of General Psychiatry, 32*:285-305, 1975.

AMERICAN PSYCHIATRIC ASSOCIATION. *Diagnostic and Statistical Manual of Mental Disorder*. 3rd ed. Washington DC, American Psychiatric Publishing, 1980.

AMERICAN PSYCHIATRIC ASSOCIATION. *Diagnostic and Statistical Manual of Mental Disorders*. 4th ed., text revised. Washington DC, American Psychiatric Publishing, 2000.

AMERICAN PSYCHIATRIC ASSOCIATION. *DSM-5: Manual Diagnóstico e Estatístico de Transtornos Mentais*. 5ª ed. Porto Alegre, Artmed, 2014.

BARBUTI M, MAINARDI C, PACCHIAROTTI I, VERDOLINI N, MACCARIELLO G, ANGST J, AZORIN, JM, BOWDEN CL, MOSOLOV S, YOUNG AH, VIETA E, PERUGI G. "The role of different patterns of psychomotor symptoms in major depressive episode: pooled analysis of the BRIDGE and BRIDGE-II-MIX cohorts". *Bipolar Disorders, 21*:785-793, 2019.

BARROILHET SA, GHAEMI SN. "Psychopathology of mixed states". *Psychiatric Clinics of North America, 43*:27-46, 2020.

BAUER MS, CRITS-CHRISTOPH P, BALL WA, DEWEES E, MCALLISTER T, ALAHI P, CACCIOLA J, WHYBROW PC. "Independent assessment of manic and depressive symptoms by self-rating. Scale characteristics and implications for the study of mania". *Archives of General Psychiatry, 48*:807-12, 1991.

BLEULER E. *Textbook of psychiatry*. Oxford, MacMillan, 1924.

BURTON C, MCKINSTRY B, SZENTAGOTAI TA, SERRANO-BLANCO A, PAGLIARI C, WOLTERS M. "Activity monitoring in patients with depression: a systematic review". *Journal of Affective Disorders, 145*:21-28, 2013.

CASSIDY F. "Anxiety as a symptom of mixed mania: implications for DSM-5". *Bipolar Disorders, 12*:437-439, 2010.

CHENIAUX E, ANUNCIAÇÃO L, LANDEIRA-FERNANDEZ J, NARDI AE. "Mood or energy/activity symptoms in bipolar mania: which are the most informative?". *Trends in Psychiatry and Psychotheraphy, 46*:e20220551, 2024.

CHENIAUX E, FILGUEIRAS A, SILVA RDA, DA SILVEIRA LAS, NUNES ALS, LANDEIRA-FERNANDEZ J. "Increased energy/activity, not mood changes, is the core feature of mania". *Journal of Affective Disorders, 152-154*:256-261, 2014.

CHENIAUX E, SILVA RA, SANTANA CM, FILGUEIRAS A. "Changes in energy and motor activity: core symptoms of bipolar mania and depression?". *Revista Brasileira de Psiquiatria, 40*:233-237, 2018.

CHENIAUX E, SILVA RA, SANTANA CMT, NARDI AE, FILGUEIRAS A. "Mood versus energy/activity symptoms in bipolar disorder: which cluster of Hamilton Depression Rating Scale better distinguishes between mania, depression, and euthymia?". *Trends in Psychiatry and Psychotherapy, 41*:401-408, 2019.

DANTCHEV N, WIDLOCHER DJ. "The measurement of retardation in depression". *Journal of Clinical Psychiatry, 59* (suppl 1):19-25, 1998.

ENDICOTT J, SPITZER RL. "A diagnostic interview: the schedule for affective disorders and schizophrenia". *Archives of General Psychiatry, 35*:837-844, 1978.

GIMÉNEZ-PALOMO A, ANDREU H, DE JUAN O, OLIVIER L, OCHANDIANO I, ILZARBE L, VALENTÍ M, STOPPA A, LLACH C-D, PACENZA G, ANDREAZZA AC, BERK M, VIETA E, PACCHIAROTTI I. "Mitochondrial dysfunction as a biomarker of illness state in bipolar disorder: a critical review". *Brain Sciences, 14*:1199, 2024.

GOODWIN FK, JAMISON KR. *Doença maníaco-depressiva: transtorno bipolar e depressão recorrente*. 2ª ed. Porto Alegre, Artmed, 2010.

HAMILTON MA. A rating scale for depression. *Journal of Neurology, Neurosurgery and Psychiatry, 23*:56-62, 1960.

HENRY C, M'BAILARA K, DESAGE A, GARD S, MISDRAHI D, VIETA E. "Towards a reconceptualization of mixed states, based on an emotional-reactivity dimensional model". *Journal of Affective Disorders, 101*:35-41, 2007.

HENRY C, SWENDSEN J, VAN DEN BD, SORBARA F, DEMOTES-MAINARD J, LEBOYER M. "Emotional hyper-reactivity as a fundamental mood characteristic of manic and mixed states". *European Psychiatry, 18*:124-128, 2003.

KRAEPELIN E. *Manic-depressive insanity and paranoia*. Edinburgh, E. & S. Livingstone, 1921.

MINASSIAN A, HENRY BL, GEYER MA, PAULUS MP, YOUNG JW, PERRY W. "The quantitative assessment of motor activity in mania and schizophrenia". *Journal of Affective Disorders, 120*:200-206, 2010.

ORGANIZAÇÃO MUNDIAL DA SAÚDE. *Classificação de transtornos mentais e de comportamento da CID-10: critérios diagnósticos para pesquisa*. Porto Alegre, Artes Médicas, 1998.

PACCHIAROTTI I, KOTZALIDIS GD, MURRU A, MAZZARINI L, RAPINESI C, VALENTÍ M, ANMELLA G, GOMES-DA-COSTA S, GIMENEZ A, LLACH C, PERUGI G, VIETA E, VERDOLINI N. "Mixed features in depression". *Psychiatric Clinics of North America, 43*:59-68, 2020.

PERRY W, MCILWAIN M, KLOEZEMAN K, HENRY BL, MINASSIAN A. "Diagnosis and characterization of mania: quantifying increased energy and activity in the human behavioral pattern monitor". *Psychiatry Research, 240*:278-283, 2016.

PERRY W, MINASSIAN A, HENRY B, KINCAID M, YOUNG JW, GEYER MA. "Quantifying over-activity in bipolar and schizophrenia patients in a human open field paradigm". *Psychiatry Research, 178*:84-91, 2010.

RAOUX N, BENOIT O, DANTCHEV N, DENISE P, FRANC B, ALLILAIRE JF, WIDLOCHER D. "Circadian pattern of motor activity in major depressed patients undergoing antidepressant therapy: relationship between actigraphic measures and clinical course". *Psychiatry Research, 52*:85-98, 1994.

SPEARING MK, POST RM, LEVERICH GS, BRANDT D, NOLEN W. "Modification of the Clinical Global Impressions (CGI) Scale for use in bipolar illness (BP): the CGI-BP". *Psychiatry Research, 73*:159-171, 1997.

TODDER D, CALISKAN S, BAUNE BT. "Longitudinal changes of day-time and night-time gross motor activity in clinical responders and non-responders of major depression". *World Journal of Biological Psychiatry, 10*:276-284, 2009.

VOLKERS AC, TULEN JH, VAN DEN BROEK WW, BRUIJN JA, PASSCHIER J, PEPPLINKHUIZEN L. "24-Hour motor activity after treatment with imipramine or fluvoxamine in major depressive disorder". *European Neuropsychopharmacology, 12*:273-278, 2002.

WORLD HEALTH ORGANIZATION (WHO). *ICD-11. International Classification of Diseases for Mortality and Morbidity Statistics*. 11th rev. Geneve, WHO, 2018.

YOUNG RC, BIGGS JT, ZIEGLER VE, MEYER DA. "A rating scale for mania: reliability, validity and sensitivity". *British Journal of Psychiatry, 133*:429-435, 1978.

APÊNDICE

9 A Distinção Bipolar/Unipolar

No início do século XX, Kraepelin (1913) descreveu a doença ou psicose maníaco-depressiva (PMD), que, segundo ele, se caracterizava pela recorrência de episódios maníacos, de episódios depressivos ou de ambos. Em 1980, no *Manual Diagnóstico e Estatístico de Transtornos Mentais* (DSM-III) (APA, 1980), essa condição clínica foi, de certa maneira, dividida em duas categorias nosológicas: transtorno bipolar (TB) e transtorno depressivo maior (TDM) – depressão unipolar –, ambos incluídos no capítulo dos transtornos do humor. A distinção entre as duas categorias nosológicas se baseava na mania, obrigatoriamente presente no TB e ausente do TDM. A fragmentação da PMD no DSM-III foi resultado da influência de Leonhard (1957), que propôs uma classificação das psicoses recorrentes em dois tipos: bipolares e unipolares. No DSM-5 (APA, 2013), as definições das duas categorias nosológicas praticamente não se alteraram, porém a separação entre elas tornou-se ainda mais radical, e cada uma foi colocada em um capítulo diferente: "Transtorno Bipolar e Transtornos Relacionados" e "Transtornos Depressivos".

Diferentemente do que muitos pensam, "transtorno bipolar" não é simplesmente a nova denominação da antiga PMD. Como já mencionado, na PMD poderia haver apenas episódios depressivos; assim, muitos casos hoje em dia seriam classificados como de depressão unipolar. Por outro lado, a PMD não corresponde a um mero somatório do TB com o TDM. Em primeiro lugar, a PMD era definida pela recorrência ou ciclicidade, enquanto a ênfase, em relação aos transtornos do humor, está na polaridade da síndrome afetiva, isto é, presença ou ausência de mania (ou hipomania). Além disso, a depressão do TDM representa um conceito mais amplo do que a depressão da PMD. A depressão da PMD não apenas era recorrente como também era grave e tinha características melancólicas. Em contraste, os critérios atuais para o diagnóstico de um episódio depressivo são considerados excessivamente inclusivos, pois podem ser preenchidos também por indivíduos com sintomas leves e contínuos. Esses indivíduos, no passado, receberiam o diagnóstico de depressão neurótica, não de PMD (Ghaemi, 2013; Goodwin & Jamison, 2010).

Diversos autores criticam a distinção bipolar/unipolar e defendem um retorno à concepção de Kraepelin da PMD (Goodwin & Jamison, 2010). Segundo eles, em primeiro lugar, a depressão bipolar e a unipolar são indistinguíveis quanto à sintomatologia. Alguns estudos, de fato, encontraram que algumas alterações seriam mais comuns em uma do que na outra (Perlis et al., 2004), porém isso tem sido, em geral, ignorado da prática clínica, e, no DSM-5 (APA, 2013), são exatamente os mesmos critérios diagnósticos para os dois tipos de depressão. Por outro lado, a distinção bipolar/unipolar se baseia em uma suposta oposição entre mania e depressão, que parece não existir, pois, com frequência, sintomas maníacos e depressivos estão associados, como nos estados mistos (Ghaemi, 2013). Além disso, mania e depressão podem responder a uma mesma classe de medicamentos, como os antipsicóticos atípicos (Ghaemi, 2013). Por fim, no TB, cujo diagnóstico está vinculado à mania (ou hipomania), em média os pacientes ficam mais tempo em depressão do que em mania: os episódios de depressão são mais longos e mais numerosos do que os de mania (Novis et al., 2014), e, na maioria das vezes, o primeiro episódio é de depressão (Goodwin & Jamison, 2010).

Como alternativa à dicotomia bipolar/unipolar, alguns autores (Angst, 2007; Ghaemi, 2013) propõem uma abordagem dimensional dos transtornos do humor, considerando a existência de um espectro bipolar. Em um extremo de um *continuum* estaria o transtorno esquizoafetivo do tipo bipolar; e, no outro, quadros depressivos sem história de mania ou hipomania, mas associados a um temperamento hipertímico ou ciclotímico. Ao adotarmos essa concepção, diante da heterogeneidade dos pacientes que sofrem de um transtorno do humor, deixamos de fazer uma classificação categorial, bipolar *versus* unipolar, e passamos a levar em conta variações quantitativas, isto é, "níveis de bipolaridade". Assim, podemos estimar o quão bipolar é determinado paciente. Entre os elementos que indicam que um indivíduo é "muito bipolar" se incluem: diagnóstico de TB tipo I, polaridade predominante maníaca, ciclagem rápida, episódios afetivos muito numerosos e de curta duração, presença de sintomas psicóticos, início de doença precoce, sintomas maníacos durante episódios depressivos, temperamento hipertímico ou ciclotímico, familiares próximos com TB, boa resposta ao lítio e viradas maníacas induzidas por antidepressivos. Em contrapartida, os elementos que indicam que um paciente é "pouco bipolar" são: diagnóstico de TB tipo II, polaridade predominante depressiva, ausência de ciclagem rápida, episódios afetivos pouco numerosos e de longa duração, ausência de sintomas psicóticos, início tardio de doença, ausência de sintomas maníacos durante episódios depressivos, temperamento distímico, ausência de familiares próximos com TB, resposta pobre ao lítio e ausência de viradas maníacas induzidas por antidepressivos (Cheniaux & Nardi, 2019).

O conceito de espectro bipolar está associado a algumas vantagens, como a ampliação da base amostral para estudos sobre marcadores genéticos da doença e a identificação de indivíduos com maior risco de desenvolvimento do TB (Goodwin & Jamison, 2010). Além disso, avaliar o nível de bipolaridade pode ser bastante útil para se decidir se um paciente específico com depressão bipolar pode ou não ser tratado com um antidepressivo, cujo uso está associado a viradas para a mania, aumento do risco de suicídio e aceleração dos ciclos. Quanto "mais bipolar" ele for, mais contraindicado o tratamento com um antidepressivo; e quanto "menos bipolar", mais segura será a prescrição desse tipo de psicofármaco (Cheniaux & Nardi, 2019; Gitlin, 2018).

BIBLIOGRAFIA

AMERICAN PSYCHIATRIC ASSOCIATION. *Diagnostic and Statistical Manual of Mental Disorder*. 3rd ed. Washington DC, American Psychiatric Publishing, 1980.

AMERICAN PSYCHIATRIC ASSOCIATION. *Diagnostic and Statistical Manual of Mental Disorders*. 5th ed. Washington DC, American Psychiatric Publishing, 2013.

ANGST J. "The bipolar spectrum". *British Journal of Psychiatry, 190*:189-191, 2007.

CHENIAUX E, NARDI AE. "Evaluating the efficacy and safety of antidepressants in patients with bipolar disorder". *Expert Opinion on Drug Safety, 18*:893-913, 2019.

GHAEMI SN. "Bipolar spectrum: a review of the concept and a vision for the future". *Psychiatry Investigation, 10*:218-224, 2013.

GITLIN MJ. "Antidepressants in bipolar depression: an enduring controversy". *International Journal of Bipolar Disorders, 6*:25, 2018.

GOODWIN FK, JAMISON KR. *Doença maníaco-depressiva: transtorno bipolar e depressão recorrente*. 2ª ed. Porto Alegre, Artmed, 2010.

KRAEPELIN E. *Psychiatrie: ein lehrbuch*. 8th ed. Leipzig, Barth, 1913.

LEONHARD K. *The classification of endogenous psychoses*. New Haven, Irvington, 1957.

NOVIS F, CIRILLO P, DA SILVA RA, SANTOS AL, SILVEIRA LAS, CARDOSO A, COSCARELLI P, NARDI AE, CHENIAUX E. "The progression of 102 Brazilian patients with bipolar disorder: outcome of first 12 months of prospective follow-up". *Trends in Psychiatry and Psychotherapy, 36*:16-22, 2014.

PERLIS RH, SMOLLER JW, FAVA M, ROSENBAUM JF, NIERENBERG AA, SACHS GS. "The prevalence and clinical correlates of anger attacks during depressive episodes in bipolar disorder". *Journal of Affective Disorders, 79*:291-295, 2004.

APÊNDICE

10 Rimando Bipolaridade com Criatividade[1]

O transtorno bipolar (TB) consiste em uma condição clínica grave e crônica que afeta significativamente a capacidade para o trabalho e a vida social e que, pelo menos nas fases de depressão, causa grande sofrimento psíquico (Gitlin & Miklowitz, 2017). Além disso, entre todos os transtornos mentais, é aquele que apresenta a maior taxa de suicídio efetivado (Lage et al., 2019). Em contrapartida, muitos pacientes com TB acreditam que a doença lhes proporciona elementos positivos, como aumento da sensibilidade, sexualidade, produtividade, extroversão e criatividade (Jamison et al., 1980).

De fato, parece haver algum tipo de relação entre criatividade e TB. No estudo de biografias de artistas eminentes, encontram-se muitos casos de suicídio, assim como descrições muito típicas de episódios maníacos ou hipomaníacos e depressivos (Johnson et al., 2012).

Na avaliação direta de artistas vivos, observou-se que, quando comparados com indivíduos com profissões não criativas, eles apresentam mais episódios depressivos ou maníacos e tentativas de suicídio (Goodwin & Jamison, 2010).

No entanto, quando são comparados com indivíduos saudáveis ou que sofrem de outro transtorno mental, pacientes com TB não têm índices maiores de criatividade em escalas clínicas. Por outro lado, foi evidenciado que indivíduos que sofrem de uma "forma atenuada" do TB – ou seja, ciclotimia ou hipomania pura – e familiares de bipolares apresentaram altos índices de realizações criativas (Burkhardt et al., 2019; Goodwin & Jamison, 2010; Johnson et al., 2012; Richards et al., 1988).

A observação clínica não controlada indica que, de fato, pacientes com TB ficam mais criativos e mais produtivos durante os períodos de hipomania. Em contraste, na depressão, há falta de energia, interesse e atenção para realizar as atividades; e, na mania moderada ou grave, embora ocorra aumento da energia, autoestima, autoconfiança e capacidade para associar ideias, estão prejudicadas as capacidades de concentração, organização e autocrítica (Cruz & Cheniaux, 2021).

A maioria dos artistas não sofre de um transtorno mental, e a maior parte dos indivíduos com TB não é criativa. Assim, a doença não confere talento ou criatividade a pessoa alguma. O que provavelmente acontece é que o TB - em particular, em suas formas mais leves e durante as fases de hipomania - fornece algo como um combustível, aumentando a energia e a capacidade para associar ideias e fazendo com que a pessoa que já era criativa fique mais produtiva (Cruz et al., 2022; Goodwin & Jamison, 2010).

Em 2023, publicamos um livro que discute as histórias de vida e do adoecimento mental de 17 indivíduos famosos que sofriam ou sofrem de TB (Cheniaux & Cruz, 2023). Foram eles: Alberto Santos-Dumont, Carrie Fisher, Edgar Allan Poe, Ernest Hemingway, George III da Inglaterra, Kanye West, Kay Jamison, Maria I de Portugal, Patrick Kennedy, Richard Dreyfuss, Robert Schumann, Stephen Fry, Sylvia Plath, Ulysses Guimarães, Vincent van Gogh, Virginia

[1]Publicado originalmente como artigo, em coautoria com Thiara Cruz, no informativo *APES em Foco*, número 5, edição 004/24, p. 2. Republicado com autorização da Associação Psiquiátrica do Espírito Santo (APES).

Woolf e Vivien Leigh. Onze deles eram ou são artistas, os quais, em sua maioria, ficavam ou ficam mais criativos durante períodos de hipomania. Embora pequena, essa amostra ilustra como pode ser grave o TB: em muitos desses casos, houve internações psiquiátricas, tentativas de suicídio, suicídio efetivado e comorbidade com abuso de substâncias. Por outro lado, o estudo das biografias dos nossos 17 personagens mostra que, apesar de sua inequívoca gravidade, o TB não impede que os indivíduos acometidos, se talentosos, tenham uma vida rica e produtiva, alcancem o sucesso e sejam admirados por milhões de pessoas em todo o mundo.

BIBLIOGRAFIA

BURKHARDT E, PFENNIG A, BREITLING G, PFEIFFER S, SAUER C, BECHDOLF A, CORRELL CU, BAUER M, LEOPOLD K. "Creativity in persons at-risk for bipolar disorder – a pilot study". *Early Intervention in Psychiatry, 13*:1165-1172, 2019.

CHENIAUX E, CRUZ T. *Fogo & cinzas: as incríveis histórias de bipolares famosos*. São Paulo, Editora dos Editores, 2023.

CRUZ TN, CAMELO EV, NARDI AE, CHENIAUX E. "Creativity in bipolar disorder: a systematic review". *Trends in Psychiatry and Psychotherapy, 44*:e20210196, 2022.

CRUZ TN, CHENIAUX E. "Psiquiatria e cinema: a loucura de van Gogh nos filmes". *In*: NARDI A, SILVA A, QUEVEDO J (eds.). *PROPSIQ Programa de Atualização em Psiquiatria: Ciclo 10*. Porto Alegre, Artmed Panamericana, 2021, p. 11-52.

GITLIN MJ, MIKLOWITZ DJ. "The difficult lives of individuals with bipolar disorder: a review of functional outcomes and their implications for treatment". *Journal of Affective Disorders, 209*:147-154, 2017.

GOODWIN FK, JAMISON KR. *Doença maníaco-depressiva: transtorno bipolar e depressão recorrente*. 2ª ed. Porto Alegre, Artmed, 2010.

JAMISON KR, GERNER RH, HAMMEN C, PADESKY C. "Clouds and silver linings: positive experiences associated with primary affective disorders". *American Journal of Psychiatry, 137*:198-202, 1980.

JOHNSON SL, MURRAY G, FREDRICKSON B, YOUNGSTROM EA, HINSHAW S, BASS JM, DECKERSBACH T, SCHOOLER J, SALLOUM I. "Creativity and bipolar disorder: touched by fire or burning with questions?". *Clinical Psychology Review, 32*:1-12, 2012.

LAGE RR, SANTANA CMT, NARDI AE, CHENIAUX E. "Mixed states and suicidal behavior: a systematic review". *Trends in Psychiatry and Psychotherapy, 41*:191-200, 2019.

RICHARDS R, KINNEY DK, LUNDE I, BENET M, MERZEL AP. "Creativity in manic-depressives, cyclothymes, their normal relatives, and control subjects". *Journal of Abnormal Psychology, 97*:281-288, 1988.

APÊNDICE

11 O Transtorno Esquizoafetivo Existe Mesmo?

Embora tenha estabelecido uma clara distinção entre a demência precoce e a doença maníaco-depressiva, Kraepelin (1919) admitia que, algumas vezes, essa diferenciação era difícil, especialmente quando havia "uma mistura de sintomas mórbidos de ambas as psicoses". Para Bleuler (1911) e Schneider (1957), no entanto, não haveria casos intermediários entre as "duas grandes psicoses". Ocorrendo um dos sintomas que eles consideravam específicos da esquizofrenia (EQZ) - os quatro "As" e os "sintomas de primeira ordem", respectivamente –, o diagnóstico teria que ser o de EQZ, mesmo na presença de uma síndrome afetiva, isto é, mania ou depressão.

Em 1933, Kasanin introduziu o conceito de "psicoses esquizoafetivas", em um artigo em que relatou os casos de nove pacientes que apresentavam, segundo ele, uma "mistura de sintomas esquizofrênicos e afetivos" (Kasanin, 1994). Todavia, a sintomatologia, o curso e a evolução desses pacientes, de acordo com os sistemas classificatórios atuais, seriam mais compatíveis com o diagnóstico de transtorno psicótico breve ou de transtorno esquizofreniforme (Zaudig, 1990).

Não existe consenso quanto à definição de transtorno esquizoafetivo (TEA). Embora todos concordem que se caracterizaria por uma associação entre sintomas esquizofrênicos e afetivos, os diferentes sistemas classificatórios divergem entre si sobre quais exatamente seriam esses sintomas e sobre como seria a relação temporal entre eles (McElroy et al., 1999).

No *Research Diagnostic Criteria* (RDC) (Spitzer et al., 1978), o diagnóstico de psicose esquizoafetiva exigia a ocorrência de pelo menos um sintoma de EQZ, especialmente um sintoma schneideriano, durante um episódio afetivo. Nesse sistema classificatório, a psicose esquizoafetiva era dividida em dois tipos: principalmente esquizofrênico e principalmente afetivo. A diferença entre os dois tipos era que, apenas no primeiro, o sintoma de EQZ apareceria também fora do episódio afetivo.

Na nona edição da Classificação Internacional de Doenças (CID-9) (WHO, 1977), a psicose esquizoafetiva era meramente um subtipo da EQZ. Contudo, na CID-10 (OMS, 1998), o TEA apareceu como uma categoria nosológica independente, com características muito semelhantes às da psicose esquizoafetiva do RDC, ou seja, sintomas schneiderianos de EQZ simultâneos a um quadro de mania ou depressão. Na CID-11 (WHO, 2018), essa concepção foi mantida.

Na terceira edição do Manual Diagnóstico e Estatístico de Transtornos Mentais (DSM-III) APA, 1980), o TEA foi relegado a uma posição de categoria residual, para a qual não havia critérios diagnósticos. Todavia, desde o DSM-IV (APA, 1995) até o atual DSM-5-TR (APA, 2022), o TEA se parece com a psicose esquizoafetiva do tipo esquizofrênico do RDC: o sintoma psicótico é concomitante mas também independente em relação à síndrome afetiva. Contudo, diferentemente do RDC – e da CID-10 e CID-11 –, o sintoma psicótico não é obrigatoriamente schneideriano.

As divergências, contudo, não se limitam à questão da definição do TEA. Sua própria existência tem sido questionada, e se discute que tipo de relação o TEA teria com a EQZ e com os transtornos do humor (TH) (Maier, 2006; Marneros, 2007). Seis hipóteses foram formuladas sobre o *status* nosológico do TEA. De acordo com a primeira, o TEA representaria uma entidade nosológica independente, a "terceira psicose" (Tsuang, 1991). De acordo com as demais hipóteses, os indivíduos que preenchem os critérios para o diagnóstico de TEA, na verdade: teriam uma forma atípica de EQZ, com sintomas afetivos (Evans et al., 1999); teriam uma forma atípica de TH, com sintomas esquizofrênicos (Lake & Hurwitz, 2006); teriam uma comorbidade e sofreriam simultaneamente de EQZ e de um TH (Kendler et al., 1995); formariam um grupo heterogêneo, com uma parte sofrendo de EQZ, e a outra, de um TH (Levitt & Tsuang, 1988); ou representariam um ponto intermediário de um *continuum*, em cujos extremos estariam a EQZ e os THs (Crow, 1990).

Com o objetivo de avaliar a adequação dessas hipóteses e estudar a validade do TEA como uma categoria nosológica distinta, realizamos uma revisão sistemática de estudos clínicos que compararam esse transtorno mental com a EQZ ou com os THs (Cheniaux et al., 2008). Foram consultadas seis bases de dados e 155 artigos foram selecionados. Os seguintes elementos foram considerados na comparação entre os três grupos de pacientes: dados demográficos, história familiar, exames complementares, sintomatologia, evolução e resposta a medicamentos específicos, além de outras variáveis clínicas.

No somatório dos resultados relativos a praticamente todos os elementos de comparação, encontramos um padrão bastante evidente: o TEA ficou em uma posição intermediária entre a EQZ e os THs, mas sem claramente se distinguir de ambos. Esse padrão pode ser assim representado: "EQZ ≥ TEA ≥ TH" ou "EQZ ≤ TEA ≤ TH". Para ficar mais claro, podem ser dados dois exemplos. Um total de 32 estudos avaliou a presença ou a gravidade de sintomas psicóticos. Na comparação com a EQZ, o TEA perdeu em dez estudos, empatou em outros dez e não ganhou em nenhum; na comparação com os THs, o TEA ganhou em seis estudos, empatou em outros seis e não perdeu em nenhum. Um total de 83 estudos avaliou os índices de evolução favorável. Na comparação com a EQZ, o TEA ganhou em 24 estudos, empatou em 15 e não perdeu em nenhum; na comparação com os THs, o TEA perdeu em 21 estudos, empatou em 23 e não ganhou em nenhum. Apesar de o somatório de resultados ter produzido um padrão bastante nítido, quando consideramos os estudos individualmente, encontramos muitas discrepâncias entre eles. Dependendo do estudo, o TEA estava mais próximo da EQZ, mais próximo dos THs, distante de ambos ou identificado com ambos.

Analisados em conjunto, os resultados dos 155 estudos selecionados falam contra as quatro primeiras hipóteses sobre o TEA. Em primeiro lugar, o TEA não parece ser uma categoria nosológica independente, pois, em muitos estudos, não se distinguiu da EQZ ou dos THs. Além disso, o TEA não parece ser uma forma atípica de EQZ, uma vez que, em muitos estudos, se distinguiu da EQZ ou se identificou com os THs. O TEA também não parece ser uma forma atípica de TH, pois, em muitos estudos, se distinguiu dos THs ou se identificou com a EQZ. Por fim, o TEA não parece representar uma comorbidade, pois, com frequência, não ficou equidistante em relação à EQZ e aos THs, identificando-se mais com um lado ou com o outro.

Por outro lado, não foi afastada a hipótese de que o TEA represente um grupo heterogêneo de pacientes. Pode-se traçar um paralelo entre essa possibilidade e a subdivisão do TEA no RDC. Nesse sentido, pacientes com TEA do tipo principalmente esquizofrênico sofreriam de EQZ, enquanto aqueles do tipo principalmente afetivo sofreriam de um TH (Tsuang & Coryell, 1993). As discrepâncias entre os estudos são provavelmente explicadas por diferenças na composição das amostras de pacientes com TEA. Assim, supõe-se que, quando na amostra de determinado estudo havia predomínio de TEA do tipo esquizofrênico, os resultados eram mais próximos aos obtidos no subgrupo de pacientes com EQZ; quando havia predomínio de TEA do tipo afetivo, os resultados eram mais próximos aos obtidos no subgrupo de pacientes com TH; e, quando não havia predomínio de um dos tipos de TEA, os resultados ficavam equidistantes em relação aos dois outros subgrupos.

Outra hipótese que não pôde ser eliminada foi a que de que o TEA representaria um ponto intermediário entre a EQZ e os THs em um *continuum*. As demais hipóteses levam em conta um modelo categorial de classificação nosológica, segundo o qual a EQZ e os THs são qualitativamente diferentes. Em contraste, a hipótese relacionada à existência de um *continuum* tem como base um modelo dimensional, que considera variações quantitativas no que se refere ao adoecimento mental (Crow, 1990), e admite a existência de uma "psicose única" (Aragona, 2024). Com relação à discrepância de resultados quando se consideram individualmente os estudos, de forma análoga ao apresentado na discussão da hipótese anterior, a explicação parece estar relacionada à composição da amostra. Nesse sentido, quando no subgrupo de pacientes com TEA predominavam pacientes com características mais próximas ao extremo da EQZ, o TEA ficava indistinguível da EQZ e bem diferente dos THs, e assim por diante.

BIBLIOGRAFIA

AMERICAN PSYCHIATRIC ASSOCIATION. *Diagnostic and Statistical Manual of Mental Disorder*. 3rd ed. Washington DC, American Psychiatric Publishing, 1980.

AMERICAN PSYCHIATRIC ASSOCIATION. *Diagnostic and Statistical Manual of Mental Disorders*. 5th ed., text revision *(DSM-5-TR™)*. Washington DC, American Psychiatric Association Publishing, 2022.

AMERICAN PSYCHIATRIC ASSOCIATION. *DSM-IV: Manual de Diagnóstico e Estatística de Transtornos Mentais*. Porto Alegre, Artmed, 1995.

ARAGONA M. "Unitary psychosis (Einheitspsychose): a conceptual history". *Journal of Affective Disorders, 359*:86-91, 2024.

BLEULER E. *Dementia praecox or the group of schizophrenias*. New York, International Universities Press, 1911.

CHENIAUX E, LANDEIRA-FERNANDEZ J, LESSA TELLES L, LESSA JLM, DIAS A, DUNCAN T, VERSIANI M. "Does schizoaffective disorder really exist? A systematic review of the studies that compared schizoaffective disorder with schizophrenia or mood disorders". *Journal of Affective Disorders, 106*:209-217, 2008.

CROW TJ. "Nature of the genetic contribution to psychotic illness - a *continuum* viewpoint". *Acta Psychiatrica Scandinavica, 81*:401-408, 1990.

EVANS JD, HEATON RK, PAULSEN JS, MCADAMS LA, HEATON SC, JESTE DV. "Schizoaffective disorder: a form of schizophrenia or affective disorder?". *Journal of Clinical Psychiatry, 60*:874-882, 1999.

KASANIN J. "The acute schizoaffective psychoses. 1933". *American Journal of Psychiatry, 151*:144-154, 1994.

KENDLER KS, MCGUIRE M, GRUENBERG AM, WALSH D. "Examining the validity of DSM-III-R schizoaffective disorder and its putative subtypes in the Roscommon Family Study". *American Journal of Psychiatry, 152*:755-764, 1995.

KRAEPELIN E. *Dementia praecox and paraphrenia*. Edinburgh, Livingstone, 1919.

LAKE CR, HURWITZ N. "Schizoaffective disorders are psychotic mood disorders; there are no schizoaffective disorders". *Psychiatry Research, 143*:255-287, 2006.

LEVITT JJ, TSUANG MT. "The heterogeneity of schizoaffective disorder: implications for treatment". *American Journal of Psychiatry, 145*:926-936, 1988.

MAIER W. "Do schizoaffective disorders exist at all?". *Acta Psychiatrica Scandinavica, 113*:369-371, 2006.

MARNEROS A. "Do schizoaffective disorders exist at all?". *Acta Psychiatrica Scandinavica, 115*:162, 2007.

MCELROY SL, KECK PE, STRAKOWSKI SM. "An overview of the treatment of schizoaffective disorder". *Journal of Clinical Psychiatry, 60*:16-22, 1999.

ORGANIZAÇÃO MUNDIAL DE SAÚDE (OMS). *Classificação de Transtornos Mentais e de Comportamento da CID-10: critérios diagnósticos para pesquisa*. Porto Alegre, Artes Médicas, 1998.

SCHNEIDER K. "Primäre und sekundäre symptome beider schizophrenie". *Fortschritte der Neurologie Psychiatrie, 25*:487-490, 1957.

SPITZER RL, ENDICOTT J, ROBINS E. *Research diagnostic criteria for a selected group of funcional disorders. Biometrics research.* 3rd ed. New York, New York State Psychiatric Institute, 1978.

TSUANG D, CORYELL W. "An 8-year follow-up of patients with DSM-III-R psychotic depression, schizoaffective disorder, and schizophrenia". *American Journal of Psychiatry, 150*:1182-1188, 1993.

TSUANG MT. "Morbidity risks of schizophrenia and affective disorders among first-degree relatives of patients with schizoaffective disorders". *British Journal of Psychiatry, 158*:165-170, 1991.

WORLD HEALTH ORGANIZATION (WHO). *ICD-9. International Statistical Classification of Diseases and Related Health Problems.* 9th rev. Geneva, WHO, 1977.

WORLD HEALTH ORGANIZATION (WHO). *ICD-11. International Classification of Diseases for Mortality and Morbidity Statistics.* 11th rev. Geneve, WHO, 2018.

ZAUDIG M. "Cycloid psychoses and schizoaffective psychoses – a comparison of different diagnostic classification systems and criteria". *Psychopathology, 23*:233-242, 1990.

APÊNDICE

12 O Diálogo entre Neurociência e Psicanálise

Freud iniciou sua carreira como neuroanatomista e neurologista e publicou importantes trabalhos neurocientíficos, por exemplo, sobre paralisia cerebral infantil e afasia (Sacks, 1988). Ele acreditava que os fenômenos mentais estão relacionados à atividade cerebral, crença que manteve mesmo depois de criar a psicanálise (Schore, 1997).

O *Projeto para uma psicologia científica*, elaborado por Freud em 1895, mas publicado postumamente, tem recebido a atenção tanto de psicanalistas como de neurocientistas (Freud, 1990). Apesar de ser considerado um texto pré-psicanalítico, esse trabalho contém o núcleo de grande parte das teorias metapsicológicas que posteriormente ele iria desenvolver (Pribram, 1998; Schore, 1997). Por outro lado, nesse mesmo trabalho, Freud concebeu a existência de "barreiras de contato" entre os neurônios, as quais correspondem ao que Sherrington descreveria 2 anos mais tarde como sinapses (Pribram, 1998), e antecipou as propriedades fisiológicas da potencialização de longo prazo na transmissão sináptica, fenômeno que só seria descoberto em 1973 (Centonze et al., 2004). Freud nunca abandonou o modelo mecanicista e neurocientífico existente no projeto, simplesmente o transformou, com pequenas modificações, em seus conceitos metapsicológicos (Brook, 1998).

Nas últimas décadas, temos assistido a uma tentativa de aproximação - ou reaproximação - entre psicanálise e neurociência. Nesse sentido, em 1999, começou a circular o periódico *Neuropsychoanalysis*, criado com o objetivo de favorecer o diálogo e a integração entre os dois campos (Nersessian & Solms, 1999). E, em julho de 2000, em Londres, foi fundada a International Neuropsychoanalysis Society (NPSA, n.d.), que, desde então, tem realizado congressos anuais e fomentado a pesquisa.

O debate sobre a viabilidade de uma interação entre psicanálise e neurobiologia tem se tornado cada vez mais intenso. Há duas visões principais sobre a questão. Para alguns autores (Dayan & Olliac, 2010), os conceitos e teorias das duas áreas são fundamentalmente diferentes e não podem ser articulados. Nesse sentido, para muitos psicanalistas, o conhecimento neurobiológico em nada poderia contribuir para a compreensão de significados, que seriam a essência da psicanálise (Blass & Carmeli, 2007); e, em contrapartida, grande parte dos neurocientistas consideram as teorias psicanalíticas irrelevantes e não científicas (Watt, 2000). Entretanto, segundo outros autores (Cheniaux, 2006; Cheniaux et al., 2011; Gabbard, 2000; Rosenblatt, 2004), um diálogo entre psicanálise e neurobiologia poderia promover um enriquecimento mútuo: por um lado, refinando a teoria psicanalítica, e, por outro, produzindo hipóteses interessantes para os neurocientistas testarem.

Qualquer debate sobre a interação entre psicanálise e neurobiologia deve envolver a filosofia da mente, campo filosófico que aborda o problema mente-corpo ou mente-cérebro. Na abordagem dessa questão, as correntes da filosofia da mente dividem-se em dois grupos: o dualismo de substância e o monismo de substância. Segundo a visão dualista, mente e corpo são constituídos por dois tipos distintos de substâncias, cujas propriedades são incompatíveis: a mente é imaterial, e o corpo, material. Atualmente, o dualismo de substância tem muito pouco apoio entre filósofos e cientistas. O monismo de substância - ou materialismo - é a concepção amplamente predominante. De acordo com ele, há somente o mundo físico, nada é imaterial (Teixeira, 2000).

Algumas posições do monismo, como o *behaviorismo* analítico e o materialismo fisicalista ou redutivo, não favorecem um diálogo entre psicanálise e neurobiologia. Para o *behaviorismo* analítico, a mente não existe, o que existe são os comportamentos; e, segundo o materialismo fisicalista ou redutivo, há uma relação de identidade entre mente e cérebro, ou seja, os estados mentais são estados cerebrais (Maslin, 2009). Diferentemente, outras correntes filosóficas monistas, como a superveniência psicofísica e o emergentismo, são compatíveis com uma interação entre psicanálise e neurobiologia. De acordo com a superveniência psicofísica, fenômenos psicológicos dependem de fenômenos físicos e biológicos, embora as propriedades mentais não se reduzam às propriedades físicas ou biológicas (Marras, 1993). Por outro lado, vários filósofos veem os processos mentais como propriedades emergentes da função cerebral. Nesse sentido, o que chamamos de mente é o resultado do surgimento, no nível psicológico, de novas características, as quais não podem ser previstas com base no funcionamento biológico (Kendler, 2001). Portanto, considerando a teoria da superveniência e o emergentismo, pode-se afirmar que, embora os processos psicanalíticos não possam ser totalmente explicados pela neurofisiologia, a teoria psicanalítica não deve contradizer as leis biológicas ou os conhecimentos sobre a atividade cerebral (Cheniaux & Lyra, 2014).

Apesar da atual falta de prestígio do dualismo de substância dentro da filosofia e da ciência, observa-se um evidente antagonismo entre psiquiatras de orientação biológica e psicanalistas. A subdivisão etiológica tradicional e ultrapassada das patologias psiquiátricas em orgânicas *versus* psicológicas ainda é comum na prática clínica diária (Miresco & Kirmayer, 2006). Segundo essa visão, a psicoterapia atua sobre a mente e é a melhor opção de tratamento para transtornos psicológicos, enquanto a psicofarmacoterapia modifica o cérebro e é mais apropriada para transtornos orgânicos (Gabbard, 2000). No entanto, diversos estudos clínicos desafiam seriamente a perspectiva dualista na abordagem dos transtornos mentais. Nesses estudos, que utilizaram técnicas de neuroimagem funcional, não foram encontradas diferenças quanto aos efeitos no metabolismo cerebral entre pacientes que melhoraram com o uso de antidepressivos e aqueles que responderam a tratamento psicoterápico (Baxter, 1992; Brody et al., 2001; Furmark et al., 2002; Kennedy et al., 2007; Martin et al., 2001).

Por fim, coerentemente com a visão monista, Eric Kandel (1999), neurocientista ganhador do Prêmio Nobel de Medicina por seus estudos sobre a memória, postula que a resposta clínica em qualquer forma de psicoterapia, inclusive a psicanálise, depende de modificações duradouras no sistema de memórias implícitas e de alterações estruturais no cérebro, com a formação de novas sinapses. Em um artigo de revisão (Cheniaux et al., 2011), propusemos um modelo teórico sobre o tratamento analítico com base em aspectos neurobiológicos.

BIBLIOGRAFIA

BAXTER LR. "Caudate glucose metabolic rate changes with both drug and behavior therapy for obsessive-compulsive disorder". *Archives of General Psychiatry*, *49*:681-689, 1992.

BLASS RB, CARMELI Z. "The case against neuropsychoanalysis: on fallacies underlying psychoanalysis' latest scientific trend and its negative impact on psychoanalytic discourse". *International Journal of Psychoanalysis*, *88*:19-40, 2007.

BRODY AL, SAXENA S, STOESSEL P, GILLIES LA, FAIRBANKS LA, ALBORZIAN S, PHELPS ME, HUANG SC, WU HM, HO ML, HO MK, AU SC, MAIDMENT K, BAXTER LR. "Regional brain metabolic changes in patients with major depression treated with either paroxetine or interpersonal therapy: preliminary findings". *Archives of General Psychiatry*, *58*:631-640, 2001.

BROOK A. "Neuroscience versus psychology in Freud". *Annals of the New York Academy of Sciences, 843*:66-79, 1998.

CENTONZE D, SIRACUSANO A, CALABRESI P, BERNARDI G. "The project for a scientific psychology (1895): a freudian anticipation of LTP-memory connection theory". *Brain Research Reviews, 46*:310-314, 2004.

CHENIAUX E. "Os sonhos: integrando as visões psicanalítica e neurocientífica". *Revista de Psiquiatria do Rio Grande do Sul, 28*:169-177, 2006.

CHENIAUX E, LYRA CE DE S. "The dialog between psychoanalysis and neuroscience: what does philosophy of mind say?". *Trends in Psychiatry and Psychotherapy, 36*:186-192, 2014.

CHENIAUX E, ZUSMAN JA, DE FREITAS S, CARVALHO LA, LANDEIRA-FEMANDEZ J. "Psychoanalytic treatment: a neurobiological view". *Psychology & Neuroscience, 4*:417-427, 2011.

DAYAN J, OLLIAC B. "From hysteria and shell shock to posttraumatic stress disorder: comments on psychoanalytic and neuropsychological approaches". *Journal of Physiology, Paris, 104*:296-302, 2010.

FREUD S. "Projeto para uma psicologia científica". *In*: *Edição standard brasileira das obras psicológicas completas de Sigmund Freud*. Rio de Janeiro, Imago, 1990, p. 29-397.

FURMARK T, TILLFORS M, MARTEINSDOTTIR I, FISCHER H, PISSIOTA A, LÅNGSTRÖM B, FREDRIKSON M. "Common changes in cerebral blood flow in patients with social phobia treated with citalopram or cognitive-behavioral therapy". *Archives of General Psychiatry, 59*:425-433, 2002.

GABBARD GO. "A neurobiologically informed perspective on psychotherapy". *British Journal of Psychiatry, 177*:117-122, 2000.

KANDEL ER. "Biology and the future of psychoanalysis: a new intellectual framework for psychiatry revisited". *American Journal of Psychiatry, 156*:505-524, 1999.

KENDLER KS. "A psychiatric dialogue on the mind-body problem". *American Journal of Psychiatry, 158*:989-1.000, 2001.

KENNEDY SH, KONARSKI JZ, SEGAL ZV, LAU MA, BIELING PJ, MCINTYRE RS, MAYBERG HS. "Differences in brain glucose metabolism between responders to CBT and venlafaxine in a 16-week randomized controlled trial". *American Journal of Psychiatry, 164*:778-788, 2007.

MARRAS A. "Psychophysical supervenience and nonreductive materialism". *Synthese, 95*:275-304, 1993.

MARTIN SD, MARTIN E, RAI SS, RICHARDSON MA, ROYALL R. "Brain blood flow changes in depressed patients treated with interpersonal psychotherapy or venlafaxine hydrochloride: preliminary findings". *Archives of General Psychiatry, 58*:641-648, 2001.

MASLIN KT. *Introdução à filosofia da mente*. 2ª ed. Porto Alegre, Artmed, 2009.

MIRESCO MJ, KIRMAYER LJ. "The persistence of mind-brain dualism in psychiatric reasoning about clinical scenarios". *American Journal of Psychiatry, 163*:913-918, 2006.

NERSESSIAN E, SOLMS M. "Editors' introduction". *Neuropsychoanalysis, 1*:3-4, 1999.

NPSA. *The Neuropsychoanalysis Association*, c2025. Disponível em: https://npsa-association.org.

PRIBRAM KH. "A century of progress?". *Annals of the New York Academy of Sciences, 843*:11-19, 1998.

ROSENBLATT A. "Insight, working through, and practice: the role of procedural knowledge". *Journal of the American Psychoanalytic Association, 52*:189-207, 2004.

SACKS OW. "Sigmund Freud: the other road". *In*: GUTTMANN G, SCHOLZ-STRASSER I (eds.). *Freud and the neurosciences: from brain research to the unconscious*. Vienna, Verlag der Oesterreichischen Akademie der Wissenschaften, 1988.

SCHORE AN. "A century after Freud's project: is a rapprochement between psychoanalysis and neurobiology at hand?". *Journal of the American Psychoanalytic Association, 45*:807-840, 1997.

TEIXEIRA JF. *Mente, cérebro e cognição*. Petrópolis, Vozes, 2000.

WATT D. "The dialogue between psychoanalysis and neuroscience: alienation and reparation". *Neuropsychoanalysis, 2*:183-192, 2000.

APÊNDICE 13 O Uso de Filmes Cinematográficos no Ensino da Psiquiatria e da Psicopatologia

O cinema ama a psiquiatria. É extremamente comum encontrarmos nos filmes personagens que parecem sofrer de um transtorno mental. Os "birutas", com seus comportamentos irreverentes e extravagantes, podem ser ótimos para a comédia; e os sociopatas, por sua vez, dão excelentes vilões para filmes policiais, de suspense ou de terror.

Essa pletora de "loucos" nas telas desperta a curiosidade de muitos estudantes da área de saúde mental – e de leigos – quanto aos diagnósticos desses "pacientes". Assim, nas últimas décadas, foram publicados diversos livros (Corrêa & Huguet, 2023; Fiks & Santos Jr., 2006; Landeira-Fernandez & Cheniaux, 2010) e artigos científicos (Honorato et al., 2018; Maia et al., 2005) que discutem filmes comerciais à luz da psiquiatria e da psicopatologia, abordando os personagens como "casos clínicos". Além disso, em diferentes partes do mundo, obras cinematográficas têm sido utilizadas por professores como ferramentas de ensino da psiquiatria. Os públicos-alvo são principalmente alunos de graduação em medicina (Datta, 2009; Graf et al., 2014; Kalra, 2011; Kuhnigk et al., 2012; Maia et al., 2007; Song et al., 2023), mas também residentes de psiquiatria (Sierles, 2005) e outros estudantes universitários (Borges, 2024). Trazer o cinema para a sala de aula parece ser bastante útil do ponto de vista didático, pois os aspectos lúdicos e emocionais da sétima arte despertam no estudante interesse e envolvimento afetivo.

Por outro lado, com grande frequência, os filmes retratam os transtornos mentais de forma não fidedigna, o que leva à desinformação. Entre esses filmes, alguns apresentam personagens estereotipados, especialmente homicidas ou narcisistas e, assim, contribuem para a estigmatização da doença e do doente mental (Hyler et al., 1991). Todavia, devemos nos resignar e aceitar que a maior preocupação de roteiristas, diretores e produtores de filmes cinematográficos ficcionais tem que ser não com a descrição clínica rigorosa e precisa, mas com a qualidade artística – além, é claro, da bilheteria. Para ser totalmente fiel à realidade – ou pelo menos tentar –, a opção é produzir um documentário. Por isso, para ensinar psiquiatria de forma adequada, não basta exibir o filme, é necessário que haja um professor que mostre o que está certo e o que está errado quanto à psicopatologia na obra e que descreva como é o adoecimento mental no mundo real.

Para ilustrar a questão de como o cinema retrata os transtornos mentais, podem ser mencionados dois exemplos de filmes bastante populares. Em *Mr. Jones* (Figgs, 1993), encontramos uma boa descrição do transtorno bipolar, especialmente da fase maníaca. Na obra, o personagem-título apresenta vários sintomas bastante típicos, como euforia, jocosidade, desinibição, aumento da libido, agitação psicomotora, comportamentos de risco e baixa consciência de morbidez. Em contraste, em *Uma mente brilhante* (Howard, 2001), a esquizofrenia é mostrada de forma bastante diferente da que vemos na clínica. O roteiro se baseia em uma história real, a do ganhador do Prêmio Nobel de Economia, John Nash, que, de fato, recebeu em vida esse diagnóstico. No entanto, o que vemos na tela não é muito característico de esquizofrenia, sobretudo no que se refere aos sintomas psicóticos. Na esquizofrenia, predominam alucinações auditivas, porém o personagem não apenas ouve a voz de uma pessoa que não está presente como também a vê e tem a sensação de ser tocado por ela. Essas alucinações combinadas quanto à modalidade sensorial –

auditivas, visuais e táteis simultâneas – dificilmente acontecem nos transtornos psicóticos. Além disso, seu delírio é bem sistematizado e de conteúdo possível, enquanto na esquizofrenia os delírios tendem a ser desorganizados e bizarros (Landeira-Fernandez & Cheniaux, 2010). Segundo a famosa psiquiatra Nancy Andreasen (2015), que conheceu John Nash pessoalmente, o filme traz muitas distorções sobre sua vida e sua doença.

Não raramente, dois ou mais psiquiatras discordam entre si quanto ao diagnóstico de um mesmo personagem cinematográfico. Nenhum problema nisso, o mesmo acontece na prática clínica do dia a dia, na avaliação de pacientes "de carne e osso". Como a formulação do diagnóstico psiquiátrico se baseia apenas no exame psíquico e na anamnese, raramente se auxiliando de resultados de exames complementares, o grau de concordância é bastante baixo, menor do que em qualquer outra especialidade médica. Em consequência, se afirmo que determinado paciente, real ou fictício, sofre do transtorno mental X, e o meu colega diz que o diagnóstico é Y, não há como provar de forma cabal quem está com a razão.

Obviamente, a experiência cinematográfica não substitui a observação direta de um paciente real. No entanto, assistir a filmes é uma alternativa interessante para estudantes que não têm acesso a uma enfermaria/ambulatório psiquiátrico ou que o fazem como uma atividade introdutória. Além disso, em virtude do seu maior alcance, o cinema pode levar informações sobre o adoecimento mental para o público em geral. Se isso é feito sob orientação profissional especializada, promove-se divulgação científica, psicoeducação e combate ao preconceito.

BIBLIOGRAFIA

ANDREASEN NC. "John and Alicia Nash: a beautiful love story". *American Journal of Psychiatry, 172*:710-713, 2015.

BORGES TG. *Cinemeducation: o método*. São Paulo, Universidade de São Paulo, 2024.

CORRÊA H, HUGUET RB (eds.). *Aprendendo psiquiatria no cinema*. Belo Horizonte, Ampla, 2023.

DATTA V. "Madness and the movies: an undergraduate module for medical students". *International Review of Psychiatry, 21*:261-266, 2009.

FIGGS M. *Mr. Jones*. Estados Unidos, Sony Pictures Classics, 1993.

FIKS JP, SANTOS Jr. A. *No avesso da tela: a psiquiatria pelo cinema*. São Paulo, Lemos Editorial, 2006.

GRAF H, ABLER B, WEYDT P, KAMMER T, PLENER PL. "Development, implementation, and evaluation of a movie-based curriculum to teach psychopathology". *Teaching and Learning in Medicine, 26*:86-89, 2014.

HONORATO TG, OLIVA VHS, CASTALDELLI-MAIA JM, NETO FL. "The antisocial personality disorder in the brazilian movies". *Jornal Brasileiro de Psiquiatria, 67*:143-150, 2018.

HOWARD R. *Uma mente brilhante*. Estados Unidos, Paramount Pictures, 2001.

HYLER SE, GABBARD GO, SCHNEIDER I. "Homicidal maniacs and narcissistic parasites: stigmatization of mentally ill persons in the movies". *Hospital and Community Psychiatry, 42*:1044-1048, 1991.

KALRA G. "Psychiatry movie club: a novel way to teach psychiatry". *Indian Journal of Psychiatry, 53*:258-260, 2011.

KUHNIGK O, SCHREINER J, REIMER J, EMAMI R, NABER D, HARENDZA S. "Cinemeducation in psychiatry: a seminar in undergraduate medical education combining a movie, lecture, and patient interview". *Academic Psychiatry, 36*:205-210, 2012.

LANDEIRA-FERNANDEZ J, CHENIAUX E. *Cinema e loucura: conhecendo os transtornos mentais através dos filmes*. Porto Alegre, Artmed, 2010.

MAIA HE, SILVA LLM, TOSCANI NV, OLIVEIRA RG. Cinema e psiquiatria: filmes para o ensino da psiquiatria. *Revista Psicopedagogia, 24*:50-55, 2007.

MAIA JMC, CASTILHO SM, MAIA MC, NETO FL. "Psicopatologia no cinema brasileiro: um estudo introdutório". *Archives of Clinical Psychiatry*, São Paulo, *32*:319-323, 2005.

SIERLES FS. "Using film as the basis of an American culture course for first-year psychiatry residents". *Academic Psychiatry, 29*:100-104, 2005.

SONG Y, MA Y, HUANG Y, WANG Y, XU P, HUANG G, CHEN X. "Effectiveness of teaching psychopathology through the analysis of movie characters: a randomized controlled trial in Shandong Province, China". *Scientific Reports, 13*:1-6, 2023.

Bibliografia

AKISKAL HS. "The classification of mental disorders". *In*: KAPLAN HI & SADOCK BJ (eds.). *Comprehensive Textbook of Psychiatry V*, vol. I. Baltimore, Williams & Wilkins, 1989.

ALONSO-FERNÁNDEZ F. *Fundamentos de la psiquiatria actual*. 3ª ed. Madrid, Editorial Paz Montalvo, 1976.

ALVES GARCIA J. *Compêndio de Psiquiatria*. Rio de Janeiro, A Casa do Livro, 1942.

AMADOR XF, STRAUSS DH, YALE SA, FLAUM MM, ENDICOTT J, GORMAN JM. "Assessment of insight in psychosis". *American Journal of Psychiatry, 150*:873-879, 1993.

AMARAL M. "O suicídio". *In*: BUENO JR, NARDI AE (org.). *Diagnóstico e tratamento em psiquiatria*. Rio de Janeiro, MEDSI, 2000.

AMERICAN PSYCHIATRIC ASSOCIATION. *Diagnostic and Statistical Manual of Mental Disorder,* 3rd ed. Washington, DC, American Psychiatric Publishing, 1980.

AMERICAN PSYCHIATRIC ASSOCIATION. *Diagnostic and Statistical Manual of Mental Disorders, Text Revision (DSM-5-TR™)*, 5th ed. Washington DC, American Psychiatric Association Publishing, 2022.

AMERICAN PSYCHIATRIC ASSOCIATION. *Diagnostic and Statistical Manual of Mental Disorders*, 5th ed. Washington, DC, American Psychiatric Publishing, 2013.

AMERICAN PSYCHIATRIC ASSOCIATION. *Diagnostic and Statistical Manual of Mental Disorders,* 4th ed. Washington, DC, American Psychiatric Publishing, 1994.

ANDRADE VM. "Affect, thought and consciousness". *Neuropsychoanalysis*, *5*(1):71-80, 2003.

ANDRADE VM. "Criatividade, cultura e estrutura psíquica". *Revista Brasileira de Psicanálise, 31*(3):581-601, 1997.

ANDRADE VM. *Psicanálise de amplo espectro: a teoria estrutural e os rumos atuais e futuros da psicanálise*. Rio de Janeiro, Imago, 1993.

ANDRADE VM. "Repressão, sublimação e cultura". *In*: *A presença de Freud*. Rio de Janeiro, Edição da Associação Brasileira de Psicanálise, 1989.

ANDRADE VM. "Sexo e vida em Freud". *Boletim científico da SPRJ*, vol. XVIII, 1:77-98, 1997.

APPOLINÁRIO JC, COUTINHO W, PÓVOA LC. "O transtorno de comer compulsivo: revisão da literatura". *Jornal Brasileiro de Psiquiatria*, *44*(supl. 1):S38-S45, 1995.

ARNOLD MG. "Emotion, motivation, and the limbic system". *Annals New York Academy of Science*, *159*(3):1041-1058, 1969.

BARRON F, WELSH GS. "Artistic perception as a possible factor in personality style: its measurement by a figure preference test". *The Journal of Psychology, 33*:199-203, 1952.

BASTOS CL. *Manual do exame psíquico: uma introdução prática à psicopatologia*. Rio de Janeiro, Revinter, 1997.

BASTOS O. "Distúrbios esquizofrênicos". *Jornal Brasileiro de Psiquiatria*, *36*(6):307-311, 1987.

BELL V, HALLIGAN PW, ELLIS HD. "Explaining delusions: a cognitive perspective". *Trends in Cognitive Sciences*, *10*(5):219-226, 2006.

BERRIOS GE. "Phenomenology and psychopathology: was there ever a relationship?". *Comprehensive Psychiatry, 34*(4):213-220, 1993.

BEVILACQUA F, BENSOUSSAN E, JANSEN JM, SPÍNOLA E. CASTRO F. *Manual do exame clínico*, 12ª ed. Rio de Janeiro, Cultura Médica, 2000.

BINET A. SIMON T. *The development of intelligence in children*. Baltimore, Williams & Wilkins, 1916.

BLACKLOW RS. "O estudo dos sintomas". *In*: BLACKLOW RS. *MacBryde sinais & sintomas: fisiopatologia aplicada e interpretação clínica*, 6ª ed. Rio de Janeiro, Guanabara Koogan, 1986 (supervisão da tradução: Rui Toledo Barros).

BLECHNER M. "The analysis and creation of dream meaning: interpersonal, intrapsychic and neurobiological perspectives." *Contemporary Psychoanalysis, 34*:181-194, 1998.

BLEULER E. *Psiquiatria*, 15ª ed. Rio de Janeiro, Guanabara Koogan, 1985.

BOWLBY J. *Apego e perda*. São Paulo, Martins Fontes, 1984.

BRANDÃO ML. *Psicofisiologia*. São Paulo, Atheneu, 1995.

BRENNER C. *Noções básicas de psicanálise*, 3ª ed. Rio de Janeiro, Imago, 1975.

BREUER J, FREUD S. "Estudos sobre a histeria". *In*: *Edição standard brasileira das obras psicológicas completas de Sigmund Freud*, vol. II. Rio de Janeiro, Imago, 1988 (1895).

BRÜNE M. "Ethological remarks on maneirisms: conceptualisation and proposal for a definition". *Psychopathology, 31*:188-196, 1998.

BUMKE O. *Tratado de las Enfermedades Mentales*. Barcelona, Francisco Seix edit., 1926.

BUSH G, FINK M, PETRIDES G, DOWLING F, FRANCIS A. "Catatonia. I. Rating scale and standardized examination". *Acta psychiatrica Scandinavica, 93*(2):129-36, 1996.

BUTCHER HJ. *A inteligência humana*. São Paulo, Perspectiva, 1972.

CABALEIRO GOAS M. *Temas psiquiatricos: algunas cuestiones psicopatologicas generales*. Madrid, Editorial Paz Montalvo, 1966.

CAMELO EVM, VELASQUES B, RIBEIRO P, NETTO T, CHENIAUX E. "Attention impairment in bipolar disorder: a systematic review". *Psychology & Neuroscience, 6*(3):299-309, 2013.

CANGUILHEM G. *O normal e o patológico*, 4ª ed. Rio de Janeiro, Forense Universitária, 1995.

CARVALHO LAV, FISZMAN A. "Modelos computacionais em psiquiatria". *Arquivos Brasileiros de Psiquiatria, Neurologia e Medicina Legal, 74*(jul-set):30-34, 2000.

CATTELL RB. *Abilities: their structure, growth, and action*. Boston, MA, Houghton Mifflin, 1971.

CHALUB M. *Temas de psicopatologia*. Rio de Janeiro, Zahar, 1977.

CHAUI M. *Convite à filosofia*, 3ª ed. São Paulo, Ática, 1995.

CHEN E, BERRIOS GE. "Recognition of hallucinations: a new multidimensional model and methodology". *Psychopathology, 29*:54-63, 1996.

CHENIAUX E. "Psicopatologia". *PROPSIQ*, 1:37-66, 2011.

CHENIAUX E, BRAGA RJC, LESSA JLM. "Transtorno delirante: a paranoia nos dias de hoje". *Jornal Brasileiro de Psiquiatria, 49*(8):301-308, 2000.

CHENIAUX E, FILGUEIRAS A, SILVA RA, SILVEIRA LA, NUNES AL, LANDEIRA-FERNANDEZ J. "Increased energy/activity, not mood changes, is the core feature of mania". *The Journal of Affective Disorders, 152-154*: 256-261, 2014.

CHENIAUX E, SILVA RA, SANTANA CM, FILGUEIRAS A. "Changes in energy and motor activity: core symptoms of bipolar mania and depression?". *Revista Brasileira de Psiquiatria, 40*(3):233-237, 2017.

CHIOZZA L. "Body, affect, and language". *Neuropsychoanalysis, 1*(1):111-123, 1999.

CLAUDE H, EY H. "Hallucinose et hallucination". *Encéphale, 27*:576-620, 1932.

CRICK F, MITCHISON G. "The function of dream sleep". *Nature, 304*:111-114, 1983.

DALGALARRONDO P. *Psicopatologia e semiologia dos transtornos mentais*. Porto Alegre, Artes Médicas Sul, 2000.

DAMÁSIO AR. *O erro de Descartes: emoção, razão e o cérebro humano*. São Paulo, Companhia das Letras, 2000.

DAVID AS. "Auditory hallucinations: phenomenology, neuropsychology and neuroimaging update". *Acta Psychiatrica Scandinavica, 99*(suppl. 395):95-104, 1999.

DEL NERO HS. *O sítio da mente: pensamento, emoção e vontade no cérebro humano*. São Paulo, Collegium Cognitio, 1997.

DELGADO H. *Curso de psiquiatria*, 5ª ed. Barcelona, Editorial Científico-Médica, 1969.

DeLUCA J. "A cognitive neuroscience perspective on confabulation". *Neuropsychoanalysis, 2*(2):119-132, 2000.

DENING TR, BERRIOS GE. "The enigma of pseudohallucinations: current meanings and usage". *Psychopathology, 29*:27-34, 1996.

DUUS P. *Diagnóstico topográfico em neurologia*, 3ª ed. Rio de Janeiro, Cultura Médica, 1985.

ELY EW, TRUMAN B, SHINTANI A, THOMASON JW, WHEELER AP, GORDON S, FRANCIS J, SPEROFF T, GAUTAM S, MARGOLIN R, SESSLER CN, DITTUS RS, BERNARD GR. "Monitoring Sedation Status Over Time in ICU Patients". *JAMA, 289*(22):2983, 2003.

ESQUIROL JE. "Des maladies mentales, considérées sous les rapports médical, hygiénique et médico-légal". Bruxelles, *Lib. Méd et Scientifique*, 1838.

EY H. *Traité des hallucinations*. Paris, Masson et cie., 1973.

EY H, BERNARD P, BRISSET C. *Manual de Psiquiatria*, 5ª ed. Rio de Janeiro, Masson do Brasil, 1988.

FALRET JF. Des maladies mentales et des asiles d'alienés. Paris, J. B. Baillière, 1864.

FERRÃO C, CHENIAUX E. "Fregoli Syndrome: An Atypical Presentation". *Clinical Schizophrenia & Related Psychoses, 16*(1), 2022.

FINK M, SHORTER E, TAYLOR MA. "Catatonia is not schizophrenia: Kraepelin's error and the need to recognize catatonia as an independent syndrome in medical nomenclature". *Schizophrenia Bulletin 36*(2): 314-320, 2010.

FOLSTEIN MF, FOLSTEIN SE, McHUGH PR. "Minimental state: a pratical method for grading the cognitive state of patient for the clinician". *Journal of Psychiatric Research, 12*:189-98, 1975.

FREUD S. "A interpretação dos sonhos". *In: Edição standard brasileira das obras psicológicas completas de Sigmund Freud*, vol. IV-V, 2ª ed. Rio de Janeiro, Imago, 1987 (1900).

FREUD S. "Além do princípio do prazer". *In: Edição standard brasileira das obras psicológicas completas de Sigmund Freud*, vol. XVIII. Rio de Janeiro, Imago, 1976 (1920).

FREUD S. "Conferências introdutórias sobre psicanálise", parte III. *In: Edição standard brasileira das obras psicológicas completas de Sigmund Freud*, vol. XVI. Rio de Janeiro, Imago, 1976 (1917).

FREUD S. "Escritores criativos e devaneio". *In: Edição standard brasileira das obras psicológicas completas de Sigmund Freud*, vol. IX. Rio de Janeiro, Imago, 1976 (1907).

FREUD S. "Formulações sobre os dois princípios do funcionamento mental". *In: Edição standard brasileira das obras psicológicas completas de Sigmund Freud*, vol. XII. Rio de Janeiro, Imago, 1969 (1911).

FREUD S. "Inibições, sintomas e ansiedade". *In: Edição standard brasileira das obras psicológicas completas de Sigmund Freud*, vol. XX. Rio de Janeiro, Imago, 1976 (1925).

FREUD S. "Lembranças encobridoras". *In: Edição standard brasileira das obras psicológicas completas de Sigmund Freud*, vol. III, 2ª ed. Rio de Janeiro, Imago, 1987 (1899).

FREUD S. "Luto e melancolia". *In: Edição standard brasileira das obras psicológicas completas de Sigmund Freud*, vol. XIV. Rio de Janeiro, Imago, 1974 (1915).

FREUD S. "Notas psicanalíticas sobre um relato autobiográfico de um caso de paranoia (dementia paranoides)". *In: Edição standard brasileira das obras psicológicas completas de Sigmund Freud*, vol. XII. Rio de Janeiro, Imago, 1969 (1911).

FREUD S. "O ego e o id". *In: Edição standard brasileira das obras psicológicas completas de Sigmund Freud*, vol. XIX. Rio de Janeiro, Imago, 1976 (1923).

FREUD S. "O inconsciente". *In: Edição standard brasileira das obras psicológicas completas de Sigmund Freud*, vol. XIV. Rio de Janeiro, Imago, 1974 (1915).

FREUD S. "Os instintos e suas vicissitudes". *In: Edição standard brasileira das obras psicológicas completas de Sigmund Freud*, vol. XIV. Rio de Janeiro, Imago, 1974 (1915).

FREUD S. "Projeto para uma psicologia científica". *In: Edição standard brasileira das obras psicológicas completas de Sigmund Freud,* vol. I. Rio de Janeiro, Imago, 1990 (1895).

FREUD S. "Repressão". *In: Edição standard brasileira das obras psicológicas completas de Sigmund Freud*, vol. XIV. Rio de Janeiro, Imago, 1974 (1915).

FREUD S. "Sobre o narcisismo: uma introdução". *In: Edição standard brasileira das obras psicológicas completas de Sigmund Freud*, vol. XIV. Rio de Janeiro, Imago, 1974 (1914).

FREUD S. "Três ensaios sobre a teoria da sexualidade". *In: Edição standard brasileira das obras psicológicas completas de Sigmund Freud*, vol. VII, 2ª ed. Rio de Janeiro, Imago, 1989 (1905).

FRITH C, REES G, FRISTON K. "Psychosis and the experience of self: brain systems underlying self-monitoring". *In:* BILDER R & LeFEVER F (eds.). *Neuroscience of the Mind on the Centennial of Freud's Project for a Scientific Psychology*. *Annals of the New York Academy of Sciences, 843*:170-178, 1998.

GABBARD GO. *Psychodynamic psychiatry in clinical practice.* Washington, American Psychiatric Press, 1994.

GALLESE V. "Mirror neurons and intentional attunement: commentary on olds". *The Journal of the American Psychoanalytic Association, 54*(1):47-57, 2006.

GANSER SJM. "Über einen eigenartigen hysterischen Dämmerzustand". *Archiv für Psychiatrie und Nervenkrankheiten*, Berlin, 1898, 30:633-640.

GARDNER H. *Frames of mind: the theory of multiple intelligences*. Nova York: Basic Books, 1983.

GAY P. *Freud: uma vida para o nosso tempo*. São Paulo, Companhia das Letras, 1989.

GAZZANIGA MS, HEATHERTON TF. *Ciência psicológica: mente, cérebro e comportamento*. Porto Alegre, Artmed, 2005.

GRIESINGER W. *Pathologie und Therapie der psychischen Krankheiten*. Stuttgart, Krabbe, 1845.

GUYTON AC, HALL JE. *Tratado de fisiologia médica*, 9ª ed. Rio de Janeiro, Guanabara Koogan, 1997.

HALES RE, YUDOFSKY SC. *Tratado de psiquiatria clínica*, 4ª ed. Porto Alegre, Artmed, 2006.

HAMILTON M. *Fish's Clinical Psychopathology: signs and symptoms in psychiatry*. Bristol, John Wright & Sons, 1974.

HARTMANN E. "Nightmare after trauma as paradigm for all dreams: a new approach to the nature and functions of dreaming". *Psychiatry*, *61*(3):223-238, 1998.

HOBSON JA. "The new neuropsychology of sleep: implications for psychoanalysis". *Neuropsychoanalysis*, *1*:157-183, 1999.

HOFFMAN RE. "New methods for studying hallucinated 'voices' in schizophrenia". *Acta Psychiatrica Scandinavica*, *99*(suppl. 395):89-94, 1999.

HUSSERL E. *Ideias para uma fenomenologia pura e para uma filosofia fenomenológica*. São Paulo, Editora Ideias e Letras, 2012.

INOUYE SK, VAN DYCK CH, ALESSI CA, BALKIN S, SIEGAL AP, HORWITZ RI. "Clarifying confusion: the confusion assessment method. A new method for detection of delirium". *Annals of internal medicine*, *113*(12):941-948.

IZQUIERDO I. "Mecanismos das memórias". *In*: NUSSENZVEIG HM (org.). *Complexidade & caos*. Rio de Janeiro, Editora UFRJ/COPEA, 1999.

JASPERS K. *Psicopatologia geral*. Rio de Janeiro, Livraria Atheneu, 1987.

JOSEPH R. "The limbic system: emotion, laterality, and unconscious mind". *Psychoanalytic Review*, *79*(3):405-456, 1992.

KAHLBAUM KL. *Die Katatonie oder das Spannungs Irreisen*. Berlim, 1874.

KANDEL ER. "Biology and the future of psychoanalysis: a new intellectual framework for psychiatry revisited". *American Journal of Psychiatry*, *156*:505-524, 1999.

KANDEL ER, SCHWARTZ JH, JESSELL TM, SIEGELBAUM SA, HUDSPETH AJ. *Princípios de neurociências*, 5ª ed. Porto Alegre, Artmed, 2014.

KAPLAN HI, SADOCK BJ, GREBB JA. *Compêndio de psiquiatria: ciências do comportamento e psiquiatria clínica*. 7ª ed. Porto Alegre, Artes Médicas, 1997.

KENDELL RE. *The role of diagnosis in psychiatry*. Oxford, Blackwell Scientific Publications, 1975.

KLEIN M. "Algumas conclusões teóricas sobre a vida emocional do bebê". *In*: KLEIN M, HEIMANN P, ISAACS S, RIVIERE J. *Os progressos da psicanálise*. Rio de Janeiro, Guanabara Koogan, 1982.

KRÄUPL TAYLOR F. "Descriptive and developmental phenomena". *In*: SHEPHERD M & ZANGWILL OL (ed.). *Handbook of psychiatry*, vol. I. Cambridge, Cambridge University Press, 1983.

KRETSCHMER E. *Körperbau und Charakter. Untersuchungen zum Konstitutionsproblem und zur Lehre von den Temperamenten*. Berlin: Springer, 1921.

LAGE RR, SANTANA CM, NARDI AE, CHENIAUX E. "Mixed states and suicidal behavior: a systematic review". *Trends in Psychiatry and Psychotherapy*, *41*(2):191-200, 2019.

LASÈGUE C, FALRET J-P. "La folie à deux (ou folie communiquée)". *Annales medico-psychologique*, 18, 321, 1877.

LASÈGUE E. "Du délire de persécutions". *Archives de Médicine*, 1852.

LANDEIRA-FERNANDEZ J, CHENIAUX E. *Cinema e loucura: conhecendo os transtornos mentais através dos filmes*. Porto Alegre, Artmed, 2010.

LAPLANCHE J, PONTALIS JB. *Vocabulário da psicanálise*. Lisboa, Moraes Editores, 1970.

LEDOUX J. *O cérebro emocional: os misteriosos alicerces da vida emocional*. Rio de Janeiro, Objetiva, 2001.

LEME LOPES J. *A psiquiatria de Machado de Assis*, 2ª ed. Rio de Janeiro, Agir, 1981.

LEME LOPES J. *Delírio: perspectivas, tratamento*. Rio de Janeiro, Atheneu, 1982.

LEME LOPES J. *Diagnóstico em psiquiatria*. Rio de Janeiro, Cultura Médica, 1980.

LENT R. *Cem bilhões de neurônios*. São Paulo, Atheneu, 2004.

LEROY R. "Le syndrome des hallucinations lilliputiennes. Article paru dans la revue "L'Encéphale", (Paris), seizième année, 1921, p. 504-10.

LEZAK MD. *Neuropsychological assessment*. Oxford, Oxford University Press, 1995.

LIBET B. "The timing of mental events: Libet's experimental findings and their implications". *Consciousness and Cognition*, *11*(2):291-299, 2002.

LÓPEZ M. "Anamnese". *In*: LÓPEZ M, LAURENTYS-MEDEIROS J. *Semiologia médica: as bases do diagnóstico*, 4ª ed. Rio de Janeiro, Revinter, 2001.

LOTUFO NETO F, ANDRADE LH, GENTIL FILHO V. "Diagnóstico e classificação". *In*: LOUZÃ NETO MR, MOTTA T, WANG Y, ELKIS H (org.). *Psiquiatria básica*. Porto Alegre, Artes Médicas, 1995.

LOYELLO W. *Textos da disciplina de psicopatologia do 3º ano do curso de medicina*. Rio de Janeiro, Faculdade de Ciências Médicas - UERJ, 1990.

LURIA AR. *Curso de Psicologia Geral: atenção e memória*, vol. III. Rio de Janeiro, Civilização Brasileira, 1979.

LURIA AR. *Curso de Psicologia Geral: linguagem e pensamento*, vol. IV. Rio de Janeiro, Civilização Brasileira, 1979.

LYNDEN E, JASTROWITZ M. Beiträge zur Lehre von der Lokalisation im Gehirn und "ber derenpraktische Verwerthung. Leipzig and Berlin, Verlag von Georg Thieme, 1888.

MACHADO DE ASSIS JM. *Dom Casmurro*. Rio de Janeiro, Edições de Ouro, 1966.

MACKINNON RA, MICHELS R. *A entrevista psiquiátrica na prática diária*. Porto Alegre, Artes Médicas, 1990.

MACKINNON RA, YUDOFSKY SC. *A avaliação psiquiátrica na prática clínica*. Porto Alegre, Artes Médicas, 1988.

MAHLER MS, PINE F, BERGMAN A. *O nascimento psicológico da criança: simbiose e individuação*. Porto Alegre, Artes Médicas, 1993.

MANCIA M. "Psychoanalysis and the neurosciences: a topical debate on dreams". *The International Journal of Psycho-analysis*, *80*:1205-1213, 1999.

MANSCHRECK TC. Delusional disorder and shared psychotic disorder. *In:* KAPLAN HI, SADOCK BJ (eds.). *Comprehensive textbook of psychiatry*, 6th ed. Baltimore, Williams & Wilkins, 1995a.

MANSCHRECK TC. Pathogenesis of delusions. *The Psychiatric Clinics of North America*, *18*(2):213-229, 1995b.

MAQUET P. "The role of sleep in learning and memory". *Science*, *294*(5544):1048-1052, 2001.

MATTOS P. "Avaliação neuropsicológica". *In*: BUENO JR, NARDI AE (org.). *Diagnóstico e tratamento em psiquiatria*. Rio de Janeiro, MEDSI, 2000.

MAYER-GROSS W, SLATER S, ROTH M. *Psiquiatria clínica*. São Paulo, Mestre Jou, 1969.

McCARLEY R. "Dreams: disguise of forbidden wishes or transparent reflections of a distinct brain state?". *In*: BILDER R & LeFEVER F (eds.). *Neuroscience of the Mind on the Centennial of Freud's Project for a Scientific Psychology. Annals of the New York Academy of Sciences*, *843*:116-133, 1998.

MEYNERT T. "Klinische vorlesungen über psychiatrie". *Kessinger Publishing*, 1890.

MILNER B. "The medial temporal-lobe amnesic syndrome". *The Psychiatric clinics of North America, 28*(3): 599-611, 2005.

MOGRABI DC, MORRIS RG. "Implicit awareness in anosognosia: Clinical observations, experimental evidence, and theoretical implications". *Cognitive Neuroscience, 4*(3-4):181-97, 2013.

MOTTA T, WANG Y, DEL SANT R. "Funções psíquicas e sua psicopatologia". *In*: LOUZÃ NETO MR, MOTTA T, WANG Y, ELKIS H (org.). *Psiquiatria básica*. Porto Alegre, Artes Médicas, 1995.

NARDI AE, BUENO JR. "Semiologia psiquiátrica". *In*: BUENO JR, NARDI AE (org.). *Diagnóstico e tratamento em psiquiatria*. Rio de Janeiro, MEDSI, 2000.

NEMIAH JC. "Dissociative Disorders". *In*: KAPLAN HI, SADOCK BJ (eds.). *Comprehensive Textbook of Psychiatry V*, vol. I, Baltimore, Williams & Wilkins, 1989.

NOBRE DE MELO AL. *Psiquiatria*, 3ª ed. Rio de Janeiro, Guanabara Koogan, 1981.

NUNES AL, CHENIAUX E. "Síndrome catatônica: características clínicas e status nosológico". *In*: RODRIGUES AC, STREB LG, DAKER MV, SERPA Jr OD (org.). *Psicopatologia conceitual*. São Paulo, Roca, 2012.

NUNES ALS, FILGUEIRAS A, NICOLATO R, ALVARENGA JM, SILVEIRA LA, SILVA RA, CHENIAUX E. "Development and validation of the Bush-Francis Catatonia Rating Scale – Brazilian version". *Arquivos de Neuro-Psiquiatria, 75*(1):44-49, 2017.

OYEGODE F, SARGEANT R. "Delusional misidentification syndromes: a descriptive study". *Psychopathology, 29*:209-214, 1996.

PAES DE BARROS C. *Comunicações pessoais*, 1989.

PAIM I. *Curso de Psicopatologia*, 11ª ed. São Paulo, Ed. Pedagógica e Universitária, 1998.

PAIM I. *História da psicopatologia*. São Paulo, Ed. Pedagógica e Universitária, 1993.

PALLY R. "Bilaterality: hemispheric specialisation and integration". *The International Journal of Psycho-analysis, 79*:565-578, 1998a.

PALLY R. "Emotional processing: the mind-body connection". *The International Journal of Psycho-analysis, 79*:349-362, 1998b.

PALLY R. "II: How the brain actively constructs perceptions". *The International Journal of Psycho-analysis, 78*:1223-1234, 1997b.

PALLY R. "Memory: brain systems that link past, present and future". *The International Journal of Psycho-analysis, 78*:1021-1030, 1997a.

PALLY R, OLDS D. "Consciousness: a neuroscience perspective". *The International Journal of Psycho-analysis, 79*:971-989, 1998.

PINKER S. *Como a mente funciona*, 2ª ed. São Paulo, Companhia das Letras, 1999.

PIO ABREU JL. *Introdução à Psicopatologia Compreensiva*, 2ª ed. Lisboa, Fundação Calouste Gulbenkian, 1997.

PITRES. "Des attaques de délire ecmnésique". *In*: *Leçons sur l'hystérie*. Paris, 1891.

PORTELLA NUNES E. "Delírios". *Textos da disciplina de psicopatologia do 3º ano do curso de medicina*. Rio de Janeiro, Faculdade de Ciências Médicas – UERJ, 1990a.

PORTELLA NUNES E. "Inteligência". *Textos da disciplina de psicopatologia do 3º ano do curso de medicina*. Rio de Janeiro, Faculdade de Ciências Médicas – UERJ, 1990b.

PORTELLA NUNES E, ROMILDO BUENO J, NARDI AE. *Psiquiatria e saúde mental*. Rio de Janeiro, Atheneu, 1996.

REVONSUO A. "The reinterpretation of dreams: an evolutionary hypothesis of the function of dreaming". *Behavioral and Brain Sciences, 23*(6):877-901, 2000.

ROTH M, TYM E, MOUNTJOY CQ, HUPPERT FA, HENDRIE H, VERMA S, GODDARD R. "CAMDEX: a standardised instrument for the diagnosis of mental disorder in the elderly with special reference to the early detection of dementia". *British Journal of Psychiatry, 149*:698-709, 1986.

ROXO H. *Manual de psiquiatria*, 4ª ed. Rio de Janeiro, Guanabara, 1946.

SACKS O. "Prodígios". *In*: *Um antropólogo em Marte*. São Paulo, Companhia das Letras, 2000.

SÁ Jr LSM. *Fundamentos de psicopatologia: bases do exame psíquico*. Rio de Janeiro, Atheneu, 1988.

SÁ Jr LSM. "O diagnóstico psiquiátrico". *In*: BUENO JR, NARDI AE (org.). *Diagnóstico e tratamento em psiquiatria*. Rio de Janeiro, MEDSI, 2000.

SCHARFETTER C. *Introdução à psicopatologia geral*, 2ª ed. Lisboa, Climepsi Editores, 1999.

SCHNEIDER K. "Primäre und sekundäre symptome beider schizophrenie". *Fortschritte der Neurologie-Psychiatrie, 25*:487-90, 1957.

SCHNEIDER K. *Psicopatologia Clínica*. São Paulo, Mestre Jou, 1978.

SEDLER MJ. "Understanding delusions". *The Psychiatric Clinics of North America, 18*(2):251-62, 1995.

SÉRIEUX P, CAPGRAS J. "Les folies rasoinnantes. Le délire d'interprétation". Alcan, Paris, 1909.

SIEGEL DJ. "Perception and cognition". *In*: KAPLAN HI, SADOCK BJ (eds.). *Comprehensive textbook of psychiatry*, 6th ed. Baltimore, Williams & Wilkins, 1995, p. 277-291.

SILVA RA, MOGRABI DC, CAMELO EV, MORTON GD, LANDEIRA-FERNANDEZ J, CHENIAUX E. "Cross-cultural adaptation, validation and factor structure of the Insight Scale for Affective Disorders". *The Journal of Affective Disorders, 178*:181-7, 2015.

SILVA RA, MOGRABI DC, LANDEIRA-FERNANDEZ J, CHENIAUX E. "O insight no transtorno bipolar: uma revisão sistemática". *Jornal Brasileiro de Psiquiatria, 63*(3):242-254, 2014.

SIMS A. *Sintomas da mente: introdução à psicopatologia descritiva*, 2ª ed. Porto Alegre, Artmed, 2001.

SOLLIER P. "Les troubles de la mémoire". *Rueff*, 1892.
SOLMS M. "A psychoanalytic perspective on confabulation". *Neuropsychoanalysis*, *2*(2):133-138, 2000a.
SOLMS M. "Dreaming and REM sleep are controlled by different brain mechanisms". *Behavioral and Brain Sciences*, *23*(6)843-850, 2000b.
SOLMS M. "New findings on the neurological organization of dreaming: implications for psychoanalysis". *Psychoanal. Q.*, *64*(1):43-67, 1995.
SOLMS M, NERSESSIAN E. "Freud's theory of affect: questions for neuroscience". *Neuropsychoanalysis*, *1*(1): 5-14, 1999.
SPEARMAN C. *The abilities of man, their nature and measurement*. New York, The MacMillan Company, 1927.
SPITZ RA. *O primeiro ano de vida*. São Paulo, Martins Fontes, 1996.
STEIN LM (Org.). *Falsas memórias: fundamentos científicos e suas aplicações clínicas e jurídicas*. Porto Alegre, Artmed, 2010.
STERNBERG RJ. *Psicologia cognitiva*. Porto Alegre, Artmed, 2000.
SWANN AC. "Activated depression: mixed bipolar disorder or agitated unipolar depression?". *Current psychiatry reports*, *15*(8):376, 2013.
TEASDALE G, JENNET B. "Assessment of coma and impaired consciousness. A practical scale". *Lancet*, 2 (7872):81-4, 1974.
THURSTONE LL. "Primary mental abilities". Chicago: University of Chicago Press. 1938.
TORRANCE EP. *Torrance tests of criative thinking: Technical-norms manual*. Benselville, Scholastic Testing Services, 1974.
VALLEJO NÁGERA A. *Propedéutica clínica psiquiátrica*, segunda edición. Madrid, Labor, 1944.
VERTES RP. "Memory consolidation in sleep; dream or reality". *Neuron*, *44*(1):135-148, 2004.
WANG Y, MOTTA T. "Semiologia psiquiátrica: a entrevista psiquiátrica". *In*: LOUZÃ NETO MR, MOTTA T, WANG Y, ELKIS H (org.). *Psiquiatria básica*. Porto Alegre, Artes Médicas, 1995.
WECHSLER D. WAIS-III: *Escala de inteligência Wechsler para adultos: Manual Técnico*. São Paulo, Casa do Psicólogo, 2014.
WERNICKE C. "Grundriss der Psychiatrie". 2ª ed. Leipzig, Thieme, 1906.
WOODRUFF RA, GOODWIN DW, GUZE SB. *Psychiatric diagnosis*. New York, Oxford University Press, 1974.
WORLD HEALTH ORGANIZATION. *ICD-11. International Classification of Diseases for Mortality and Morbidity Statistics, eleventh revision*. Geneve, WHO, 2018.
YOVELL Y. "From hysteria to posttraumatic stress disorder: psychoanalysis and the neurobiology of traumatic memories". *Neuropsychoanalysis*, *2*(2):171-181, 2000.

Índice Alfabético

A

Abulia, 101, 162
Aceleração do pensamento, 73
Acoasmas, 41
Afasia(s), 64
- anômica, 65
- de condução, 65
- global, 65
- motora, 64
- sensorial, 65
- transcortical, 65
Afetividade, 120, 163
- alterações
- - qualitativas, 123
- - quantitativas, 121
- contribuições
- - da psicanálise, 126
- - das neurociências, 127
- deficiência intelectual, 125
- *delirium*, 125
- demência, 125
- depressão, 125
- esquizofrenia, 125
- mania, 125
- transtorno(s)
- - de ansiedade, 125
- - de estresse pós-traumático, 125
- - de personalidade *borderline*, 125
- - disfórico pré-menstrual, 125
Afeto, 120, 126
Afrouxamento dos enlaces associativos, 75
Agitação psicomotora, 114
Agnosia, 37
Agorafobia, 149
Agrafia, 65
Agripnia, 102
Alcoólica, 41
Alcoolismo
- conação, 108
- consciência (vigilância), 24
Alentecimento do curso do pensamento, 73
Alexia, 65
Alienação do mundo externo, 23
Alomnésia, 54
Alotriofagia, 104
Alteração(ões)
- da afetividade, 175
- da aparência, 171
- da atenção, 171
- da atitude, 16, 171
- da conação, 174
- da consciência (vigilância), 171
- - da atividade do eu, 138
- - da existência do eu, 138
- - da identidade do eu, 140
- - da unidade do eu, 139
- - de morbidez, 147, 177
- - do eu, 138, 176
- - dos limites do eu, 140
- da imaginação, 98, 174
- da inteligência, 94, 174
- da linguagem, 64, 173
- da memória, 52, 172
- da orientação alopsíquica, 132, 176
- da prospecção, 177
- da psicomotricidade, 175
- da sensopercepção, 172
- do pensamento, 73, 174
- do pragmatismo, 175
- na aparência, 14
- psicopatológicas, 171
Alucinação(ões)
- abordagem cognitivista, 46
- aperceptivas, 40
- auditivas, 41
- cenestésicas, 42
- cinestésicas, 42
- como realização de desejo, 44
- cutâneas, 42
- de memória, 165
- e neuroquímica, 46
- e privação sensorial, 46
- extracampina, 42
- funcional, 42
- guliveriana, 42
- hipnagógica e hipnopômpica, 42
- imperativas ou teleológicas, 41
- liliputiana, 42
- negativa, 38
- neurológicas, 41, 160
- olfativas e gustativas, 41
- psíquicas, 40
- reflexa, 43
- verdadeiras, 40
- visuais, 41
Alucinose, 41
- alcoólica, 160
- - sensopercepção, 44
Ambitendência, 105
Ambitimia, 124
Ambivalência
- afetiva, 124
- volitiva, 105
Amígdala, 111, 128
Amnésia (hipomnésia)
- anterógrada, 52
- generalizada, 53
- infantil, 59, 62
- lacunar, 53
- retroanterógrada, 53
- retrógrada, 53
- seletiva, 54
Anamnese, 5
Anestesia, 38
Anorexia, 102
Ansiedade, 126, 148
- de alarme, 126
- traumática, 126
Ansiedade-sinal, 126
Aparência, 14, 15
- demência, 15
- depressão, 14
- esquizofrenia, 15
- mania, 14
- nos principais transtornos mentais, 14
- transtorno(s)
- - conversivo, 15
- - dissociativos, 15
Apego, 130
Apraxia, 113, 116
Apreensão, 36
Aprendizagem não associativa, 51, 61
Apropriação, 140
Aprosexia, 31
Aprosódia, 65
Área(s)
- de Broca, 70
- de Wernicke, 70, 80
- motora primária, 118
- pré-motoras, 118
Aspectos do pensamento, 73
Associação, 72
Atenção, 20, 30, 31, 33, 34, 159
- alterações
- - qualitativas, 31
- - quantitativas, 31
- deficiência intelectual, 33
- *delirium*, 33

- demência, 33
- depressão, 33
- e consciência, 34
- epilepsia, 34
- espontânea, 30
- esquizofrenia, 33
- intoxicação
- - por álcool, 33
- - por anfetamina, cocaína ou psicodislépticos, 33
- mania, 33
- no projeto, 34
- nos principais transtornos mentais, 33
- tônica, 20
- transtornos
- - de ansiedade, 34
- - de déficit de atenção e hiperatividade, 34
- - dissociativos, 34
- voluntária, 30
Atitude, 16-18
- alucinatória, 16
- amaneirada, 17
- arrogante, 17
- catatonia, 18
- de esquiva, 17
- de fuga, 16
- de oposição, 16
- deficiência intelectual, 18
- *delirium*, demência, 18
- depressão, 18
- desinibida, 17
- dissimuladora, 17
- dramática, 17
- epilepsia, 18
- esquizofrenia, 18
- evasiva, 17
- expansiva, 17
- fobia social, 18
- gliscroide (ou viscosa), 17
- hostil, 16
- indiferente, 17
- inibida (ou contida), 17
- invasiva, 17
- irônica, 17
- jocosa, 17
- lamuriosa, 17
- mania, 18
- manipuladora, 17
- não cooperante, 16
- pueril, 17
- querelante, 16
- reivindicativa, 17
- sedutora, 17
- simuladora, 17
- submissa, 17
- suspicaz, 16
- teatral, 17
- transtorno(s)
- - conversivo, 18
- - da personalidade
- - - antissocial, 18
- - - *borderline*, 18
- - - esquiva, 18
- - - paranoide, 18
- - delirante, 18
- - dissociativos, 18
Ativação, 20
Atividades fundamentais do pensamento, 72
Atos
- compulsivos, 103, 150
- impulsivos, 103
Atributos intelectivos fundamentais, 72
Ausência de influência pela vontade, 37
Autismo, 58, 155
- memórias, 58
Autoscopia, 42
Avaliação
- neuropsicológica formal, 33, 57
- psiquiátrica, 5

B

Behaviorismo analítico, 205
Binge eating, 186
Bioquímica do ciclo sono-vigília, 27
Bipolaridade, 198
Bizarrice dos sonhos, 25
Bloqueio do pensamento, 74
Bradilalia, 66
Bradipsiquismo, 73
Bulimia, 102
- nervosa, 103, 157

C

Cálculos matemáticos simples, 95
Campo da consciência, 20
Capacidades primárias, 94
Características
- da linguagem, 63
- do sono não REM, 27
- do sono REM, 27
Catalepsia, 115, 163
Catatonia
- atitude, 18
- conação, 107
- linguagem, 69
- psicomotricidade, 117
Centros de punição, 111
Cerebelo, 118
Cérebro, 29
Circuitos neuronais da fala, 70
Circunstancialidade, 76, 162, 165
Cleptomania, 104
Cognição delirante, 83
Coma, 22
Comportamento(s)
- compulsivo, 185
- de automutilação e suicida, 104
- desviantes em relação aos impulsos, 104
- impulsivo, 185
Compulsão, 185
Comunicação não verbal do afeto, 124
Conação, 101
- alcoolismo, 108
- alterações
- - qualitativas, 103
- - quantitativas, 101
- bioquímica, 111
- catatonia, 107
- contribuições
- - da psicanálise, 108
- - das neurociências, 110
- deficiência intelectual, 107
- *delirium*, 107
- demência, 107
- dependência química, 108
- depressão, 107
- esquizofrenia, 107
- mania, 107
- transtorno(s)
- - alimentares, 107
- - conversivo e transtornos dissociativos, 107
- - da personalidade antissocial, *borderline* e explosiva, 107
- - de ansiedade, 107
- - obsessivo-compulsivo, 107
Conceito, 72
Concretismo, 77
Condicionamento
- clássico, 50
- operante, 51
Condições instrumentais e promotoras da inteligência, 93
Conduta terapêutica, 13
Conhecimentos, 95
Consciência, 19
- alcoolismo, 24
- alterações
- - qualitativas
- - - fisiológicas, 22
- - - patológicas, 22
- - quantitativas
- - - fisiológicas, 20
- - - patológicas, 20
- contribuições
- - da psicanálise, 25
- - das neurociências, 26
- da atividade do eu, 137
- da autonomia do eu, 137
- da existência do eu, 137
- da identidade do eu, 137
- da unidade do eu, 137
- da vitalidade do eu, 137, 163
- de execução do eu, 137
- de morbidez, 146, 147
- - demência, 147
- - mania, 147
- - transtorno(s)
- - - da personalidade antissocial, 147

- - - obsessivo-compulsivo, 147
- - - psicóticos, 147
- - - somatoformes, 147
- *delirium*, 24
- demência, 24
- do estado mórbido, 146
- do eu, 137, 163
- - alterações
- - - qualitativas, 138
- - - quantitativas, 138
- - características, 137
- - contribuições
- - - da psicanálise, 142
- - - das neurociências, 143
- - depressão, 141
- - esquizofrenia, 141
- - intoxicação por psicodislépticos, 141
- - mania, 141
- - transtornos
- - - de ansiedade, 141
- - - dissociativos, 141
- dos limites do eu, 138
- epilepsia, 24
- esquizofrenia, 24
- moral, 19
- narcolepsia, 24
- psicológica, 19
- transtornos
- - dissociativos, 24
- - do humor, 24
Conservação, 47
Conteúdo
- latente, 25
- manifesto, 25
Convicção extraordinária e não suscetibilidade à influência, 81
Coprofilia, 105
Coprolalia, 68
Corporeidade, 37
Córtex
- frontal, 34
- orbitofrontal, 128, 129
- parietal, 34, 118, 135
- - posterior, 34
- parietoccipital, 135
- pré-frontal, 79, 110
Criatividade, 198
Criptomnésia, 55

D

Deficiência intelectual, 18, 117, 154
- afetividade, 125
- atenção, 33
- atitude, 18
- conação, 107
- delírio, 90
- imaginação, 99
- memórias, 58
- orientação alopsíquica, 135
- pensamento, 77
- psicomotricidade, 117
Definição de conceitos abstratos, 95
Déjà vu e *jamais vu*, 55
Delirante, 178
Delírio, 81, 178, 180, 182
Delírio(s)
- catatímico, 85
- classificação, 84
- como disfunção cognitiva, 91
- como um juízo falso, 81
- como uma autoexplicação para experiências anômalas, 92
- contribuições
- - da psicanálise, 90
- - das neurociências, 91
- de autorreferência, 87
- de ciúmes, 86, 180, 182
- de culpa, 88
- de grandeza, 86
- de identificação, 88, 92
- de infestação, 87
- de influência, 86
- de invenção ou descoberta, 86
- de negação, 88
- de perseguição, 85
- de possessão, 88
- de prejuízo, 86
- de reforma, 86
- de reivindicação, 86
- de ruína, 87
- deficiência intelectual, 90
- definição de, 81
- erotomaníaco, 87
- esquizofrenia, 89
- fantástico, 88
- *folie à deux*, 90
- genealógico, 86
- imaginativo, 85
- interpretativo, 85
- intuitivo, 85
- místico, 88
- mnêmico, 85
- não sistematizados, 84
- oniroide, 85
- outras características do, 82
- parafrenia, 89
- primário, 83
- psicoses
- - epilépticas, 90
- - orgânicas, 90
- secundário, 84
- sensitivo de relação, 89
- sensorial, 85
- sistematizados, 84
- somático, 87
- transtorno(s)
- - delirante, 89
- - do humor, 89
Delirium, 18
- afetividade, 125
- atenção, 33
- conação, 107
- consciência (vigilância), 24
- demência atitude, 18
- hipoativo imaginação, 99
- inteligência, 97
- memórias, 58
- orientação alopsíquica, 135
- pensamento, 78
- psicomotricidade, 117
- sensopercepção, 44
- *tremens*, 22, 24
Deliroide, 178
Demência, 44, 134, 147, 156
- afetividade, 125
- aparência, 15
- atenção, 33
- conação, 107
- consciência (vigilância), 24
- consciência de morbidez, 147
- imaginação, 99
- inteligência, 96
- linguagem, 69
- memórias, 58
- orientação alopsíquica, 134
- pensamento, 77
- psicomotricidade, 117
- sensopercepção, 44
Dependência química, 108
Depressão
- afetividade, 125
- aparência, 14
- atenção, 33
- atitude, 18
- conação, 107
- consciência do eu, 141
- imaginação, 99
- inteligência, 97
- linguagem, 69
- memórias, 57
- orientação alopsíquica, 135
- pensamento, 77
- psicomotricidade, 117
Desagregação do pensamento, 75
Desorientação
- amnésica, 132
- apática, 132
- autopsíquica, 138
- confusional, 132
- delirante, 133
- por déficit intelectivo, 133
- por estreitamento da consciência, 133
Despersonalização, 140
Diagnóstico
- nosológico, 12
- psiquiátrico, 11
- sindrômico, 11
Diferenças, 95
Dipsomania, 103, 108
Disbulias, 103
Disfasia, 64
Dismegalopsia, 38
Disposição delirante, 89
Distinção bipolar/unipolar, 196

Distraibilidade, 32
Divulgação do pensamento, 141
Doença, 12
Dopamina, 35
Dromomania, 103

E

Ecmnésia, 56
Eco do pensamento, 42
Ecolalia, 67
Ecopraxia, 114, 116
Ego inconsciente, 60
Embotamento afetivo, 122
Emoções, 120
Empatia, 124, 130
Empirismo, 2
Enfraquecimento de impulsos específicos, 102
Engramas, 60
Entrevista psiquiátrica, 5, 32, 43, 56, 94, 141
Epilepsia
- atenção, 34
- atitude, 18
- consciência (vigilância), 24
- do lobo temporal pensamento, 78
- memórias, 58
- orientação alopsíquica, 135
- parcial complexa, 23
- psicomotricidade, 117
- sensopercepção, 44
Episódios de compulsão alimentar, 186
Escalas, 23, 95
- clínicas, 23
Escopofilia, 105
Especificidade, 45
Esquartejamento da histeria, 188
Esquizoforia, 89
Esquizofrenia
- afetividade, 125
- aparência, 15
- atenção, 33
- atitude, 18
- conação, 107
- consciência (vigilância), 24
- - do eu, 141
- inteligência, 97
- linguagem, 69
- memórias, 58
- orientação alopsíquica, 135
- pensamento, 77
- sensopercepção, 44
Estabilidade, 37
Estado(s)
- misto, 153
- motivacional, 101
- psicóticos imaginação, 99
Estereotipia(s), 114, 115
- verbal, 67
Estreitamento do campo da consciência, 22
Estrutura(s)
- e conteúdo da anamnese psiquiátrica, 6
- subcorticais, 70
Estudos eletroencefalográficos, 27
Estupor, 113, 114, 123
- emocional, 123
Evocação, 48
Exaltação
- afetiva, 122
- psicomotora, 114
Exame(s)
- complementares, 10
- da afetividade, 124
- da atenção, 32
- da atitude, 17
- da conação, 106
- da consciência, 23
- - de morbidez, 147
- - do eu, 141
- da imaginação, 99
- da inteligência, 94
- da linguagem, 69
- da memória, 56
- da orientação alopsíquica, 134
- da psicomotricidade, 116
- da sensopercepção, 43
- do delírio, 89
- do pensamento, 77
- físico, 10
- psíquico, 5, 8, 168
Experiência consciente da emoção, 129
Expressão fisionômica, 23, 134
Extrojeção, 37

F

Fabulação, 55, 60, 62, 160, 165
Fácies, 141
Falsa(s)
- memórias, 55
- orientação
- - confuso-oniroide, 133
- - delirante, 133
- - paramnésica, 133
- - por estreitamento da consciência, 134
Fantasias inconscientes, 91
Fenomenologia, 2
Fenômenos em eco, 106
Fixação, 47
Flexibilidade cerácea, 115, 117, 163
Fobia social, 18, 149
- atitude, 18
Folie à deux, 90
Fonemas, 41
Fotopsias, 41
Frangofilia, 103
Frescor sensorial, 37
Fuga
- de ideias, 74
- dissociativa, 151
Função(ões)
- da atenção, 30
- da linguagem, 63
- das emoções, 127
- psíquicas, 23, 171

G

Gegenhalten, 105
Glossolalia, 68
Gramática universal, 71

H

Hemisfério esquerdo, 119
Hiperatividade dopaminérgica, 91
Hiperbulia, 102, 163
Hipercinesia, 114
Hiperestesia, 37
Hiperexcitabilidade afetiva, 122
Hiperfagia, 102
Hiperfonia, 66
Hipermnésia, 52
- anterógrada, 52
- lacunar, 54
- retrógrada, 53
- seletiva, 54
Hiperprosexia, 160, 165
Hiperprosódia, 65
Hipersexualidade, 102
Hipersonia, 102
Hipertimia, 121, 122, 163
Hipertrofia de memória, 52
Hipobulia, 101, 162
Hipocampo, 111, 128
Hipoestesia, 38
Hipofonia, 66
Hipomnésia, 52
Hipoprosexia, 31
Hipoprosódia, 65
Hiporexia, 102
Hipossexualidade, 102
Hipotálamo, 27, 110, 127
Hipótese de um mapa cortical semântico, 91
Hipotimia, 121, 122, 163
Histeria, 187, 188
História
- da doença atual, 6
- familiar, 8
- fisiológica, 7
- patológica pregressa, 7
- pessoal, 7
- social, 8
Humor, 89, 120
- delirante difuso, 89

I

Idade mental, 95
Ideia(s), 72
- delirantes, 77
- deliroide, 84
- obsessivas, 79, 149
- prevalente, 84

Identificação, 6, 91
- projetiva, 91
Idiota sábio (*idiot savant*), 52
Ilusão, 38, 39
- catatímica, 39
- oniroide, 39
- por desatenção, 39
Imagem
- fantástica, 98
- ilusória, 39
- perceptiva, 37
- representativa, 37
Imaginação, 98-100
- contribuições
- - da psicanálise, 100
- - das neurociências, 100
- deficiência intelectual, 99
- *delirium* hipoativo, 99
- demência, 99
- depressão, 99
- estados psicóticos, 99
- mania, 99
- produtiva, 98
- reprodutiva, 98
Impossibilidade do conteúdo, 82
Impulsos, 101
Incontinência afetiva, 123
Inibição
- do pensamento, 73
- psicomotora, 113
Insight, 146
- implícito, 146
Insônia, 102
Instabilidade ou volubilidade afetiva, 123
Inteligência, 93, 94, 96, 97
- contribuições das neurociências, 97
- *delirium*, 97
- demência, 96
- depressão, 97
- e conhecimento, 93
- esquizofrenia, 97
- genética, 97
- geral, 94
- transtorno do desenvolvimento intelectual, 96
Intensificação de impulsos específicos, 102
Interceptação, 74, 116
- cinética, 116
Interesse, 108
Interpretação
- de fábulas, 95
- de provérbios, 95
Interrogatório, 134
Intoxicação
- alcoólica patológica, 23, 33
- por anfetamina, cocaína ou psicodislépticos atenção, 33
- por psicodislépticos
- - consciência do eu, 141
- - orientação alopsíquica, 135
- - sensopercepção, 44

J

Jargonofasia, 68
Juízo, 72, 82
- falso, 82

L

Labilidade
- afetiva, 123
- da atenção, 32
Latência da resposta, 66
Lateralidade da linguagem, 70
Lembranças encobridoras, 60
Libido, 108, 109
- narcísica, 109
- objetal, 109
Linguagem, 63, 161
- alterações
- - qualitativas, 66
- - quantitativas, 64
- catatonia, 69
- contribuições
- - da psicanálise, 70
- - das neurociências, 70
- demência, 69
- depressão, 69
- e cognição, 71
- e pensamento, 63
- e psicomotricidade, 107
- esquizofrenia, 69
- mania, 69
- transtorno conversivo e transtornos dissociativos, 69
Lobo
- frontal, 97
- parietal, 143
Logoclonia, 67
Logorreia, 66
Lucidez de consciência, 20

M

Machado de Assis, 180
Macropsia, 38
Maneirismo, 67, 115
Mania
- afetividade, 125
- aparência, 14
- atenção, 33
- atitude, 18
- conação, 107
- consciência
- - de morbidez, 147
- - do eu, 141
- imaginação, 99
- linguagem, 69
- memórias, 57
- orientação alopsíquica, 135
- pensamento, 77
- psicomotricidade, 117
Manobras do examinador, 106
Margaret Mahler, 143
Mecanismos formadores (ou substância primordial) do delírio, 85
Melancolia, 126
Melanie Klein, 142
Memória(s), 47, 160
- alterações
- - qualitativas, 54
- - quantitativas, 52
- anterógrada, 60
- autismo, 58
- classificação das, 48
- contribuições
- - da psicanálise, 59
- - das neurociências, 60
- de curto prazo, 48
- de longo prazo, 49
- de procedimento, 50
- de trabalho, 49, 60
- deficiência intelectual, 58
- *delirium*, 58
- demência, 58
- depressão, 57
- epilepsia, 58
- episódica, 50
- esquizofrenia, 58
- explícita, 49, 61
- implícita, 50, 61
- mania, 57
- panorâmica, 53
- retrógrada, 60
- semântica, 50
- sensorial, 48
- transtorno(s)
- - amnésico, 58
- - de estresse pós-traumático, 59
- - dissociativos, 59
Mentira patológica, 98
Método fenomenológico, 2
Micropsia, 38
Minuciosidade, 76
Mitomania, 98
Mobilidade da atenção, 31
Modalidades de pensamento, 73
Modelo
- cognitivista, 143
- conflito-defesa, 90
- de exame psíquico, 168
- deficitário, 90
Monismo, 109, 205
- pulsional, 109
Motivo do atendimento, 6
Mussitação, 68
Mutismo, 66

N

Narcolepsia consciência (vigilância), 24
Negativismo, 105
Neologismo, 68
Neotimia, 124

Neurociência, 204
Neuroimagem do sonhar, 28
Neuroquímica
- da ansiedade, 130
- da depressão, 130
Ninfomania, 102
Nitidez, 37
Núcleos da base, 119

O

Obediência automática, 106
Objetos mentais, 79
Obnubilação
- oniroide, 21
- simples, 21
Observação
- da mímica e do comportamento, 32
- do comportamento, 106
Ocorrências delirantes, 83
Oligodipsia, 102
Oligofrenia
- agitada, 117
- apática, 117
Oligolalia, 66
Orientação, 131
- alopsíquica, 131
- - alterações qualitativas, 133
- - alterações quantitativas, 132
- - deficiência intelectual, 135
- - *delirium*, 135
- - demência, 134
- - depressão, 135
- - epilepsia, 135
- - esquizofrenia, 135
- - intoxicação por psicodislépticos, 135
- - mania, 135
- - transtorno amnésico, 135
- - transtornos dissociativos, 135
- espacial, 134
- no espaço, 131
- no tempo, 131
- quanto à situação e às outras pessoas, 134
- quanto às outras pessoas, 131
- situacional, 131
- temporal, 134

P

Paixões, 120
Palilalia, 66
Parabulias, 103
Parafasias, 66
Parafilias, 104
Parafrenia delírio, 89
Paralisia afetiva aguda, 123
Paramnésia, 54, 161, 165
Paranoia, 90
Pararrespostas, 68, 161
Paratimia, 124
Paratonia inibitória, 105
Pareidolia, 39
Pedolalia, 67
Pensamento, 72, 161
- alterações
- - qualitativas, 74
- - quantitativas, 73
- confuso, 75
- contribuições
- - da psicanálise, 78
- - das neurociências, 79
- delírio, 81
- *delirium*, 78
- demência e deficiência intelectual, 77
- depressão, 77
- desagregado, 75
- descarrilado, 75
- disparatado, 75
- dissociado, 75
- do processo primário e secundário, 78
- empobrecido, 77
- epilepsia do lobo temporal, 78
- esquizofrenia, 77
- incoerente, 75
- mágico, 79
- mania, 77
- transtorno obsessivo-compulsivo, 78
- vago, 75
Percepção(ões), 36
- delirante, 83
- normal, 45
Perseveração, 76, 116
- motora, 116
Personalidade histérica, 188
Pesadelos, 26
Piromania, 103
Polidipsia, 102
Poriomania, 103
Posição esquizoparanoide, 91
Potenciação de longo prazo, 62
Pragmatismo, 112
Pré-ativação, 51
Presentificação do passado, 56
Princípio
- da causalidade, 73
- da identidade ou da não contradição, 73
- da relação da parte com o todo, 73
Privação sensorial, 46
Processo
- mnêmico, 47
- volitivo, 101, 185
Projeção, 164
Prolixidade, 75, 162, 165
Prosódia, 64, 71
Prospecção, 145
Prova de Bourdon, 33
Pseudoalucinações, 40, 41, 160
Pseudoflexibilidade cerácea, 115, 163
Pseudologia fantástica, 98
Pseudomnésia, 161
Psicanálise, 26, 204
- pós-freudiana, 26
Psicomotricidade, 113, 163
- alterações
- - qualitativas, 114
- - quantitativas, 113
- catatonia, 117
- contribuições das neurociências, 118
- deficiência intelectual, 117
- *delirium*, 117
- demência, 117
- depressão, 117
- epilepsia, 117
- mania, 117
- transtorno
- - conversivo e transtornos dissociativos, 117
- - de déficit de atenção e hiperatividade, 117
Psicopatologia, 1, 158
- descritiva, 158
Psicoses
- epilépticas, 90
- orgânicas, 90
Pulsão(ões), 101
- de morte, 109
- de vida, 109
- do ego, 108
- parciais, 109
- sexuais, 109
- sexual, 108

Q

Qualidades sensoriais, 36
- exteroceptivas, 36
- interoceptivas, 36
- proprioceptivas, 36
Queixa principal, 6

R

Raciocínio, 72
Reação
- catastrófica de Goldstein, 147
- de último momento, 17, 105
Rebaixamento do nível de consciência, 21
Recalque, 59
Reconhecimento de faces, 135
Redução fenomenológica, 3
Reificação, 77, 78
- na esquizofrenia, 78
Rejeição, 45
René Spitz, 142
Representação delirante, 83
Repressão, 59
Respostas
- aproximadas, 69
- às solicitações do examinador, 106
Resumo de textos, 95
Retardo do pensamento, 73

Reunificação da histeria, 189
Rigidez
- afetiva, 123
- da atenção, 31
Ritmos biológicos, 136

S

Sadomasoquismo, 105
Satiríase, 102
Semelhanças, 95
Semiologia psiquiátrica, 3
Semiótica ou semiologia médica, 3
Sensações, 36
Sensopercepção, 36, 160
- alterações
- - qualitativas, 38
- - quantitativas, 37
- alucinose alcoólica, 44
- *delirium*, 44
- demência, 44
- epilepsia, 44
- esquizofrenia, 44
- intoxicação por psicodislépticos, 44
- transtorno(s)
- - conversivo, 44
- - do humor, 44
Sentimento(s), 120, 121
- classificação de Max Scheler, 121
- de falta de sentimentos, 123
Ser consciente, 19
Sigmund Freud, 142
Sinal do espelho, 141
Síndrome, 11
- alucinatória, 153
- amnésica, 156
- anoréxica, 157
- apático-abúlica, 154
- bulímica, 157
- catatônica, 154
- de ansiedade, 148
- de Capgras, 88
- de conversão, 150
- de Cotard, 88
- de despersonalização-desrealização, 157
- de Korsakoff, 156
- delirante-alucinatória, 153
- demencial, 156
- depressiva, 152
- dissociativa, 151
- fóbica, 149
- hebefrênica, 154
- hipocondríaca, 151
- maníaca, 152
- obsessivo-compulsiva, 149, 150
- paranoide, 153
Sinestesia, 43
Sistema
- ativador reticular ascendente, 26
- dopaminérgico mesolímbico-mesocortical, 28
Solilóquio, 67
Solução de problemas, 95
Sonho(s), 22
- como uma fantasia de realização de desejo, 25
Sono, 20, 27
- não REM, 27
- REM, 27
Sonorização do pensamento, 42
Sugestionabilidade patológica, 105
Súmula psicopatológica, 9, 168, 169

T

Tálamo, 35
Tangencialidade, 76, 165
Taquilalia, 66
Taquipsiquismo, 73
Tema do delírio, 85
Tenacidade, 31
Teoria(s)
- da ciência cognitiva, 35
- das pulsões de Freud, 108
- de ativação-síntese, 28
- do apego, 126
- para os sonhos, 28
Testagem, 32, 95
- da memória anterógrada, 56
- da memória retrógrada, 57
Teste(s)
- de enumeração de objetos, 57
- de memória lógica, 57
- de repetição, 33
Tipos de inteligência, 94
Transe dissociativo, 23
Transitivismo, 140, 163, 164
Transtorno(s)
- alimentares, 107
- amnésico
- - memórias, 58
- - orientação alopsíquica, 135
- bipolar, 191, 196, 198
- conversivo e transtornos dissociativos
- - aparência, 15
- - atitude, 18
- - conação, 107
- - linguagem, 69
- - psicomotricidade, 117
- - sensopercepção, 44
- da personalidade
- - antissocial, 107
- - - atitude, 18
- - - consciência de morbidez, 147
- - *borderline* atitude, 18
- - esquiva atitude, 18
- - múltipla, 140
- - paranoide atitude, 18
- de ansiedade
- - afetividade, 125
- - atenção, 34
- - conação, 107
- - consciência do eu, 141
- - generalizada, 148
- de déficit de atenção e hiperatividade
- - atenção, 34
- - psicomotricidade, 117
- de estresse pós-traumático, 62
- - afetividade, 125
- - memórias, 59
- de pânico, 149
- de personalidade *borderline*, 125
- de transe dissociativo, 151
- delirante
- - atitude, 18
- - delírio, 89
- disfórico pré-menstrual, 125
- dissociativos
- - aparência, 15
- - atenção, 34
- - atitude, 18
- - consciência (vigilância), 24
- - consciência do eu, 141
- - de identidade, 151
- - memórias, 59
- - orientação alopsíquica, 135
- do desenvolvimento intelectual, 96
- do humor
- - consciência (vigilância), 24
- - delírio, 89
- - sensopercepção, 44
- esquizoafetivo, 200
- obsessivo-compulsivo, 80, 103
- - conação, 107
- - consciência de morbidez, 147
- - pensamento, 78
- psicóticos, 147
- somatoformes, 147
Trema, 89
Triunfo maníaco, 126

V

Vigilância, 19, 160
Vivências
- alucinatórias, 41, 42
- delirantes primárias, 83
Vontade, 101, 162

2026/1